PETER UND SABINE ANSARI

UNGLÜCK AUF REZEPT

DIE ANTIDEPRESSIVA-LÜGE UND IHRE FOLGEN

mit einem Vorwort von
Prof. Dr. med. Bruno Müller-Oerlinghausen

Klett-Cotta

Werden im Text Handelsnamen genannt, so handelt es sich in aller Regel um eine subjektive Auswahl ohne Anspruch auf Vollständigkeit. Geschützte Warennamen (Warenzeichen) werden nicht besonders kenntlich gemacht. Aus dem Fehlen eines solchen Hinweises kann daher nicht geschlossen werden, dass es sich um einen freien Handelsnamen handelt.

FSC
www.fsc.org
MIX
Papier aus verantwortungsvollen Quellen
FSC® C083411

Klett-Cotta
www.klett-cotta.de

Printed in Germany
Umschlag: Rothfos & Gabler, Hamburg
unter Verwendung eines Fotos von Image Source/gettyimages
Gesetzt von Dörlemann Satz, Lemförde
Gedruckt und gebunden von CPI – Clausen & Bosse, Leck
ISBN 978-3-608-98060-8

Bibliografische Information der Deutschen Nationalbibliothek
Die Deutsche Nationalbibliothek verzeichnet diese Publikation in der Deutschen Nationalbibliografie; detaillierte bibliografische Daten sind im Internet über http://dnb.d-nb.de abrufbar.

Wir widmen dieses Buch allen Menschen,
die an einer psychischen Erkrankung leiden
und ihren Angehörigen.

Inhaltsverzeichnis

Pillenhistorie

Perspektive

Anhang

Vorwort

von Professor Dr. med. Bruno Müller-Oerlinghausen

Vier Millionen Menschen in Deutschland werden mit Antidepressiva behandelt, in den USA sind es mehr als 10% der Bevölkerung; bedenklicher noch: fast 5% der 12–17-jährigen nordamerikanischen Mädchen nehmen Antidepressiva – und wer weiß noch wie viele andere Pillen. Freilich: Auch Menschen mit Fettstoffwechselstörungen, Bluthochdruck oder Herzkranzarterienverengung bekommen über viele Jahre Medikamente verordnet, und dies zeigt über längere Zeiten deutliche Erfolge. Das Risiko des Herzinfarktes etwa sinkt seit mehreren Jahren in vielen Ländern, wobei hierfür aber nicht nur die Medikamente verantwortlich sind. Wie sieht es bei der Depression aus? Nehmen ihre Häufigkeit und ihre sozialen Folgen ab? Die Daten der Krankenkassen sagen leider etwas anderes. Und dies, obwohl die Verordnung von Antidepressiva seit 1990, d.h. seit Einführung der neueren Substanzen, insbesondere der sog. SSRI-Antidepressiva, ständig ansteigt.

Das ebenso kritische wie kenntnisreiche Buch von Peter und Sabine Ansari zeigt, woher dieser scheinbare Widerspruch rührt, welche Machenschaften, ja teilweise fast kriminell zu nennenden Handlungen der pharmazeutischen Industrie dafür verantwortlich sind und wie in einer gruslig-faszinierenden Weise die Gehirnwäsche einer ganzen Generation von Psychiatern bewerkstelligt wurde, im Klartext: wie man die Ärzteschaft und die Öffentlichkeit glauben machen konnte, die Depression sei eine Serotoninmangelkrankheit.

Es ist dringend notwendig, dass ein Buch zu diesem Thema erscheint, und ich bin den Autoren dankbar, dass sie diese Aufgabe übernommen haben. Peter Ansari, dessen kritisches Engagement mich sehr beeindruckt, auch wenn ich nicht mit allen seinen Aussagen in jedem Detail übereinstimme, hat bereits in seiner Doktorarbeit zeigen können, dass die Einführung der ersten Antidepressiva (z. B. »Tofranil«) in den 60er Jahren zunächst keineswegs zu einer Behandlungs»revolution« in Deutschland führte und dass sich die durchschnittliche Aufenthaltsdauer der Patienten in den psychiatrischen Kliniken dadurch nicht verkürzte.

Die große Veränderung begann erst 1988, als Eli Lilly, eine amerikanische Firma und bis dahin mit der Herstellung von Insulinen und Antibiotika beschäftigt, beschloss, mit »Prozac« ins Psychiatrie-Geschäft einzusteigen und damit den Fuß auch auf den europäischen Kontinent zu setzen.

Dieses Buch beschreibt den Siegeszug der Antidepressiva von damals bis heute und zeigt, auf welch schwachen wissenschaftlichen Füßen er stand und wie die eigentlich sehr bescheidene Wirksamkeit der Antidepressiva dennoch zu einer kommerziellen Erfolgsstory transformiert werden konnte.

Als ehemaliger Vorsitzender der Arzneimittelkommission der deutschen Ärzteschaft habe ich gelernt, wie schwer es ist, der Kollegenschaft Arzneimittel-Risiken zu kommunizieren, die bislang (angeblich) nicht bekannt waren oder schlicht paradox anmuten. So ist es mit der suizidprovozierenden Wirkung der modernen Antidepressiva gewesen, die in der häufig industrie-gesponserten ärztlichen Fortbildung weiterhin heruntergespielt wird. Es ist der deutschen Arzneimittelbehörde positiv zuzuschreiben, dass sie aufgrund dieses Phänomens, das schon in den vom Hersteller eingereichten Zulassungs-Studien zu erkennen war, einem der frühesten SSRI-Antidepressiva die Zulassung zunächst verweigerte.

Auch die quälenden Symptome beim Absetzen eines längere Zeit eingenommenen Antidepressivums scheinen vielen Kollegen nicht so geläufig zu sein, dass sie in die Aufklärung der Patienten regelhaft einfließen.

Die generelle Botschaft und das Fazit der Autoren entspricht meinen eigenen langjährigen Erfahrungen und meiner daraus resultierenden Kritik: Es werden zu viele Antidepressiva verordnet, und die Verordnung geschieht vermutlich oft nicht nach einer adäquaten Aufklärung der Patienten. Deshalb empfehle ich die Lektüre des Buches nicht nur interessierten Patienten und ihren Angehörigen, sondern allen in der praktischen Psychiatrie Beschäftigten. Antidepressiva sind keine besonders wirksamen Medikamente, in vielen Fällen sind sie gar nicht indiziert. Da wo sie vielleicht helfen könnten, sollten sie dann aber auch mit der notwendigen Kritik und fachlichen Kompetenz angewandt werden. Antidepressiva sind keine Lollipops.

Berlin, im März 2016
Univ. Prof. em. Dr. med. Bruno Müller-Oerlinghausen, vormals Leiter der Forschergruppe Klinische Psychopharmakologie an der Psychiatrischen Klinik der Freien Universität Berlin

Vorwort der Autoren

Wir haben mehr als zehn Jahre theoretisch und praktisch zum Thema Antidepressiva geforscht. Dabei sind wir sehr gründlich vorgegangen, haben Monate in Kellerarchiven von psychiatrischen Anstalten verbracht und Patientenakten verglichen. Wir haben uns mit der Geschichte der Erkrankung beschäftigt, sämtliche verfügbaren alten und neuen Studien genau unter die Lupe genommen und Betroffene befragt. Alle beklagten eine unzureichende Information über Risiken, Nebenwirkungen und Absetzschwierigkeiten. Meist ist in den kurzen Quartalsbesuchen beim Arzt keine Zeit für eine ausführliche Aufklärung. Die wichtigsten Informationen haben wir in diesem Buch für Sie zusammengestellt.

Bei den Recherchen ist uns aufgefallen, Antidepressiva werden viel zu schnell verordnet und den Patienten regelrecht aufgezwungen. Wir legen in diesem Buch dar, dass viele Menschen und ganze Branchen von der schnellen und dauerhaften Verschreibung der Antidepressiva profitieren. Jeden einzelnen Menschen, der seelisches Leid erlebt und in seiner Verzweiflung Tabletten dagegen einnimmt, können wir zutiefst verstehen. Niemand braucht sich schlecht zu fühlen, wenn er Psychopharmaka einnimmt. Sollten die Medikamente bei Ihnen jedoch nicht die gewünschte Wirkung erzielen, heißt das nicht, dass Sie ein hoffnungsloser Fall sind. In diesem Buch beschreiben wir, warum Antidepressiva so oft versagen. Einer Dauerverschreibung über Jahre, womöglich bis ans Lebensende, stehen wir kritisch gegenüber. Vor dem Aufkommen der Antidepressiva wurden Depressionen nicht als chronische Krankheit betrachtet, sondern als vorübergehendes Leiden. Depressionen sind oft langwierig, aber sie hören immer auf. Dunkelheit für immer gibt es nicht. Sollten Sie sich für eine medikamentöse Behandlung entscheiden, empfehlen wir, nach dem Abklingen der depressiven Episode die Medikamente langsam wieder auszuschleichen, um einen Gewöhnungseffekt zu vermeiden. Dies sollte in ganz kleinen Schritten geschehen. Ein abruptes Absetzen von Psychopharmaka kann lebensbedrohliche Folgen haben. Sie sollten sich dafür Unterstützung suchen. Wenn sich beim Absetzen körperliche und psychische Symptome einstellen, heißt das nicht, Ihre Krankheit ist zurückgekehrt. Das Absetzen der Medikamente verursacht ähnliche Symptome wie die Krankheit, gegen die sie eingenommen wurden. Auch darüber finden Sie Informationen in diesem Buch. Am Ende des Buches zeigen wir Alternativen zur medikamentösen Behandlung auf, die sich in der Praxis bewährt haben.

Möge dieses Buch bei der Wahl der bestmöglichen Therapie helfen.

Hinweise:

Bei unseren Fallgeschichten handelt es sich ausschließlich um wahre Begebenheiten. Die Namen haben wir zum Schutz der Persönlichkeit geändert.

Im vorliegenden Buch wird, wenn von antidepressiven Medikamenten gesprochen wird, der Wirkstoffname verwendet. Die einzige Ausnahme bildet das Medikament Prozac. Bei diesem ist der US-Handelsname gewählt worden.

Bei allen kursiv gedruckten Textstellen handelt es sich um Originalzitate.

Setzen Sie Psychopharmaka niemals von heute auf morgen ab. Holen Sie sich Hilfe. Machen Sie einen Absetzplan und versuchen Sie nicht, alleine die Medikamente zu entziehen.

Mit dem Kauf dieses Buches unterstützen Sie den Verein *depression-heute-hilft*, der sich für sofortige Hilfe bei psychischen Krisen einsetzt.

Antidepressive Medikamente – Überblick

Wirkstoff	Substanzklasse	Deutschland	Österreich	Schweiz
Citalopram	SSRI	Cipramil	Seropram	Seropram
Escitalopram	SSRI	Cipralex	–	Cipralex
Fluoxetin (Prozac)	SSRI	Fluctin	Fluctine	Fluctine
Fluvoxamin	SSRI	Fevarin	Floxyfral	Floxyfral
Paroxetin	SSRI	Seroxat	Seroxat	Deroxat
Sertralin	SSRI	Zoloft	Zoloft	Zoloft
Vortioxetin	SSRI	Brintellix	Brintellix	Brintellix
Duloxetin	SNRI	Cymbalta	Cymbalta	Cymbalta
Venlafaxin	SNRI	Trevilor	Efectin	Efexor
Mirtazapin	TetraZA (NaSSA)	Remergil	Remeron	Remeron
Maprotilin	TetraZA	Ludiomil	Ludiomil	Ludiomil
Amitriptylin	TZA	Saroten, Tryptizol	Saroten	Saroten
Clomipramin	TZA	Anafranil	Anafranil	Anafranil
Doxepin	TZA	Aponal	Sinequan	Sinequan
Imipramin	TZA	Tofranil	Tofranil	Tofranil
Nortriptylin	TZA	Nortrilen	–	Nortrilen
Opipramol	TZA	Insidon	Insidon	Insidon
Tianeptin	TZA	Stablon	Stablon	–
Trimipramin	TZA	Stangyl	–	Surmontil

Tranylcypromin	MAO	Jatrosom	Cypromin	–
Moclobemid	MAO	Aurorix	Aurorix	Aurorix

Agomelatin	Melatonerg	Valdoxan	Valdoxan	Valdoxan
Bupropion	NDRI	Elontril	Wellbutrin	Wellbutrin
Trazodon	PPD	Thombran	Trittico	Trittico
Reboxetin	NARI	Edronax	Edronax	Edronax

SSRI = Selektiver Serotonin-Wiederaufnahmehemmer
SNRI = Serotonin-Noradrenalin-Wiederaufnahmehemmer
NARI = Noradrenalin-Wiederaufnahmehemmer
TZA = Trizyklisches Antidepressivum
TetraZA = Tetrazyklisches Antidepressivum
MAO = Monoaminooxidase-Hemmer
NDRI = Noradrenalin-Dopamin-Wiederaufnahmehemmer
PPD = Phenylpiperazinderivat
NARI = Noradrenalin-Wiederaufnahmehemmer

Patient

Vier Millionen Menschen nehmen Antidepressiva

In Deutschland nehmen vier Millionen Menschen Antidepressiva. Viele bekommen ihr erstes Rezept nach wenigen Minuten beim Arzt verschrieben und werden nicht über Nebenwirkungen aufgeklärt. Was kaum einer weiß, diese Menschen können ihre Medikamente oft nur unter großen Schwierigkeiten wieder absetzen, manche gar nicht, und einige erleiden eine jahrelange Entzugshölle.[1] Eine von ihnen ist die heute 28-jährige Karina.

KARINA ist 18 Jahre alt, als sie von heftigen Panikattacken heimgesucht wird. Wie viele junge Menschen, die noch nicht wissen, wo sie hingehören, befindet sie sich in einer instabilen Lebensphase. Immer wieder überfällt sie die Angst, sterben zu müssen. Schließlich sucht sie Hilfe bei einer Psychiaterin.

Es dauert keine zehn Minuten, bis die Ärztin ihr eine Packung Citalopram überreicht. Den Beipackzettel nimmt die Ärztin an sich, um die »Panik nicht zu verschlimmern«. Die Ärztin erläutert kurz die gute Wirkung des Medikaments und macht deutlich, Nebenwirkungen seien nicht zu befürchten. Sie sagt, es werde einige Zeit dauern, bis die Besserung eintritt, und anfangs könne es zu einer Symptomverschlimmerung kommen.

Karina ist nach diesem ersten Besuch nicht überzeugt. Tagelang liegt die Packung Citalopram unberührt auf ihrem Küchentisch. Es geht ihr schlecht. Die Panikattacken überrollen sie in einer Heftigkeit, die ihr den Atem nimmt. Immer wieder wacht sie nachts auf und geht in die Küche. Dort liegt die vermeintliche Rettung. An einem Sonntagmorgen nimmt sie ihre erste Tablette. Eine Entscheidung, von der sie später sagt, sie habe ihr Leben für eine lange Zeit zerstört.

Wenn Karina heute über ihren ersten Arztbesuch vor zehn Jahren spricht, mischt sich noch immer Wut in ihre Stimme. »Ich kann nicht fassen, dass mir damals auch noch Zopiclon verschrieben wurde.« Zopiclon ist ein sehr starkes Schlafmittel, mit hohem Abhängigkeitspotenzial. Über ein halbes Jahr holt Karina ihre Rezepte an der Rezeption ab, ohne die Ärztin zu Gesicht zu bekommen. Irgendwann bemerkt die 18-Jährige, deren Pubertät noch nicht abgeschlossen ist, dass sie ohne die nächtliche Pille nicht mehr einschlafen kann. Eigenständig setzt sie Zopiclon ab. Täglich reduziert sie die Dosis. Zum Schluss zerkleinert sie die Tabletten mit einer Küchenraspel und leckt sich die Krümel von den Händen. Sie schafft den Entzug ganz allein.

Unter Citalopram kommt es zunächst zu einer Verschlimmerung der Symptome. Da die Ärztin darauf hingewiesen hat, wartet Karina ab. Nach einigen Wochen bemerkt sie eine Verbesserung. Sie wird ruhiger, die Panik ebbt ab, ihre Gefühle verflachen. Irgendwann stellt sie fest, dass sie kaum noch weinen oder lachen kann. Schnell nimmt sie dreißig Kilogramm Gewicht zu. Ohne größere innere Beteiligung, wie in Watte gepackt, schafft sie es, ihre Ausbildung zur Hebamme zu beenden.

Wenn es ihr während der Einnahme schlecht geht, nimmt sie an, ihr krankes »Ich« sei schuld. Nach drei Jahren lässt sie das Medikament zum ersten Mal weg. Genau elf Monate später bewirkt der Entzug einen traumatischen Einbruch. Sie entwickelt starke Suizidgedanken und ist sicher, dass sie nicht überleben wird. Sie muss Tag und Nacht betreut werden.

In Deutschland hat sich von 1990 bis 2000 die Anzahl der Verordnungen für Antidepressiva verdoppelt. Bis zum Jahr 2010 ist die Zahl noch einmal um das 2,5-fache angestiegen. 2014 verschrieben die Ärzte 1401 Millionen Tagesdosen Antidepressiva, siebenmal so viel wie 1990.[2] Trotzdem nimmt die Zahl der leidenden Menschen nicht ab. Die Anzahl der Fehltage wegen Depressionen ist seit 1997 um 162 Prozent angestiegen. Die Frühberentungen aufgrund von depressiven Störungen haben sich innerhalb von zehn Jahren verdreifacht.[3] Wenn es eine effiziente Medizin gegen Depressionen geben würde, müssten die Fehltage und die Frühberentungen sinken. Da sich aber ein starker Anstieg zeigt, muss man vermuten, die Medikamente helfen den Betroffenen nicht, sondern machen sie dauerhaft krank.

Zu diesem Ergebnis kamen bereits 1969 die Psychiater Hanns Hippius und Jules Angst.[4] Sie verglichen die prophylaktische Wirkung bei ehemals depressiven Patienten. Eine Gruppe erhielt zur Vorbeugung Antidepressiva, die andere nicht. Beim Vergleich beider Gruppen beobachteten die Psychiater mehr depressive Rückfälle unter antidepressiver Dauermedikation und empfahlen schon damals, Antidepressiva nicht zur Vorbeugung einzusetzen.

Die vielen Millionen Menschen, die dauerhaft Antidepressiva einnehmen, leiden nicht unter einer chronischen Erkrankung. Nach dem Abklingen der Depression sind sie gesund. In dieser Phase macht es keinen Sinn, den Körper mit Medikamenten zu belasten. Auch wenn eine Depression wiederkehren kann, liegen zwischen den Episoden fast immer viele gesunde Jahre.

Die Dauerverschreibung von Antidepressiva hat eine alte Gewissheit der Medizin verschüttet. Bis in die 1960er Jahre wusste man, Depressionen sind – auch ohne Behandlung – eine vorübergehende Erkrankung mit guter Prognose. Heute wird von Psychiatern standardmäßig eine medikamentöse Behandlung, oft bis zum Lebensende, empfohlen. Um diese Veränderung zu begreifen, muss man wissen, dass die Pharmaindustrie stärkste – auch illegale – Marketinganstrengungen unternommen hat, um die Menschen von der Wirksamkeit ihrer Medikamente zu überzeugen.

Für Psychiater ist eine medikamentöse Therapie zeitsparend. Sie müssen sich nicht wirklich mit den Problemen der Menschen beschäftigen. Außerdem garantiert eine Dauermedikation regelmäßige Einnahmen durch einfache Rezeptverschreibung. Ein anderer wichtiger Grund, der zur Langzeiteinnahme geführt hat, sind die Probleme, die beim Absetzen der Psychopharmaka auftreten. Je länger die Medikamente eingenommen werden, desto schwieriger wird es, sie wieder loszuwerden.

Es gibt noch weitere Gründe für die Massenverschreibung. In der heutigen Zeit werden Antidepressiva nicht nur bei Depressionen eingesetzt. Sie kommen auch bei vielen anderen Indikationen zum Einsatz wie Angst- und Zwangsstörungen, Menstruationsbeschwerden, Rückenschmerzen, vorzeitiger Samenerguss, Beschwerden in den Wechseljahren, Inkontinenz, Schmerzzuständen, Alkoholismus, Essstörungen.

HERR WOLKE ist 39 Jahre alt und wohnt in Bayern. Er ist Diplom-Informatiker, verheiratet und hat fünf Kinder. Wegen Problemen mit »Unstrukturiertheit im Alltag« und seinem Hang zur Unordnung bitten ihn seine Angehörigen, einen Psychiater aufzusuchen. Dieser diagnostiziert in der ersten Sitzung ein Messie-Syndrom und verschreibt Paroxetin. Der Psychiater erklärt, amerikanische Studien hätten gezeigt, SSRIs würden beim Messie-Syndrom helfen. Über Nebenwirkungen und Risiken wird nicht gesprochen.

Die Familie wartet vergeblich auf Veränderung. Herr Wolke räumt nicht mehr und nicht weniger auf als vorher. Nach acht Wochen Einnahme von Paroxetin wird er lethargisch und apathisch. Er schläft auch tagsüber und zieht sich zurück, alles wird ihm zu viel. Die Beziehung zu seiner Frau leidet unter seiner geistigen Abwesenheit und seinen medikamentös bedingten sexuellen Schwierigkeiten.

Die Situation ändert sich erst, als er mehrere Tage lang vergisst, seine Tabletten einzunehmen. Daraufhin erlebt er einen körperlichen und emotionalen Zusammenbruch, wie er ihn noch nie zuvor erfahren hat. Er wird aggressiv, tobt und läuft von zuhause weg. Er weiß nicht mehr, wer er ist. An diesem Punkt wird ihm klar, dass er das Medikament loswerden muss. Er wechselt den Arzt und erhält einen Reduzierungsplan. Der Plan geht nicht auf. Die Schritte sind viel zu groß. Nach ein paar Tagen im Entzug ereignet sich der gleiche psychische und physische Zusammenbruch wie beim ersten Mal. Diesmal mit verstärkten Symptomen. Er erlebt Realitätsverlust, Verfolgungswahn und ein Gefühl der Fremdbestimmung. Seine Stimmung wechselt von angetrieben bis apathisch. Es folgen Suizidgedanken und ein Suizidversuch.

Heute nimmt er kein Paroxetin mehr ein. Bei ihm ist eine medikamenten-induzierte Epilepsie aufgetreten, zu deren Behandlung er Lamotrigin einnehmen soll. An seinem Hang zur Unordnung hat sich nichts geändert.

Es sind immer wieder Fälle von Patienten bekannt geworden, die aus anderen Gründen Antidepressiva erhalten haben. Im Verlauf der Medikamenten-Therapie entwickelten sie – obwohl sie zuvor nie depressiv waren – eine klinische Depression. Depressive Menschen finden sich in allen sozialen Schichten und in jeder Altersgruppe.[5] Auch der Beruf hat keinen Einfluss. Für den Ausbruch einer Depression scheint es nicht entscheidend zu sein, ob der Mensch Familie hat, in einer Partnerschaft lebt oder allein. Statistisch sind Frauen häufiger betroffen als Männer. Noch vor 50 Jahren war die Anzahl der Frauen drei Mal höher, heute erkranken immer mehr Männer an Depressionen. Aktuell gelten in Deutschland 6,1 Prozent der Männer und 10,2 Prozent der Frauen als depressiv.[6]

Aktuellen Erhebungen zufolge gibt es zwei Faktoren, die eine Depression begünstigen. Ein niedriger Verdienst scheint belastend zu wirken, genau wie Arbeitslosigkeit. Arbeitslose Menschen bekommen besonders häufig Antidepressiva verschrieben. Genauso ergeht es älteren Frauen. Die Verordnung bei Frauen über 50 Jahren ist aktuell am stärksten angestiegen. Obwohl das Bundesministerium für Bildung und Forschung (BMBF) seit 2010 eine sogenannte PRISCUS-Liste herausgibt und in dieser vor »potenziell inadäquaten Medikamenten für ältere Menschen« warnt.[7] Die meisten Antidepressiva finden sich auf dieser »schwarzen Liste«. Umstritten ist ebenfalls, ob Antidepressiva Arbeitslosen wirklich helfen können. Trauer über den Verlust des Arbeitsplatzes ist eine normale Reaktion. Sobald sich eine neue Perspektive ergibt, löst sich die Trauer auf. Da Antidepressiva die Arbeitsfähigkeit beeinträchtigen und schwer wieder abzusetzen sind, kann der zuvor gesunde Arbeitslose durch die Medikamente in einen Teufelskreis geraten.

Der Trend, negative menschliche Gefühle als krankhaft zu betrachten, ist ebenfalls eine Ursache für das massenhafte Verschreiben von Antidepressiva. Seit ihrem Aufkommen ist die Wirksamkeit dieser Medikamentengruppe von

Fachleuten immer wieder bezweifelt worden. Bei gesunden Menschen richten die Tabletten Schaden an. Die frühesten Experimente dieser Art stammen aus den 50er Jahren. Die deutschen Forscher Grünthal und Degkwitz gaben damals einigen ihrer psychisch völlig gesunden Studenten diese »neuartigen« Medikamente. Die Professoren notierten die Reaktionen ihrer Studenten und veröffentlichten sie. Jeder Student reagierte anders auf die Medikamente, allen Teilnehmern ging es unter der Medikation schlecht. Die Teilnehmer berichteten über Konzentrationsschwäche, beschrieben eine Einschränkung im Denkvermögen sowie eine Abstumpfung ihres Gefühlslebens: »*Nach Imipramin* [das älteste Antidepressivum] *rührt einen die Umwelt gar nicht mehr, man ist geistig lahm und unbeteiligt.*«[8] Ein stimmungsaufhellender Effekt wurde bei keinem Studenten beobachtet.

Bereits 1962 wurde auf eine Absetzproblematik hingewiesen, die auch bei gesunden Menschen auftritt. Die Teilnehmer der Studie von Rudolf Degkwitz entwickelten nach Beendigung der Medikamenteneinnahme Entzugserscheinungen.[9] Die zuvor nichtdepressiv Erkrankten wirkten psychisch stark verändert. Jeder litt unter anderen Symptomen. Sie waren nervös, angetrieben oder schlafgestört. Zu konzentrierter Arbeit waren sie nicht mehr fähig. Erst nach zwei bis drei Wochen klang dieser Zustand ab. Die Erkenntnisse aus den frühen 60er Jahren wurden später bestätigt. Sie widersprechen der gängigen Ansicht heutiger Psychiater. Diese ordnen alle Symptome, die beim Absetzen der Medikamente entstehen, der »ursprünglichen Erkrankung« zu.

KARINA wechselt nach ihrem ersten Absetzversuch den Psychiater. Er stellt sie wieder auf Citalopram ein. Zusätzlich verschreibt er das Benzodiazepin Tavor. Ihr Zustand bessert sich. Sie nimmt das Antidepressivum weitere drei Jahre täglich ein. Genau wie zuvor mit dem Schlafmittel Zopiclon gelingt es ihr hingegen, Tavor erfolgreich loszuwerden.

Als es ihr über einen langen Zeitraum besser geht, unternimmt sie einen weiteren, verhängnisvollen Absetzversuch, der sie über Monate in eine Klinik bringt. Diesmal tritt der Zusammenbruch nach fünf Monaten ohne Medikament ein, dafür noch extremer. Immer wieder wird sie von Beschwerden gepeinigt, die sie nie zuvor erlebt hat. Ein unkontrollierbares Inferno: Magen-Darmbeschwerden mit Appetitlosigkeit, Würgereiz – innerhalb von vier Monaten nimmt sie 24 Kilogramm an Gewicht ab –, Sehstörungen, Kopfschmerzen, Tinnitus, Angstzustände, Depression, Paranoia, Wahnvorstellungen. Die Zustände von Hoffnungslosigkeit, minütliche Stimmungsschwankungen, Aggressionen, Heulkrämpfen, Rastlosigkeit, Stimmenhören und die Unfähigkeit, allein zu sein, beschreibt sie als »kognitive und emotionale Horrorzustände«.

Suizidideen begleiten sie von Anfang bis zum Ende. Bis heute kann sie sich nicht erklären, wie sie das Ganze überlebt hat. Es gibt nichts, was ihr in diesem Entzug hilft. Karina fällt aus ihrem gesamten Leben heraus und wird zum Pflegefall. Sie befindet sich in psychiatrischer Behandlung. Immer wieder bekommt sie neue Diagnosen angehängt, keine passt zum plötzlichen Auftreten der Symptomflut. Von Absetzerscheinungen will niemand etwas hören.

Da Karina rund um die Uhr Betreuung benötigt, muss sie ihre Wohnung verlassen und in ihr Elternhaus zurückziehen. Die Suizidgedanken sind so stark, dass sie sicher ist, dem Drang irgendwann zu erliegen. Nach einer Weile glaubt Karina, alle seien von der häuslichen Betreuung überfordert und lässt sich in eine Privat-Klinik für Psychosomatik einweisen. Dort wird von Citalopram auf Escitalopram umgestellt. Als es nicht anschlägt, wächst Karinas Widerwille. Sie teilt den Ärzten mit, keine Medikamente mehr einnehmen zu wollen. Die Ärzte reagieren mit

Widerstand. Karina beginnt, Symptome zu verschweigen und über ihr Befinden zu lügen.

Depressive Menschen erfüllen nicht das Bild, das Medien häufig von psychisch Kranken vermitteln. Die meisten sind kaum von gesunden Menschen zu unterscheiden. Viele Erkrankte schleppen sich weiterhin zur Arbeit, ohne Kollegen oder Vorgesetzte zu informieren. Die Langwierigkeit ihrer seelischen Verstimmung zwingt sie in die Knie, und sie wenden sich dann mit ihren Beschwerden an ihren Hausarzt oder einen Psychiater. Nach wenigen Minuten verlassen viele die Praxis mit einer Probepackung Antidepressiva.

Depression-Heute, eine unabhängige Internetplattform, hat untersucht, welche Motive Menschen zur Einnahme von Antidepressiva bewegen.

> »Ich war völlig erschöpft. Immer wieder musste ich Kurse vor vielen Menschen geben und habe mich selber unter Druck gesetzt. Irgendwann fehlte mir die Kraft und ich wurde hoffnungslos.« (Maria, 34 Jahre, Wien, Trainerin in der Erwachsenenbildung)

> »Ich hatte immer Rückenschmerzen und mein Hausarzt meinte, dass Antidepressiva da super wären. Ich vertraute ihm.« (Anonym)

> »Ich hatte familiäre Probleme, dazu kamen unbestimmte körperliche Symptome. Zuerst habe ich eine Therapie gemacht. Erst später habe ich mich entschieden, Antidepressiva auszuprobieren. Zitat des verschreibenden Psychiaters: ›Die sind so gut verträglich wie Leitungswasser‹.« (Markus, 42 Jahre, Ravensburg, Software Entwickler)

»Mein Mann hatte ein schweres Nierenproblem. Da bekam ich Angst vor dem Alleinsein. Ich litt unter Herzrasen und Kopfschmerzen. Mein Hausarzt empfahl mir Antidepressiva.« (Elisabeth, 81 Jahre, Hildesheim, Rentnerin)

»Ich litt jahrelang unter Migräne und hatte gehört, dass Antidepressiva da helfen können. Ich war neugierig und wollte das ausprobieren.« (Corinna, 28 Jahre, Linz, Sozialpädagogin)

»An meinem Arbeitsplatz wurde ich von meinem Chef und von meinen Kollegen gemobbt. Die Situation wurde so unerträglich, dass ich nicht mehr zur Arbeit gehen konnte. Ich fiel in ein tiefes Loch. Das ging ein Dreivierteljahr so. Nach zwei Monaten entschloss ich mich, Antidepressiva einzunehmen.« (Anonym)

Die meisten Patienten dieser Umfrage bekamen bereits beim ersten Arztbesuch Antidepressiva verschrieben. Der zweite Termin fand meist erst vier Wochen später statt. Alle Menschen der Erhebung bemängeln eine ungenügende Aufklärung über Nebenwirkungen. Probleme, die beim Absetzen auftreten können, sprach keiner der Ärzte an.

Die psychiatrische und psychotherapeutische Versorgung ist in Deutschland nicht ausreichend gewährleistet. Ein Mensch, der dringend Hilfe benötigt, hat nur eine Möglichkeit. Er muss sich in die geschlossene Abteilung einer Psychiatrie aufnehmen lassen, und selbst das gelingt oft nur, wenn Suizidabsichten verkündet werden. Ansonsten muss er sechs Monate bis zu einem Jahr auf einen Therapieplatz warten.

»Es gibt einen Skandal in Deutschland, und niemand schaut hin. Der Zusammenbruch der ambulanten Versorgung schwer psychisch kranker Menschen ist eine tägliche Katastrophe. Vor

30 Jahren bekam ein schwer depressiver Patient in drei Tagen einen ambulanten Termin. Heute dauert das drei Monate. Hinter diesen nüchternen Zahlen verbergen sich menschliche Tragödien. Denn wer wirklich problemlos drei Monate auf eine Behandlung warten könnte, wäre nicht wirklich krank«[10], beklagte der Psychiater und Bestsellerautor Manfred Lütz 2014.

Die mangelnde ambulante Versorgung ist ein weiterer Grund, warum so viele Menschen an den Antidepressiva festhalten. Die Medikamente geben ihnen in Zeiten größter Hilflosigkeit und Unsicherheit das Gefühl, etwas gegen ihre Depression zu unternehmen. Aber nicht alle Menschen, die Antidepressiva einnehmen, leiden wirklich an einer psychischen Erkrankung. Der Unterschied zwischen existenziellen Krisen und einer krankhaften Depression muss sorgfältig geprüft werden. Dafür benötigt der behandelnde Arzt viel Zeit und Einfühlungsvermögen. Eine psychiatrische Diagnose sollte auf mehreren Sitzungen basieren. Dabei muss genau abgewogen werden, ob die Gabe eines Antidepressivums überhaupt hilfreich ist. Ein Antidepressivum kann Probleme – wie beispielsweise Arbeitslosigkeit, schwere körperliche Erkrankung, Verluste oder zu wenig Anerkennung – nicht lösen. Werden die Probleme, die zu einer Depression geführt haben, bewältigt, löst sich der Grauschleier meist von allein wieder auf. Die dämpfende Wirkung, die bei manchen Antidepressiva auftritt, kann Betroffene daran hindern, ihre Probleme tatkräftig anzugehen.

In England hat sich das britische Arzneimittelbewertungsinstitut NICE zur Verschreibungspraxis geäußert. Es rät dringend davon ab, leichte und mittelschwere Depressionen mit Antidepressiva zu behandeln.[11] Auch in Deutschland gibt es eine Leitlinie für Ärzte, die empfiehlt, Antidepressiva nicht bei leichten Depressionen einzusetzen.[12] In der Praxis wird dies bislang nicht umgesetzt.

KARINA weiß heute nicht mehr, woher sie damals die innere Stärke nahm, standhaft die Medikamente zu verweigern. Während ihres Klinikaufenthalts beginnt sie, sich mit dem Thema SSRI zu beschäftigen. Ein amerikanischer Psychiater beschreibt, dass sich ein Absetzsyndrom auch noch Monate nach der letzten Tablette ereignen kann. Sie nimmt Kontakt zu ihm auf. Er bestätigt, was sie tief in ihrem Inneren weiß: Das Absetzen ist der Grund für ihre komplexe Symptomatik. Sie findet Leidensgenossen und erfährt im Austausch Trost und Sicherheit. Die Zeit bringt Distanz zu den traumatischen Erlebnissen.

Am schmerzhaftesten ist für sie, dass sie nie erfahren wird, zu was für einem Menschen sie ohne SSRI herangewachsen wäre. Vage kann sie sich erinnern, wie sich echte Leidenschaft und Begehren anfühlten. Im Alter von 18 Jahren wurde die Jugendliche von ihren Gefühlen abgeschnitten. Sie durfte sich nie richtig kennen lernen. Heute lebt sie medikamentenfrei und arbeitet als Hebamme. Noch immer ist sie durch Entzugserscheinungen beeinträchtigt. Karina engagiert sich für Menschen mit ähnlichem Schicksal. Sie ist bereit, mit ihrer Geschichte an die Öffentlichkeit zu treten, um über die Risiken von Antidepressiva aufzuklären.

Suizide trotz antidepressiver Therapie

Duloxetin ist derzeit das teuerste Antidepressivum auf dem deutschen Markt. 2004 wollte die Herstellerfirma Eli Lilly das Mittel für stressbedingte Inkontinenz zulassen. Dazu wurde eine Studie mit gesunden Probanden angefertigt. Ein Mitglied dieser Gruppe war die 19-jährige Studentin Traci Johnson. Im Verlauf der Testphase erhängte sich die zuvor vollkommen gesunde junge Frau mit einem Schal in den Duschräumen der Firma Eli Lilly.[13] Die Absenkung der Suizidrate durch Antidepressiva ist ein Mythos. Dort wo viele Antidepressiva verschrieben werden, ereignen sich mehr Suizide.

STEFAN ist Profisportler. Seine Karriere verläuft glatt, er gilt als ruhig, besonnen und zuverlässig. Schon in jungen Jahren lernt er seine spätere Frau kennen. Sie gibt dem grüblerischen jungen Mann die notwendige Stabilität.

Als die großen Klubs anfragen, ist sie an seiner Seite. Als er beruflich ins Ausland wechseln muss, gibt sie ohne Zögern ihr Studium auf. Stefan hat Angst vor dem fremden Land. Er spricht die Sprache nicht und kommt mit dem Trainer nicht klar. Er hat Angst, der großen Aufgabe und dem vielen Geld, das für ihn gezahlt wurde, nicht gerecht zu werden. Wie gelähmt liegt er in seinem Hotelzimmer. Überall warten Fotografen und Presseleute. Er ist nicht in der Lage, vor die Kameras zu treten.

Schnell erfinden sein Manager und seine Frau eine Grippeerkrankung. Stefan will zurück in die Heimat. Nur mit Mühe ist er zum Bleiben zu bewegen. Schließlich hat er einen Vertrag zu erfüllen. Ein befreundeter Arzt wird zurate gezogen. Er diagnostiziert eine Depression, die es unbedingt zu verheimlichen gilt. Die vorgetäuschte Grippe gibt dem angeschlagenen Sportler Zeit, mit der neuen Situation zurechtzukommen. Sein engstes Umfeld reagiert mit Verständnis. Schritt für Schritt kämpft sich Stefan ins Leben zurück. Mit jedem Tag hellt sich seine Stimmung auf und er gewinnt Zuversicht, den neuen Anforderungen gewachsen zu sein. Die Erleichterung ist groß, als Stefan langsam wieder der Alte wird. Problemlos kann er am Training teilnehmen, seinen Vertrag und die Erwartungen erfüllen.

Zunächst genießt Stefan seine Rückkehr ins Leben. Es kommt ihm strahlender vor. Er nimmt Farben und Gerüche intensiver wahr. Sportlich ist er kraftvoller und siegreicher denn je. Als sich sein Traum erfüllt, wieder in der Heimat spielen zu können, nimmt er das Angebot glücklich an. Er kauft ein Haus und lässt sich nieder. Seine Leistung wird von niemandem mehr infrage gestellt. Nach einem privaten Schicksalsschlag melden sich plötzlich die grüblerischen Zweifel zurück. Er bemerkt eine körperliche Erschöpfung und glaubt zunächst, sich diesmal wirklich eine Grippe eingefangen zu haben. Manchmal fällt es ihm schwer, morgens aufzustehen. Lustlos fährt er zum Training. Bei Spielen ist er unkonzentriert und begeht Fehler, die er sich nicht verzeihen kann. Er bekommt Angst, vor den Augen der Fans zu versagen. Keiner merkt ihm etwas an. Nur sein engstes Umfeld macht sich Sorgen.

Es kommt die Zeit, in der er morgens nicht mehr aufsteht und apathisch im Bett liegt. Er schafft es gerade noch, die Vorhänge, die seine Frau aufgezogen hat, wieder zuzuziehen, bevor er sich zurück ins Bett legt. Ein Psychiater wird zu Hilfe gerufen. Da Stefan bereits zu einem früheren Zeitpunkt unter einer schweren Depression gelitten hat, empfiehlt der Arzt ein Antidepressivum der neueren Art. Die Nebenwirkungen seien gering, Stefan könne bald wieder spielen.

Stefan schleppt sich nur noch unter großen Anstrengungen und mit vielen Hilfen durch das Leben. Er glaubt keine Alternative zu den Tabletten zu haben und beginnt mit der Einnahme. Ohne dass seine Mitspieler etwas bemerken, nimmt er wieder am Training teil. Bei den Spielen wirkt er seltsam unbeteiligt. Zuhause macht er sich bittere Vorwürfe wegen Fehler im Spiel. Er hält sich für unfähig, die Tabletten behindern ihn, er wird langsamer, schwerfälliger.

Die Medikamente bessern seine Stimmungslage nicht. Das steigert seine Verzweiflung in ungeahnter Weise. In ihm wächst die Angst, es gäbe nichts mehr, dass ihm helfen kann. Sein engstes Umfeld ist in Alarmbereitschaft. Der behandelnde Psychiater rät Stefan dringend, sich einweisen zu lassen. Seine Frau erfährt von einer diskreten Privatklinik. Vor den Toren der Klinik entscheidet er, sich auf keinen Fall psychiatrisch aufnehmen zu lassen. Er malt sich aus, wie die Öffentlichkeit von seiner Krankheit erfährt, sein Ruf ruiniert ist und er als Sportler nicht mehr ernst genommen wird. Ohne das Krankenhaus betreten zu haben, fährt ihn seine Frau zurück. Keiner weiß, ob er bereits zu diesem Zeitpunkt den Entschluss fasst, sich umzubringen.

Antidepressiva bieten keinen Schutz vor Suiziden.[14] In Deutschland wird die Medikation von Selbstmördern und Gewalttätern grundsätzlich nicht veröffentlicht. Als der Pilot Andreas Lubitz am 24. März 2015 mit einer Germanwings-Maschine sich und 149 andere Menschen an Bord tötet, wurde versucht, die Namen seiner Medikamente zu verheimlichen. Erst im Abschlussbericht der französischen Behörden stand, Lubitz hatte das Antidepressivum Mirtazapin eingenommen und seine Dosis 14 Tage vor der Tat verdoppelt.[15] Gleichzeitig verschrieb ihm derselbe Psychiater acht Tage vor dem Absturz das SSRI-Antidepressivum Escitalopram. Aus der Haaranalyse geht hervor, dass Lubitz diese Medikamente eingenommen hatte. Das Unglück reiht sich damit in eine lange Liste von SSRI-induzierten Delikten ein.[16] Bereits seit 2007 ist bekannt, dass jeder fünfte Flugzeugabsturz von einem Piloten unter SSRI-Medikation verursacht wurde.[17] 90 Prozent der an Schulen verübten Massaker wurden unter Einfluss von Psychopharmaka verübt.

»Gewaltverbrechen und kriminelle Verhaltensweisen, die durch die Einnahme von verschreibungspflichtigen Medikamenten verursacht wurden, sind das bestgehütete Geheimnis der Medizin«[18], erklärt der renommierte Depressionsforscher David Healy.

Die Pharmahersteller kämpfen seit Jahren erfolgreich gegen eine Nennung ihrer Produkte im Zusammenhang mit Suiziden und Amokläufen. US-Gerichte haben dennoch bei vielen Gewaltverbrechen Antidepressiva eine Hauptschuld zugesprochen. Zu den berühmtesten Fällen gehört der sogenannte »Tobin Case«.[19] Dabei ging es um die Wesensveränderung des zuvor liebevollen Großvaters Donald Schell durch Paroxetin. Der vollkommen unauffällige Rentner Schell hatte das Medikament wegen eines Schwächezustands eingenommen und anschließend seine Ehefrau, seine Tochter, sein neun Monate altes Enkelkind und sich selbst getötet. Das Gericht sah es als erwiesen an, dass Paroxetin für die Tat verantwortlich war. Die Herstellerfirma GlaxoSmithKline musste an die Hinterbliebenen 6,4 Millionen Dollar zahlen.

Dass Antidepressiva Suizidabsichten auslösen, wurde erstmals in Deutschland beobachtet.[20] Im Rahmen des Zulassungsverfahrens für Prozac (1984) bemerkten deutsche Psychiater, wie sich unter Prozac bei depressiven Patienten häufiger Suizidversuche ereigneten. Das Medikament der

Firma Eli Lilly wurde an 1427 Patienten in 46 Studien getestet, von denen 25 wegen schwerer Nebenwirkungen abgebrochen werden mussten. Das Ergebnis war eine Katastrophe. Es gab 16 Suizidversuche, zwei davon vollendet, obwohl vorab Patienten mit Suizidabsichten von den Studien ausgeschlossen worden waren. Die Psychiater waren sich einig, dass das Medikament für die Suizidversuche verantwortlich war. In der Zusammenfassung schrieben die Gutachter des Bundesgesundheitsamts: *»... wir denken, dass diese Arznei völlig unbrauchbar für die Behandlung von Depressionen ist.«*[21] Der Zulassungsantrag wurde abgelehnt.

Zunächst scheiterte im Januar 1988 auch der zweite Versuch, das Medikament in Deutschland auf den Markt zu bringen. Lilly hatte seine Daten umfangreich bearbeitet. Suizide waren in einer unbedeutenden Rubrik versteckt, und viele Patienten in den Studien hatten zusätzliche Beruhigungsmittel gegen Unruhezustände erhalten – was eigentlich nicht erlaubt ist. Der Antrag wurde wieder abgelehnt: Den Behörden fehlte diesmal der Wirkungsnachweis. Die Studienunterlagen konnten keine Besserung der depressiven Symptomatik zeigen. Nur ein Jahr später erhielt das unveränderte Medikament im dritten Anlauf die Zulassung für den deutschen Markt. Der deutsche Handelsname lautete: Fluctin.

Diesmal hatten Eli Lillys Mitarbeiter nichts dem Zufall überlassen. Journalisten des NDR und der Süddeutschen Zeitung deckten 24 Jahre später diesen Medizinskandal auf. Sie fassten zusammen: *»Die Methoden [der Firma Lilly] erinnern an die eines Geheimdienstes im Kalten Krieg: Täuschen, Manipulieren, Lügen.«*[22] Nach der zweiten Ablehnung hatte sich das Unternehmen eine wohlwollende Studie am Institut von Deutschlands renommiertesten Pharmakologen Otto Benkert in Mainz gekauft.[23]

Dann griff das Unternehmen in das Zulassungsverfahren

ein, was laut Geschäftsordnung des Bundesgesundheitsamtes (BGA) streng verboten ist. Die Lilly-Mitarbeiter wendeten sich direkt an mindestens zwei deutsche Psychiatrieprofessoren, die am Zulassungsverfahren beteiligt waren, was diese später bestätigten.

Zum gleichen Zeitpunkt war der Geschäftsführer von Lilly in Stockholm, John Virapen, mit der Zulassung von Prozac in Schweden beschäftigt.[24] Die Chancen standen schlecht. Sämtliche Psychiater, die das Mittel an Patienten getestet hatten, hielten es für wirkungslos, manche sogar für schädlich. Virapen suchte unter den Psychiatern des Landes gezielt nach denjenigen, die an der Zulassung des Medikaments beteiligt waren. Dann verabredete er sich mit dem Hauptverantwortlichen mehrfach in teuren Restaurants. Die Firma zahlte die Rechnung. Der Lilly-Geschäftsführer erklärte, er wolle die Zulassung und fragte, was es koste. Der Gutachter[25] verlangte 20 000 Dollar und Gelder für klinische Studien. Wieder zahlte die Firma. Virapen stieg später aus und berichtete über die Machenschaften des Konzerns. Seinen Worten zufolge wurden ähnliche Methoden auch in Deutschland angewendet.

Dort trafen sich Lilly-Mitarbeiter unter anderem mit Professor Hans-Jürgen Möller, dem wichtigsten Experten im deutschen Zulassungsprozess. Am Tag der Entscheidung sprachen Mitarbeiter des BGAs die erhöhte Suizidalität durch Prozac erneut an. Dieses Mal entkräftete Möller, gemeinsam mit dem anderen »beeinflussten« Professor Hellmut Kleinsorge, sämtliche Bedenken als nebensächlich. Das geht aus einem internen Memo der Firma Lilly hervor, das an die Öffentlichkeit gelangte.

Der damalige Leiter der entscheidenden Zulassungssitzung reagierte empört auf die späteren Enthüllungen. Hätte er davon gewusst, sagte er den Reportern, hätte er Möller durch einen neutralen Experten ersetzt. Rückblickend hält er die Zulassung von Prozac für keine gute Entscheidung.

Doch damit nicht genug. Das Bundesgesundheitsamt forderte einen Hinweis auf das erhöhte Suizidrisiko im Beipackzettel. Damit wäre das Produkt schlecht zu vermarkten gewesen. Dieser Hinweis musste verschwinden. Lilly kaufte sich den ehemaligen Leiter der Rechtsabteilung des BGAs.[26] Er wurde fortan auf der Gehaltsliste von Lilly geführt und sollte Einfluss auf seine früheren Untergebenen nehmen. Der Plan ging auf. Ab 1990 wurde Prozac in Deutschland ohne Hinweis auf das erhöhte Suizidrisiko verkauft. Nachdem Lilly wie geplant die Zulassung erreicht hatte und Hinweise auf Suizide verhindern konnte, startete der Konzern die größte Marketingkampagne, die die Pharmabranche je erlebt hat. Ein wirkungsloses und schädliches Medikament wurde so zum bestverkauften Antidepressivum der Welt. Eli Lilly nahm mit Prozac mehr als 22 Milliarden Dollar ein. Mit dem Werbeslogan »Better than Good« avancierte Prozac zu einer Lifestyle-Droge und wurde auch von gesunden Menschen dauerhaft eingenommen. Lilly pumpte Milliarden in die Vermarktung. Obwohl heute alle Fakten bekannt sind, sind die Auswirkungen der damaligen Gehirnwäsche bis heute spürbar. Noch immer verschreiben viele Psychiater dieses zweifelhafte Medikament. Kein deutscher Direktor einer Universitätspsychiatrie hat sich bisher von Prozac distanziert. Vielleicht aus Angst. Denn es gehört zu den Gepflogenheiten der Firma Lilly, Kritiker von Prozac mundtot zu machen.

In den USA war Martin Teicher einer der ersten Psychiater, der Prozac verschrieb. Der Harvard-Arzt beobachtete, wie sich seine langjährigen Patienten unter der Einnahme von Prozac stark veränderten. Sechs von ihnen entwickelten eine starke Suizidalität, die nie zuvor bei ihnen aufgetreten war. Teicher beging den Fehler, seine Beobachtungen öffentlich zu machen.[27] Als Kritiker des Medikaments stand er kurze Zeit später auf der schwarzen Liste des Pharmakonzerns und erhielt Drohungen. Bei einer öffentlichen Anhörung, in der Teicher als Psychiater über die Gefährlichkeit von Prozac aussagen sollte, dichteten ihm die Anwälte der Firma Lilly den sexuellen Missbrauch einer Patientin an, um seine Glaubwürdigkeit zu erschüttern. Als Teicher dennoch nicht von seinen Ansichten abwich, kaufte sich Eli Lilly seine Frau. Der Konzern bot ihr eine Anstellung im entfernten Indianapolis als Chefwissenschaftlerin an, obwohl sie sich nicht beworben hatte. Teichers Frau nahm die Stellung an, ließ sich scheiden und zog mit den beiden gemeinsamen Töchtern nach Indianapolis.

Nur wenig später bestätigten mehrere Forscher die Beobachtungen von Teicher. Sie berichteten von Patienten, die das Medikament wegen Bulimie oder anderen, nichtdepressiven Erkrankungen erhielten und daraufhin Suizidversuche unternahmen.

Die Manipulationen um das Medikament Prozac sind besonders gründlich von den Psychiatern David Healy und Peter Breggin recherchiert worden. Sie erhielten als medizinische Gutachter Einblicke in konzerninterne Unterlagen und veröffentlichten mehrere Bücher darüber.[28] Es stellte sich heraus, dass Lilly den Begriff »Suizid« aus seiner Datenbank der Nebenwirkungen gelöscht hatte und anstelle von »einem Suizidversuch unter Prozac« von einer Überdosierung sprach. Nicht allen Lilly-Mitarbeitern gefiel diese Vorgabe. Der deutsche Mitarbeiter Claude Bouchy schrieb in einem internen Memo: *»Ich glaube nicht, dass ich dem Bundesgesundheitsamt, einem Richter, einem Reporter oder meiner Familie erklären könnte, warum wir das tun. Schon gar nicht,* *wenn es um so heikle Probleme wie Suizid und Suizidgedanken geht.«*[29]

Die Machenschaften der Firma Lilly sind keine Ausnahme, andere Pharmafirmen nutzen dieselben Strategien. Vielleicht ist es nachzuvollziehen, dass eine Firma Interesse daran hat, ihre Produkte gewinnbringend zu verkaufen. Das Verschweigen von erhöhter Suizidalität steht dazu in keinem Verhältnis. Der Tod der 49-jährigen **MONIKA KRANZ** [echter Name] hätte durch einen Hinweis auf erhöhte Suizidalität im Beipackzettel verhindert werden können.

»Meine Frau könnte heute noch leben, wenn Pfizer rechtzeitig über die Risiken des Medikaments Sertralin informiert hätte«, sagt der Witwer Lothar Schröder [echter Name] in der ZDF Dokumentation »Das Pharmakartell«[30]. Für Lothar Schröder ist der Selbstmord seiner Frau Monika Kranz bis heute unfassbar. Er hatte die attraktive Bildbearbeiterin kurz zuvor geheiratet. Gemeinsam bereiteten sie ihren 50. Geburtstag vor. Von einer Operation an der Gebärmutter erholt sie sich nicht richtig. Sie fühlt sich schnell erschöpft und müde. Ihr Hausarzt verschreibt Sertralin. »Sie schluckte die Pillen als eine Art Vorsorge, damit sich ihre Depression nicht verschlimmert«, sagt Lothar Schröder später der Zeitschrift Focus.[31]

Es geht ihr von nun an immer schlechter. Sie ist unruhig und hat nachts Schweißausbrüche. Ihr Mann bemerkt eine Wesensveränderung. Nach zweiwöchiger Einnahme des Medikaments Sertralin legt sich Monika Kranz auf ein Bahngleis und lässt sich von einem Güterzug überfahren. Sie hinterlässt ihrem Mann und ihrer Tochter nicht mal einen Abschiedsbrief. Ihr Selbstmord kam für alle überraschend und widersprach dem Charakter der lebenslustigen Frau.

Manche Firmen sind für verkaufsfördernde Zwecke bereit, den Tod von Kindern und Jugendlichen zu akzeptieren. Die britische Firma GlaxoSmithKline kassierte 2012 für dieses Vergehen die Rekordstrafe von drei Milliarden Dollar.[32] Als Folge dieses Skandals muss in den USA seit 2005 jedes antidepressive Medikament einen Warnhinweis tragen. Die Medikamente sollen wegen des erhöhten Suizidrisikos nicht von Kindern, Jugendlichen und jungen Erwachsenen eingenommen werden. Schwarz umrahmt, wie eine Traueranzeige, prangt diese Warnung auf jeder Packung Antidepressiva. Wie es zu diesem strengen Warnhinweis kam, liest sich wie ein Krimi.

Paroxetin ist ein SSRI-Antidepressivum, das in Großbritannien entwickelt wurde. Es ist seit 1996 in Deutschland zugelassen und wird auch unter den Handelsnamen Seroxat, Deroxat, Paroxalon, Paroxat und Tagonis verkauft. In den späten 90er Jahren wollte der britische Mutterkonzern das Medikament auch zur Behandlung von Kindern und Jugendlichen verkaufen. Dazu mussten drei Studien angefertigt werden, in denen die Wirkung des Medikaments mit der Wirkung eines Placebos verglichen wird. Dabei wirkte die Zuckerpille erfolgreicher gegen die Depression der Kinder als das hauseigene Antidepressivum. Die Pharmamanager vereinbarten, diese Ergebnisse geheim zu halten: *»Es wäre geschäftlich inakzeptabel bekannt zu machen, dass eine Wirksamkeit nicht vorhanden ist, denn dies würde dem Ruf von Paroxetin schaden.«*[33]

In den Studien zeigte sich nicht nur, dass Paroxetin wirkungslos war, in der Paroxetin-Gruppe war neunmal häufiger suizidales Verhalten aufgetreten als in der Placebogruppe. Mindestens drei Jugendliche begingen einen Suizidversuch oder drohten damit. Ein Teenager der Versuchsgruppe schluckte 82 Tabletten Paracetamol – eine tödliche Dosis.

Er konnte gerettet werden. Jedes dritte mit Paroxetin behandelte Kind litt unter schwersten Nebenwirkungen. Manche Kinder mussten ins Krankenhaus eingeliefert werden. Um Schaden von Kindern und Jugendlichen abzuwenden, hätte das Präparat sofort vom Markt genommen werden müssen. Stattdessen beauftragten die Manager des Pharmaherstellers die externe Agentur »Scientific Therapeutics Information«, die Studien zu fälschen. Die Ghostwriterin Sally K. Laden bastelte ein Manuskript, das der Konzern medizinischen Fachjournalen anbot. 21 namhafte Kinderpsychiater hatten es unterschrieben.

Am 31. Juli 2001 veröffentlichte das »Journal of the American Academy of Child and Adolescent Psychiatry«, die wichtigste amerikanische Fachzeitschrift für Kinder und Jugendpsychiater, die gefälschte Studie. Der Artikel endet mit den Worten: *»Schlussfolgerung: Paroxetin wird im Allgemeinen gut vertragen und ist bei schweren Depressionen bei Jugendlichen gut wirksam«.*[34] Für die anschließende Kampagne rekrutierte GlaxoSmithKline ein Heer von Pharmavertretern, die die Praxen der Kinderpsychiater mit ihren manipulierten Informationen überschwemmten. In diesen wurde Paroxetin als *»Meilenstein in der Bekämpfung von Depressionen bei Kindern und Jugendlichen«* angepriesen.

Der Konzern schreckte auch vor Bestechung nicht zurück. Für die Beeinflussung der Ärzte hatte GlaxoSmithKline ein »Sprecherbüro« eingerichtet. Jeder, der sich diesem Büro angliederte, konnte bis zu 2500 Dollar für einen 30-minütigen Vortrag über Paroxetin erhalten. Wer Mitglied des »GlaxoSmithKline Advisory Boards« wurde, erhielt jährlich 25 000 Dollar für diese »Tätigkeit«. 5800 Psychiater hatten sich bis Mai 2005 beim Sprecherbüro registriert, davon 1324 Kinderpsychiater.[35] Die fleißigsten Verschreiber durften an exklusiven Meetings teilnehmen, die in Fünf-Sterne-Hotels mit Wellnessanlagen und Wellnessbereichen stattfanden. Das Vorgehen zahlte sich für den Konzern aus. Bis zum Jahr 2012 nahm GlaxoSmithKline allein mit dem potenziell tödlichen Medikament Paroxetin 11,6 Milliarden Dollar ein. Für den Konzern hätte es ewig so weitergehen können. Doch der Skandal flog auf. Das ist zum großen Teil der BBC-Journalistin Shelley Jofre und ihrer BBC-Panorama Redaktion zu verdanken.

Im Juni 2004 reichte der New Yorker Generalstaatsanwalt Eliot Spitzer Klage gegen GlaxoSmithKline ein. Er beschuldigte das Unternehmen, die Gesundheit und das Leben von Tausenden amerikanischer Kinder und Jugendlichen geschädigt zu haben. Das Unternehmen habe bewusst Unwahrheiten verbreitet. In mehreren langjährigen Prozessen wurde Glaxo in allen Punkten der Anklage schuldig gesprochen.[36] Das Unternehmen akzeptierte die höchste Strafe, die ein US-Gericht je gegen einen Pharmakonzern verhängt hat.

Bei der Aufarbeitung des GlaxoSmithKline-Prozesses wurden auch die Daten von anderen Antidepressiva-Herstellern überprüft. Dabei stellte sich heraus, sämtliche neueren Antidepressiva erhöhen das Suizidrisiko. Daraufhin wurde der Warnhinweis auf Erwachsene ausgeweitet. Das Gesundheitsamt von Großbritannien ging noch einen Schritt weiter. Es empfahl, gar keine Antidepressiva mehr an unter 18-Jährige zu verschreiben.[37] Kurze Zeit später schloss sich die Europäische Arzneimittelagentur (EMA) den Empfehlungen ihrer amerikanischen Kollegen an. Im Beipackzettel eines jeden modernen Antidepressivums sind jetzt auch in Deutschland Warnungen wegen erhöhter Suizidalität zu lesen.

Die hohen Strafen und der Imageschaden haben die Konzerne jedoch nicht zum Umdenken bewegt. Ein Jahr nach der Veröffentlichung der EMA-Empfehlung erwirkte der Konzern Eli Lilly eine Sonderregelung. Als einziges

SSRI-Medikament darf Prozac bei depressiven Kindern und Jugendlichen eingesetzt werden.[38] Ausgerechnet Prozac, das für das Auslösen einer quälenden inneren Unruhe und Schlaflosigkeit bekannt ist. Wieder wurde diese Ausnahmeregelung mit gefälschten Daten erreicht.[39] Obwohl der Schwindel bereits seit 2009 aufgedeckt ist,[40] besteht die Erlaubnis bis heute.

Der Zusammenhang zwischen erhöhter Suizidalität und der Einnahme von SSRIs ist gut belegt. Eine biochemische Erklärung für dieses Phänomen haben Forscher bis heute nicht gefunden. Die Auswertung von dokumentierten Fallbeispielen liefert Antworten:

> Antidepressive Medikamente steigern häufig – gerade zu Beginn der Einnahme – den Antrieb. Manche der zuvor apathischen Patienten erhalten dadurch den entscheidenden Schub, ihre Suizidgedanken zu verwirklichen.
> Eine quälende innere Unruhe kann auftreten. Sie wird Akathisie genannt und kann so unerträglich werden, dass sich die Depression verschlimmert und die Patienten sich den Tod wünschen.
> Auch das Ausbleiben einer Wirkung der Medikamente kann Menschen in den Tod treiben. Sie setzen ihre ganze Hoffnung auf die Medikamente. Die Nebenwirkungen werden in Kauf genommen. Häufig wird ein Präparat nach dem anderen ausprobiert, mehrere Medikamente gleichzeitig eingenommen oder die Dosis wird stark gesteigert. Bleibt die antidepressive Wirkung trotzdem aus, wächst die Verzweiflung der Betroffenen ins Unermessliche. Sie bekommen das Gefühl, es gibt für sie keine Hilfe und keinen Ausweg mehr. Als einzig verbleibenden Schritt empfinden sie den Weg in den Freitod.
> Gefährdet für einen Suizid sind auch Patienten, die die

Medikamente absetzen oder die Dosierung verändern. Die Qualen beim Entzug sind oftmals kaum zu ertragen. Dazu kommt die Angst, die Erkrankung sei zurückgekehrt.
Die Suizidverstärkung durch die Einnahme von SSRIs ist durch klinische Studien dokumentiert, in denen zuvor unauffällige Menschen Suizidversuche unternahmen. Von 9400 Frauen, die das Mittel Duloxetin wegen Harninkontinenz einnahmen, haben elf Frauen einen Suizidversuch unternommen.[41] Das ist eine signifikante Erhöhung um das 2,5fache.

Fachleute warnen regelmäßig vor den Gefahren von Antidepressiva. Der renommierte Experte für Psychopharmaka, Professor Bruno Müller-Oerlinghausen sagte in der 3sat-Sendung Nano am 10. Juni 2015: »*Die Medikamente können in einem Gehirn, das bislang niemals an Suizid gedacht hat, plötzlich Suizidideen produzieren, die von dem Betroffenen als persönlichkeitsfremd erlebt werden.*« Mehrere Fälle von Selbsttötungen unter Antidepressiva landeten vor Gericht, und den Hinterbliebenen wurde Schadensersatz von den Pharmafirmen zugesprochen.

Nach dem Tod seiner Frau **MONIKA KRANZ** stellte der Mathematiker Schröder akribische Forschungen an. Dabei stellte sich heraus, dem Pharmahersteller Pfizer war das erhöhte Suizidrisiko von Sertralin bekannt. Vor der Einnahme von Sertralin hatten Monika Kranz und ihr Mann den Beipackzettel genauestens studiert. Es fand sich kein Hinweis auf eine erhöhte Suizidalität. Der Witwer verklagte den Konzern. Dem Pharmakonzern gelang es, den Prozess über zehn Jahre hinauszuziehen. Dadurch konnte er die Verjährungsfrist nutzen und sich einer Strafverfolgung entziehen. Im Jahr 2014 sprach das Gericht Lothar Schröder Schmerzensgeld zu.[42]

Ein halbes Jahr nach dem Tod von Monika Kranz wurde Pfizer wegen zahlreicher vergleichbarer Fälle gezwungen, in seinem Beipackzettel auf ein »erhöhtes Risiko für das Auftreten von Suizidverhalten« hinzuweisen.

Depression-Heute liegen viele tragische Berichte vor, in denen Hinterbliebene Zusammenhänge zwischen der Einnahme von Psychopharmaka und dem Tod ihrer Angehörigen herstellen. Es ist davon auszugehen, dass es über die bestätigten Fälle hinaus eine hohe Dunkelziffer gibt.

STEFAN und seine Frau verlassen schweigend das Psychiatriegelände. Die nächsten Tage erleben sie wie in Trance. Die Medikamente bessern seine Stimmung nicht. Das ist bitter, denn sie behindern den Sportler. Seine Leistungen werden immer schlechter. Er befürchtet, seine Mitspieler würden etwas bemerken und sieht sich gezwungen, die engsten Freunde einzuweihen. Das fällt ihm sehr schwer. Keiner von ihnen kann im Nachhinein sagen, er habe die Tragödie geahnt. Stefan befindet sich ohne Unterbrechung in psychiatrischer Behandlung. Er nimmt die Medikamente. Sein Zustand verschlechtert sich. Schließlich rät der behandelnde Psychiater, Stefan nicht mehr allein zu lassen. Von nun an begleitet ihn seine Frau zu jedem Training und zu jedem Spiel. Es ist ihr ein Rätsel, weshalb sie ihn an seinem Todestag nicht wie sonst begleitet hat. Alle erinnern sich, dass es Stefan kurz vor seinem Tod scheinbar besser ging. Er strahlt Zuversicht und sogar Lebensfreude aus. Stefans Tod hat alle überrascht und erschüttert.

Die Qualen beim Absetzen

Seinen 33. Geburtstag wird der Sänger Robbie Williams nicht vergessen. An diesem Tag lässt er sich in eine Klinik in Arizona einweisen. Sie ist spezialisiert auf den Entzug von Antidepressiva. Trotz mehrerer Versuche hatte er es nicht geschafft, sein Antidepressivum aus eigener Kraft abzusetzen. Über viele Jahre nahm Robbie Williams das Medikament Venlafaxin ein. Noch in seiner drei Jahre zuvor erschienenen Biografie lobte er das Antidepressivum als lebensrettend.[43] Doch über die Jahre nimmt er an Gewicht zu. Als er den Spott der Medien nicht mehr ertragen kann, versucht er Venlafaxin loszuwerden. Viel zu spät erkennt er seine körperliche Abhängigkeit. Er bezeichnet diese Erfahrung als Höllenqual. »*Der Tod muss schon drohend bei mir anklopfen, damit ich so etwas auf mich nehme. Robbie Williams geht nicht in die Entzugsklinik, wenn sein Leben nur ein bisschen außer Kontrolle geraten ist*«[44], beschreibt er dem Magazin »Stern« seinen Entzug. »*Die medikamentöse Therapie führt in die Abhängigkeit. Das ist eines der bestgehüteten Geheimnisse der Psychiatrie. Den Patienten fällt es schwer, die Mittel abzusetzen, weil dies Entzugssymptome auslöst. Es ist unglaublich, dass führende Psychiater diese Tatsache seit vielen Jahrzehnten bestreiten und dass die meisten von ihnen heute noch entschieden leugnen, dass SSRIs abhängig machen können*«[45], schreibt der Arzt Peter Gøtzsche 2016.

Die Lüge von nicht abhängig machenden Antidepressiva erfanden die Marketingstrategen der Pharmakonzerne.

Durch geschickte Propaganda hat sie sich in den Köpfen der Psychiater festgesetzt und ihren Platz auf dem Lehrplan der Universitäten gefunden. Depression-Heute liegen Berichte von Ärzten vor, die beklagen, während des Studiums gelernt zu haben, SSRIs hätten kaum Nebenwirkungen und eine Absetzproblematik existiere nicht. In diesem Glauben haben sie selber zu Antidepressiva gegriffen.

ALEXANDRA ist Ärztin in Österreich. Im Alter von 30 Jahren leidet sie wiederholt unter morgendlicher Übelkeit, Müdigkeit und Kurzatmigkeit. Eine Kollegin vermutet einen psychosomatischen Hintergrund und vermittelt sie an einen Psychiater. Bereits nach der ersten Sitzung, die zehn Minuten dauert, bekommt Alexandra ein Antidepressivum verschrieben. Ihr wird erklärt, sie solle das Medikament lebenslang einnehmen, wie ein Diabetiker, der Insulin benötigt. Der Vergleich leuchtet ihr ein.

Nach ein bis zwei Jahren beginnen die Probleme. Alexandra nimmt ständig an Gewicht zu, ihre Sexualität ist gestört (Anorgasmie), der Blutzucker und einige Hormone geraten außer Kontrolle. Sie empfindet sich als völlig gleichgültig und verliert ihr Interesse am sozialen Austausch. Obwohl es sich um typische Nebenwirkungen handelt, sieht sie zunächst keinen Zusammenhang zur Einnahme ihrer Medikamente, zu groß ist ihr Vertrauen in das Gelernte. Erst als sie schwanger werden möchte, beginnt sie sich über SSRIs zu informieren.

Entsetzt wird ihr klar, dass die Symptome, unter denen sie jahrelang litt, sich auf die Einnahme des Antidepressivums zurückführen lassen. Sie wundert sich, dass im Lehrplan der Universität die Nebenwirkungen und die Absetzproblematik von SSRIs kein Thema sind. Sie beschließt, das Medikament zu reduzieren. Anfangs gelingt ihr das Absetzen noch recht gut. Ihre Tortur beginnt – wie bei so vielen anderen – beim Erreichen der Nullmedikation. Sie entwickelt ein Absetzsyndrom mit grippeähnlichen Schmerzen und starker depressiver Verstimmung, Ängsten und Weinkrämpfen.

Grundsätzlich wird an Universitäten, in psychiatrischen Krankenhäusern und in deutschen Arztpraxen eine Absetzproblematik geleugnet. Das gelingt deshalb so einfach, weil die Symptome denen einer psychischen Erkrankung stark ähneln. Beim Absetzen gerät der Gehirnstoffwechsel durcheinander, wodurch die psychische Krankheit ausgelöst werden kann, gegen die das Medikament ursprünglich eingenommen wurde. Es können auch Panikattacken, Depersonalisierung, hypomanische Phasen oder Ängste erstmals auftreten. Häufig vergehen viele Monate nach dem Einnehmen der letzten Tablette, bis die Probleme beginnen. Das macht es den Ärzten und Patienten schwer, zwischen Absetzsymptomen und einer psychischen Erkrankung zu unterscheiden.

Dabei ist es eigentlich ganz leicht. Wenn ein Patient in einer gesunden, stabilen Phase die Medikamente absetzt und dann Symptome auftreten, ist davon auszugehen, dass es sich um Absetzsymptome handelt, nicht um die Erkrankung. Man kann ein Absetzsyndrom auch gut an plötzlich auftretenden körperlichen Symptomen erkennen, wie zum Beispiel grippeartigen Schmerzen, Magen- und Darmbeschwerden, elektrischen Entladungen im Gehirn, Schwindel oder Schlafstörungen. Oft erlebt der Patient beim Absetzen Symptome, die er vorher nicht kannte. In dieser schweren Zeit benötigt er Unterstützung vom behandelnden Arzt. Stattdessen wird ihm meist geraten, die Medikamente wieder einzunehmen.

Viele Ärzte erzählen, Antidepressiva machten nicht abhängig. Damit wiederholt sich die Geschichte. In den 30er

Jahren wurde bestritten, dass Barbiturate (Schlafmittel) süchtig machen. Als Valium in den 60er Jahren entwickelt wurde, dauerte es 25 Jahre, bis das Abhängigkeitspotenzial zugegeben wurde. In den 80er Jahren, zeitgleich mit der Zulassung des SSRI-Antidepressivums Prozac, hatte man sich vorsichtshalber entschlossen, den medizinischen Suchtbegriff anzupassen.[46] Früher wurde von Abhängigkeit gesprochen, sobald Entzugserscheinungen auftraten. Seit 1987 müssen mehrere Faktoren gleichzeitig erfüllt sein, damit ein Patient als abhängig gilt. Der Abhängige muss beispielsweise regelmäßig nach höheren Dosen verlangen, es muss eine Beschaffungskriminalität oder eine zusätzliche Gesundheitsgefährdung vorliegen. Eine körperliche Abhängigkeit allein reicht nach dieser Definition nicht mehr aus, um ein Medikament als suchterzeugend einzustufen. Es grenzt an ein Wunder, dass sich dieser veränderte Suchtbegriff in den Köpfen festgesetzt hat, zumal sämtliche psychotropen Substanzen ein Abhängigkeitspotenzial besitzen. Ein Patient, der Psychopharmaka abrupt absetzt, fühlt sich schrecklich. Genau wie ein Alkoholiker, dem man seinen Stoff entzieht.

Ein Patient mit Absetzschwierigkeiten ist mit seinen Problemen allein. Er durchleidet höllische seelische und körperliche Qualen. Seine Probleme sind absetzbedingt, doch keiner glaubt ihm. Nahezu jeder professionelle Helfer, den er wegen seinen Beschwerden aufsucht – und hier sind auch alternative Therapeuten nicht ausgenommen –, erklärt ihm, seine »Grunderkrankung« sei zurückgekehrt. Es wird ihm dringend geraten, mit der weiteren Einnahme der Medikamente fortzufahren. Oft erhält der Absetzwillige nach einem gescheiterten Versuch noch mehr Medikamente, als er zuvor eingenommen hat.

So wird der Boden bereitet für eine häufig jahrelange Odyssee, an deren Ende der geschundene Patient steht, der aus einer Mischung von Resignation und Angst bereit ist, quälende Nebenwirkungen ein Leben lang in Kauf zu nehmen.

JOHANNA ist glücklich verheiratet. Sie hat zwei Kinder. Auch die dritte Schwangerschaft verläuft nach Wunsch. Sie ist 36 Jahre alt, als das Baby gesund zur Welt kommt. Es stirbt im Alter von sieben Monaten am plötzlichen Kindstod. Johanna versinkt in Trauer. Ihr Mann hört von einem Wundermittel aus den USA, das dort schon viele Menschen glücklich gemacht haben soll.

Der Psychiater, den Johanna aufsucht, bestätigt, bei Prozac handele es sich um ein sehr gutes Medikament, das entspannend wirke und den Antrieb steigere. Er äußert sich zuversichtlich, Johannas Lebenslust würde bald nach der Einnahme zurückkehren. Johanna fragt nach einer möglichen Gewichtszunahme unter Prozac. Der Arzt versichert, es sei eher eine Gewichtsabnahme zu erwarten. Statt ihr zu helfen, die Trauer über das verlorene Kind zu bewältigen, verschreibt der Arzt ein Rezept. Aus diesem einen Rezept werden viele weitere. Zuhause erzählt Johanna ihrem Mann voller Hoffnung von dem Arztbesuch. Sie hält das Rezept in den Händen, wie ein Los ins Glück. Als Johanna am nächsten Tag ihre erste Tablette nimmt, hat sie keine Bedenken. Und in der Tat tritt fast umgehend eine Besserung ein. Johanna fühlt sich leichter und hat wieder mehr Schwung. Auch ihr Mann sieht mit Erleichterung, wie es seiner Frau besser geht.

Beim nächsten Termin ist der Arzt zufrieden. Da Johanna das Medikament gut verträgt, schlägt er vor, die Dosis zu verdoppeln: »40 mg sind eine gute Erhaltungsdosis. Das ist nicht viel. Dabei können wir dann ruhig bleiben«. Der Arzt erklärt, Depressionen könnten wiederkommen und rät ihr, das Medikament ein Leben lang einzunehmen. Über einen Zeitraum von mehreren Jahren nimmt sie jeden Morgen ihre Tabletten ein. Noch einmal wird die Dosis kurzfristig erhöht, als es Johanna schlechter geht.

Nach und nach melden sich bei Johanna und ihrem Mann Zweifel an der Wirksamkeit des Medikaments. Die anfängliche Belebung hat sich verflüchtigt. Auch vor gelegentlichen Abstürzen scheinen die Medikamente nicht zu schützen. Johanna hat die Fähigkeit zu weinen verloren.

Ihren Psychiater sieht sie nur einmal im Quartal. Er erklärt, sie gehöre zu seinen stabilen Patienten und dies sei eine übliche Vorgehensweise. Johanna merkt, das Medikament hilft ihr nicht mehr. Sie äußert den Wunsch, es loszuwerden. Der Psychiater ist wenig begeistert. »Warum sollen wir etwas verändern, das gut läuft?« Für ihn ist die Angelegenheit damit erledigt, nicht aber für Johanna und ihren Mann. Ihr Entschluss steht fest. Sie erfährt, das Absetzen muss in kleinen Schritten geschehen, weil es sonst unangenehme Folgen haben kann. Ausschleichen nennt man das. Bei ihrem nächsten Quartalsbesuch ist Johanna gut vorbereitet. Sie bleibt standhaft. Der Arzt gibt nach. »Gut, das ist allein Ihre Entscheidung. Dann lassen Sie es weg.« Einen Absetzplan erstellt er nicht, gibt auch keine Tipps. Sie vereinbaren, dass Johanna einfach die Tabletten weglässt.

Johanna lässt zuerst nur eine Tablette weg. Auch von Absetzsymptomen hat sie gelesen. Sie ist bereit, diese zu ertragen. Innerhalb von einem Dreivierteljahr schafft sie es, ihre Dosis von 40 mg auf 10 mg zu reduzieren. Dass es ihr in dieser Zeit sehr schlecht geht, hat Johanna erwartet. Damals hätte sie nicht gedacht, dass es noch weitere zehn Jahre dauern sollte, bis sie das Medikament endgültig los wird und sie sich dafür in eine psychiatrische Klinik begeben muss.

Nicht alle Patienten müssen durch eine Entzugshölle. Vor allem Menschen, die die Medikamente nur über einen sehr kurzen Zeitraum eingenommen haben, kann der Entzug ohne größere Probleme gelingen. Das allein erklärt jedoch nicht, wie sich der Irrglaube verbreiten konnte, es existiere keine Absetzproblematik, denn die Schwierigkeiten beim Absetzen sind bereits seit 1957 bekannt. In diesem Jahr wurde das erste Antidepressivum der Welt in der Schweiz vorgestellt. Der Psychiater Roland Kuhn berichtete schon damals über Absetzschwierigkeiten.[47] Er nannte sie »*Abstinenzerscheinungen*«, die »*beim Zurückgehen der Dosierung, beim plötzlichen Absetzen und wenn das Medikament in größeren Abständen, etwa nur 1mal am Tag, genommen wird*« auftreten. In einer großen Studie untersuchte der Harvard Forscher Jerrold Frank Rosenbaum 1998 das Abhängigkeitspotenzial von antidepressiven Medikamenten. Er bestätigte, dass nach dem abrupten Absetzen von Antidepressiva eine Fülle neuartiger körperlicher und psychischer Symptome auftritt.[48]

Das staatliche britische Nebenwirkungserfassungssystem erhielt innerhalb von sieben Jahren mehr Meldungen über Entzugserscheinungen von SSRI-Antidepressiva als in 17 Jahren für sämtliche valiumartigen Substanzen. Sehr viele Patienten berichten, es sei ihnen leichter gefallen, von Beruhigungs- und Schlafmitteln loszukommen als von Antidepressiva.

Ein US-Gericht wies dem Hersteller GlaxoSmithKline Lügen auf dem Beipackzettel nach. Es stellte fest, dass Paroxetin in hohem Ausmaß abhängig macht. Das entnahm das Gericht konzerneigenen, zuvor verheimlichten Studien. Im Beipackzettel stand wörtlich: »Paroxetin macht nicht abhängig«. Nach dem Urteil im Jahr 2003 wurde der Konzern gezwungen, diesen Satz zu streichen und das Abhängigkeitsrisiko von Paroxetin 500mal höher anzugeben als zuvor.[49] Tatsächlich gibt es weltweit unzählige traumatische Entzugsberichte und Suizidmeldungen von Paroxetinabhängigen. Die Herstellerfirmen leugnen bis heute hartnäckig das hohe Abhängigkeitspotenzial ihrer Präparate. Bisher ist es ihnen gelungen, die Psychiater davon zu überzeugen. In Deutschland gehört Paroxetin immer noch zu den häufig verschriebenen Antidepressiva.

In Großbritannien existiert ein sogenanntes »yellow card system«. Alle Ärzte des Landes können mit gelben Karten das Auftreten von unerwünschten Nebenwirkungen melden. Die staatliche Arzneimittelaufsicht erhält dadurch einen Überblick über schädliche Medikamente. Im Jahr 2003 waren schwere Absetzerscheinungen während des Paroxetin-Entzugs die am häufigsten eingereichten Yellow Cards.

Absetzsymptome wurden seit dem Aufkommen der Antidepressiva immer wieder in der Fachliteratur beschrieben. Mit dem Markteintritt der SSRI-Antidepressiva begann die massenhafte Verschreibung und das Absetzen wurde für immer mehr Menschen zu einem Problem.

ALEXANDRA ist während des Entzugs unfähig, als Ärztin zu arbeiten und ist krankgeschrieben. Ihr behandelnder Psychiater erklärt, sie leide unter einer Angststörung und einer zusätzlichen Depression. Er rät, die Medikamente wieder einzunehmen.

Über einen Zeitraum von zwei Jahren gelingt es Alexandra dennoch die Medikamente abzusetzen. Besonders bitter ist für die junge Frau, dass sie vor der Medikamenteneinnahme nie an einer Depression oder einer Angststörung gelitten hat. Die Symptome beim Absetzen übertrafen an Schwere alles, was sie je erlebt hat. Noch immer leidet sie unter den Auswirkungen der SSRI-Einnahme.

Mittlerweile ist sie wieder als Ärztin tätig und gibt ihr neugewonnenes Wissen an ihre Patienten weiter.

Die modernen Antidepressiva haben ein Krankheitsbild hervorgebracht, das es vorher nicht gab: das SSRI-Absetzsyndrom. Seit 2001 wird es systematisch beschrieben. Es bildet eine eigenständige Diagnose im Klassifikationshandbuch der Medizin, dem ICD-10. Damit kann jeder Arzt in Deutschland die Begleitung des Patienten beim Absetzen mit den Krankenkassen abrechnen.

Symptome des SSRI-Absetzsyndroms:

- Kopfschmerzen
- Muskelschmerzen
- Stromschlagartige Empfindungen im Körper/Gehirn (»brain zaps«)
- Grippeartige Schmerzen
- Fieber
- Schweißausbrüche
- Schüttelfrost
- Gleichgewichtsstörungen
- Übelkeit
- Erbrechen
- Durchfälle
- Rastlosigkeit, Hyperaktivität
- Erhöhte Reizbarkeit
- Verwirrung
- Aggressivität, erhöhte Gewaltneigung
- Panikattacken
- Dauerhafte Schlaflosigkeit
- Stimmungsschwankungen
- Selbstverletzendes Verhalten
- Selbstmordgedanken
- Selbstmordversuche

Die Symptome sind so schwerwiegend, dass die Patienten sie nicht aushalten können und stattdessen die Medikamente weiter einnehmen. Viele Ärzte raten auch deswegen zu einer lebenslangen Einnahme, weil sie bereits schlechte Erfahrungen gemacht haben, wenn Patienten ihr Medikament weglassen. Insgesamt nimmt dadurch der Anteil an Langzeitkonsumenten stetig zu. In Amerika nehmen 11 Prozent der

Bevölkerung dauerhaft Antidepressiva ein, das sind 30 Millionen Menschen.[50] Antidepressiva sind dort die am zweithäufigsten verschriebenen Medikamente. Die Menschen werden ihre Mittel nicht wieder los. 60 Prozent nehmen die Medikamente bereits seit mehr als 2 Jahren, 14 Prozent seit über 10 Jahren. Durch den dauerhaften Gebrauch gibt es in den USA aber nicht weniger depressive Menschen. Ihre Zahl steigt weiterhin rasant. Aktuell nehmen auch immer mehr Kinder und Jugendliche dauerhaft Antidepressiva. Dabei gibt es weltweit keine zuverlässige Studie, die den Medikamenten nach einem Jahr Einnahme noch eine Wirksamkeit gegen Depressionen bescheinigt.[51] Bereits nach zwei Jahren kam es vermehrt zu Rückfällen bei Menschen, die dauerhaft auf Antidepressiva eingestellt waren.[52]

JOHANNA sieht ihren Arzt nur noch selten. Einmal im Quartal schickt sie ihre Versichertenkarte per Post und erhält auf dem gleichen Weg ihr Rezept. Es ist der erste Tag in einem neuen Quartal und ein Montag, als Johanna die letzten 10 mg ihres Medikaments weglässt. Nach drei Wochen merkt sie, dass es ihr schlechter geht. Sie ist unruhig, schwitzt leicht, hat Angst. Genau fünf Wochen nach dem Absetzen ist der Zustand unerträglich geworden. Es treten grausame Albträume auf. Sie kann nicht mehr schlafen.

Der Arzt rät, das Medikament wieder anzusetzen. Ihre alte Erkrankung sei zurück. Johanna nimmt wieder 10 mg und ist entschlossen, die Dosis nicht zu erhöhen. Als sich die Symptome nicht bessern, verschreibt der Arzt Tavor ein Beruhigungsmittel. Das Medikament wirkt. Johanna entspannt sich. Sie nimmt nun jeden Tag 10 mg Prozac und ab und zu 2,5 mg Tavor.

Es folgen unzählige weitere Versuche, Prozac abzusetzen. Alle mit dem gleichen Ergebnis. Die Symptome, die sich durch den Entzug ergeben, sind so quälend, dass Johanna das Medikament immer wieder ansetzt. Widerwillig nimmt sie jeden Morgen ihre Tablette, obwohl sie keine Wirkung mehr hat.

Es vergehen weitere Jahre, in denen Johanna sich weiterbildet. Sie erlernt Meditation, macht Yoga und findet eine neue Ärztin, die sich mehr Zeit für sie nimmt. Auch diese empfiehlt stabilen Patienten nur einen Besuch im Quartal. Sie rät Johanna zur Unterstützung gegen ihre Angst vor dem Absetzen eine Therapie zu machen. Nach unzähligen Telefonaten mit Psychologen, die erst in mehreren Monaten oder gar keine Termine mehr frei haben oder nur mit Privatpatienten arbeiten, gibt Johanna auf.

Quartal für Quartal verstreicht. Mittlerweile nimmt Johanna das Medikament seit vielen Jahren, obwohl sie von der Wirkungslosigkeit überzeugt ist. Ihr Wunsch, das Medikament endlich loszuwerden, wird immer dringender. Es gibt viele Faktoren, die dafür sprechen. Sie erhält Unterstützung von ihrer Psychiaterin und von ihrem Mann, und ihr Leben verläuft befriedigend. Bei ihrem nächsten Termin mit der Psychiaterin vereinbart sie, das Medikament erneut wegzulassen. Zusatztermine hat die Ärztin nicht zur Verfügung und es gibt keinen Plan, keine Tipps.

Johanna wählt auch diesmal den ersten Tag in einem neuen Quartal. Es geht ihr gut. Sie genießt das Gefühl, am Morgen nicht als erstes eine Tablette einnehmen zu müssen. Es dauert drei Wochen, bis die Entzugssymptome einsetzen. Johanna verbringt qualvolle schlaflose Nächte und fällt aus ihrem Leben heraus. Sie entwickelt Halluzinationen. Dennoch will sie Prozac nicht wieder einnehmen. Ihre Ärztin verschreibt Tavor und Haldol, ein starkes Neuroleptikum, damit Johanna überhaupt schlafen kann und um die Halluzinationen zu bekämpfen. Es hat fatale Folgen, als die Psychiaterin genau zu dieser Zeit drei Wochen Urlaub nimmt.

Für einen Patienten, der dauerhaft Antidepressiva einnimmt, kann die Urlaubszeit zum Albtraum werden. In viele Länder dürfen nur begrenzt Psychopharmaka eingeführt werden, manche Patienten vergessen, die Tabletten mitzunehmen oder vor Ort einzunehmen. So kann es passieren, dass sie im Urlaub nicht ausreichend medikamentiert sind und Absetzsymptome entwickeln. Urlaubsärzte sind in der Regel mit dieser Problematik überfordert. Es kann zu gefährlichen Fehldiagnosen kommen. Die Symptome werden beispielsweise als Herzinfarkt, Lungenembolie oder als schlaganfall-ähnlicher Zustand fehlgedeutet. Für manche SSRI-Konsumenten endet der Urlaub als Notfall im Krankenhaus.

In Deutschland vermeiden die niedergelassenen Psychiater und die Krankenhausärzte das Wort »Entzug« im Zusammenhang mit Antidepressiva. Das widerspricht nicht nur dem Empfinden der Patienten, sondern auch dem aktuellen Forschungsstand. Immer mehr Wissenschaftler sind der Auffassung, Absetzerscheinungen von SSRIs sind aufgrund der Schwere der Symptomatik und ihrer Gefährlichkeit vergleichbar mit denen von Schlafmitteln und Opiaten.[53] Der italienische Professor Giovanni Fava empfiehlt, den Begriff Absetzsyndrom zu streichen und von Entzug zu sprechen, um Patienten das Risiko von SSRIs bewusst zu machen.

JOHANNA ist durch den Urlaub ihrer Psychiaterin auf sich allein gestellt. Als sie nach kurzer Zeit feststellt, dass Haldol und selbst Tavor ihr nicht wie sonst in den Schlaf helfen, bekommt sie Panikattacken. Verzweifelt wendet sich Johanna an ihren Hausarzt und bittet ihn um ein Schlafmittel. Der Arzt rät, Prozac wieder anzusetzen und verschreibt das Schlafmittel Remestan. Das Mittel wirkt immer nur 4–5 Stunden, nach denen

Johanna wie zerschlagen aufwacht. Aber noch ist sie entschlossen, Prozac nicht wieder einzunehmen. Sie gerät in einen Teufelskreis aus Tavor, Haldol, Remestan und Schlaflosigkeit. Ihre Verzweiflung steigert sich in Panik, als sie feststellt, dass alle diese hochpotenten Medikamente ihr nicht mehr helfen. Die Panik erschwert das Einschlafen noch mehr. Es beginnt eine albtraumhafte Zeit, in der Johanna überhaupt nicht mehr schläft. Sie sieht nur einen Ausweg, den in die Psychiatrie. Ihr Mann fährt sie in die Notaufnahme einer Psychiatrie. Es ist 21 Uhr. Sie werden von einem älteren Assistenzarzt und einer Krankenschwester empfangen. Voller Verzweiflung erzählt Johanna ihre Geschichte. Der Arzt erkennt die Bedrängnis, lehnt jedoch eine Aufnahme ab, da Schlaflosigkeit allein keine Indikation darstellt. Auch er rät, Prozac wieder anzusetzen. Auf Johannas Drängen gibt er ihr noch ein starkes Schlafmittel mit, Zopiclon. Die Krankenschwester steuert zwei Beutel Schlaftee bei, der auch auf den Stationen zum Einsatz kommt. Schlaf findet Johanna auch in dieser Nacht nicht – trotz Zopiclon.

Voller Bitterkeit schluckt sie am Morgen wieder ihre Tablette Prozac. Es fühlt sich an wie ein einziges Versagen. Johanna sieht sich in einem Leben mit gedämpften Gefühlen gefangen. Sie ist dazu bereit. Es folgen ein paar wenige, bessere Tage, in denen Johanna immer wieder ein paar Stunden schlafen kann. Sie nimmt Tavor und Haldol manchmal sogar tagsüber, vor allem, um die Zeit durchzustehen, wenn ihr Mann einen unaufschiebbaren Termin hat.

Johannas Verzweiflung steigert sich, als sie bemerkt, dass die Entzugssymptome nicht weichen. Sie zittert und ist ängstlich. Es beginnt eine schreckliche Zeit voller Panik, in der Johanna erneut keinen Schlaf findet. Zu keiner Tageszeit und trotz aller Medikamente. Johanna sieht keinen Ausweg und bittet ihren Mann, sie erneut in die Klinik zu fahren. Diesmal ist es heller Tag. Sie wird in der Geschlossenen Abteilung der Psychiatrie aufgenommen, auf der Offenen Station ist kein Bett mehr frei.

Der Oberarzt schlägt vor, Prozac wegzulassen, da es den Schlaf beeinträchtigen kann. Er rät ihr zu einem Medikament, von dem sie sehr profitieren würde, einem Neuroleptikum namens Seroquel. Johanna stimmt zu. Ihr ist alles recht. Zusätzlich wird sie mit Valium behandelt. Im Verlauf des knapp vierwöchigen Aufenthaltes in der Klinik gelingt es ihr, Prozac und Tavor loszuwerden. Mühsam lernt sie, immer wieder ein paar Stunden zu schlafen. Die Wochenenden darf sie zuhause verbringen. Als Johanna entlassen wird, nimmt sie 450 mg Seroquel, die sie nun mithilfe ihrer Ärztin langsam ausschleichen will.

Psychopharmaka

Die Biochemie der Depression ist unbekannt

Kein Geophysiker würde heute noch behaupten, die Erde sei eine Scheibe. In der Psychiatrie sieht die Situation anders aus. Die Hypothese, ein Defizit an Neurotransmittern sei für die Entstehung einer Depression verantwortlich, ist seit mehr als dreißig Jahren widerlegt.[54] Weder ein niedriger Serotoninwert noch ein niedriger Noradrenalin- oder Dopaminwert können eine Depression auslösen.[55]

Professor Peter Falkai, Direktor der psychiatrischen Klinik der Ludwig-Maximilians-Universität München, behauptete in einem Interview am 21. August 2014 über die Ursache einer Depression: *»Bei allen Betroffenen liegt eine Stoffwechselstörung im Gehirn vor. … Ein Defizit dieser drei Botenstoffe* [Serotonin, Noradrenalin und Dopamin] *ist entscheidend für die Entstehung einer Depression. …* [Eine Depression ist] *eine organische Erkrankung, die sich auf unser gesamtes Befinden und Verhalten auswirkt.«*[56]

Vor 16 Jahren wusste Peter Falkai noch, dass die Transmittermangel-Hypothese der Depression ein nicht haltbarer, von der Pharma-Industrie verbreiteter Mythos ist. 1998 war er Präsident der wichtigsten Deutschen Psychiater-Vereinigung DGPPN und gab als Schriftführer einen Kongressband heraus, in dem der damalige Forschungsstand der Psychiatrie zusammengefasst wurde.[57] *»Als noch niemand synaptische Übertragung experimentell untersuchen konnte, postulierte man, daß ihre Funktionsstörung eine wesentliche Grundlage seelischer Erkrankungen sei. Die daraus folgende Hypothese, daß die Depression durch ein Minderangebot von biogenen Aminen* [damit sind Serotonin, Noradrenalin und Dopamin gemeint] *im synaptischen Spalt bedingt sei, muß heute ad acta gelegt werden, auch wenn dieses Modell immer noch viele Hochglanzbroschüren der Marketing-Abteilungen pharmazeutischer Firmen ziert.«*[58]

Die Diskussion, ob Serotonin, Noradrenalin und Dopamin an der Entstehung einer Depression beteiligt sind, wird auch deswegen so widersprüchlich geführt, weil sämtliche antidepressiven Medikamente auf dieser Theorie basieren. Ist die Theorie falsch, wackelt das gesamte Gebäude der antidepressiven medikamentösen Therapie.

Die Transmittermangel-Theorie wurde in den 60er Jahren formuliert. Damals dachte man, die menschliche Stimmung funktioniere wie ein Fahrstuhl. Wenn man sich im Keller befindet, muss man lediglich einen Knopf drücken, die Transmittermenge wird erhöht und die Kabine fährt nach oben. Tatsächlich haben Forscher bereits 20 Jahre später diese Theorie widerlegt. In den frühen 80er Jahren wurden das Blut und der Urin von depressiven Menschen untersucht. Die Forscher prüften, ob depressive Menschen niedrigere Noradrenalin-, Serotonin- oder Dopaminwerte haben.[59] Die Messungen ergaben kein einheitliches Bild. Manche schwer depressive Patienten zeigten sogar deutlich höhere Transmitterwerte als die Personen in der gesunden Vergleichsgruppe. Nach dem Abklingen der Depression wurden die Werte erneut verglichen. Wieder ergab sich ein uneinheitliches Bild.

Der medizinische Fortschritt ermöglichte Messungen der Gehirnflüssigkeit. Die Konzentration der Neurotransmitter während und nach der Erkrankung widerlegte die Transmitter-Mangeltheorie abermals. Wieder ergaben sich keine brauchbaren Daten.

Die Hypothese vom Transmittermangel wird der unendlichen Komplexität unseres Gehirns nicht gerecht, erklärt der Depressionsforscher Florian Holsboer: »*In unserem Gehirn befinden sich Milliarden unterschiedlicher Zellen; diese in ihrer Funktion, sowohl im Zellinneren, als auch in ihrer Wechselwirkung untereinander zu begreifen, ist eine Aufgabe, der gegenüber das Verständnis des Weltalls auch nicht schwerer zu sein scheint.*«[60] Allein für Serotonin gibt es mindestens 14 unterschiedliche Rezeptoren. Die Signalübertragung lässt sich sowohl präsynaptisch als auch postsynaptisch beeinflussen. Die Rezeptoren können innerhalb von Millisekunden dynamisch herauf- und herunterreguliert werden. Hinter diesem Rezeptoren-System sind noch weitere »second Messenger« geschaltet, die auf den Informationsfluss einwirken.

Die biochemische Signalübertragung ist zudem nicht der einzige Kommunikationsweg unserer Nervenzellen. Impulse werden auch elektrisch weitergeleitet. Die elektrische Kommunikation der Nervenzellen lässt sich mit Tabletten nicht beeinflussen. In Irland und Schweden haben die staatlichen Arzneimittelbehörden auf diese Erkenntnisse reagiert. In beiden Ländern ist es den Pharmakonzernen verboten zu behaupten, ihre Mittel würden ein chemisches Ungleichgewicht im Patienten korrigieren.[61]

Die Hypothese, Depressionen seien eine rein organische Erkrankung, kann sich negativ auf den Patienten auswirken. Wird diese Auffassung einem Depressiven vermittelt, entbindet es ihn vom Aufarbeiten der Schwierigkeiten, die die

Depression ausgelöst haben. Er glaubt, mit der Einnahme von Medikamenten genug gegen seine Erkrankung unternommen zu haben. Langzeitstudien haben immer wieder gezeigt, dass Patienten, die ihre Erkrankung rein medikamentös behandeln, insgesamt länger krank sind und ein deutlich höheres Rückfallrisiko haben.[62]

Professor Florian Holsboer ist Biochemiker, Mediziner und Psychiater. Im Jahr 1989 übernahm er die Leitung des Max-Planck-Instituts für Psychiatrie. Er war fest entschlossen, die Biochemie der Depression zu entschlüsseln. In den 25 Jahren als Direktor von Deutschlands renommiertester psychiatrischer Forschungseinrichtung standen ihm bis zu 600 Mitarbeiter und schier unerschöpfliche Ressourcen zur Verfügung. Ein internationales Gremium prüfte regelmäßig den wissenschaftlichen Standard seines Instituts. Der Vorsitzende dieser Gutachterkommission schrieb in den 90er Jahren als Fazit: »*Das Programm* [von Holsboer] *zur Erforschung von Depressionen und Angsterkrankungen ist das beste der Welt.*«[63]

Wenn es eine biochemische Grundlage für die Krankheit Depression gäbe, Florian Holsboer hätte sie gefunden. Er träumte davon, Laborwerte zu entdecken, die dem behandelnden Arzt ermöglichen, sowohl die Depression als auch den Erfolg der Behandlung anhand von Blutwerten des Patienten zu erkennen. Holsboer bezweifelte, eine sichere psychiatrische Diagnose könne anhand von Fragebögen getroffen werden. Dieses Vorgehen, das auch heute noch alternativlos ist, widersprach seinem Medizinverständnis. Sein Lebenstraum bestand in der Entwicklung eines effektiven und schnell wirksamen Antidepressivums.

Bereits seit den 80er Jahren zweifelte er an der Transmitter-Mangelhypothese. In seinem Labor konnte er eine Erhöhung der Serotonin- und Noradrenalinkonzentration bereits wenige Minuten nach der Medikamentengabe nachweisen. Bis eine Wirkung beim Patienten sichtbar wird, vergehen hingegen mindestens zwei bis drei Wochen. Dafür wurde nie eine Erklärung gefunden.

Holsboers Mitarbeiter suchten nach Alternativen. Am vielversprechendsten erschien ihnen das Konzept der Stress-Hypothese der Depression. Im Blut der Patienten fand sich mehr Cortisol, ein Hormon, das bei Stress von der Nebennierenrinde ausgeschüttet wird. In Tierversuchen wurde diese Beobachtung bestätigt. Mäuse, denen Cortisol zugeführt wurde, agierten ängstlicher und bedrückter. Sogar das Umkehrexperiment gelang. Die Forscher züchteten eine Maus, der der CRH1-Rezeptor fehlte. Dieser Rezeptor befindet sich im Gehirn und reguliert den Cortisolgehalt im Blut. Die CRH1-lose Maus kannte keine Angst. Sie begab sich permanent in Lebensgefahr. Ermutigt von den erfolgreichen Experimenten begab sich Holsboer auf die Suche nach einem Stoff, der auf den menschlichen CRH1-Rezeptor einwirkt und diesen ausschaltet. Von der ersten Beobachtung der erhöhten Stresswerte bei depressiven Patienten bis zur Cortisol-Rezeptor-losen Maus waren 15 Jahre vergangen.

Im Jahr 2000 stellte Holsboer der Öffentlichkeit die Testsubstanz R121919 vor, mit der beim Menschen der CRH1-Rezeptor blockiert werden konnte.[64] Diese Substanz hatte eine Biotech-Firma in Kalifornien entwickelt. Holsboer erhielt die Erlaubnis, mit dem Stoff 20 depressive Patienten zu behandeln. Er empfand die Ergebnisse als sehr ermutigend. Doch der beteiligte Konzern Janssen Pharmaceuticals kam nach zeitgleich durchgeführten internen Tests zu der Einschätzung, das Medikament sei nicht geeignet, um Depressionen zu bekämpfen. Die Manager entschieden, diesen Ansatz nicht weiter zu verfolgen. Holsboer hält bis heute an seiner Theorie fest, obwohl er einräumen musste, nicht bei allen depressiven Patienten erhöhte Stresswerte vorgefunden zu haben.[65] Auch sein zweites Ziel, einen Biomarker für Depressionen zu entwickeln, scheiterte.

Mittlerweile hat er den Direktorenposten am Max-Planck-Institut abgegeben. Er gründete im Jahr 2010 mit Carsten Maschmeyer die HolsboerMaschmeyer-NeuroChemie GmbH. Noch immer sucht er nach einem wirksamen Antidepressivum. Seit seinem Amtsantritt vor 25 Jahren in München ist die Forschung keinen Schritt weiter gekommen. In einem Interview vom März 2015 sagt Holsboer: *»Diagnosen in der Psychiatrie sind beliebig, weil sie keine objektiven Laborergebnisse enthalten. Man hat kein Röntgenbild, keine Blutwerte, es sind auf verbaler Kommunikation basierende Einschätzungen. Diagnosekriterien ändern sich alle zehn Jahre.«*[66]

Die Botenstoffe Noradrenalin, Serotonin und Dopamin sind nicht die einzigen biochemischen Ansatzpunkte für Medikamente.

Aktuell untersuchen Forscher ebenfalls die glutamaterge Kommunikation der Nervenzellen. Glutamat ist der wichtigste aktivierende Botenstoff im Gehirn. Um das glutamaterge System zu beeinflussen, wurde das aus der Tiermedizin bekannte Ketamin verwendet. Ketamin ist eigentlich ein Betäubungsmittel für Pferde und Kühe. Obwohl dadurch bei einigen Patienten eine Besserung der psychischen Symptome erreicht wurde, ist auch dieser Ansatz von den meisten Klinikern fallengelassen worden.[67] Die dämpfende Wirkung von Ketamin verpufft sehr schnell und kann bei Menschen starke Halluzinationen auslösen. In biochemischer Hinsicht ist dieser Ansatz sehr unspezifisch. Die Bewegung des Körpers, das Denken, die Hormonfreisetzung und vieles mehr werden über das glutamaterge System gesteuert. Die Patienten, die Ketamin erhalten, leiden unter Herzrasen, Übelkeit, Bewegungsunfähigkeit und können Psychosen entwickeln.

Ketamin kann deswegen nur im Krankenhaus unter ständiger Aufsicht abgegeben werden.

Die Schwierigkeiten der Forscher bei der Bekämpfung von Depression liegen auch darin begründet, dass sie ihre Versuche mit Tieren durchführen. Die Testsubstanzen werden an Mäusen und Ratten erprobt. Es gibt jedoch keine depressiven Mäuse und Ratten. Tiere leiden nicht unter Grübelzwang, vermindertem Selbstwertgefühl oder Schlafstörungen. Sie wollen sich auch nicht umbringen.

Biochemisch wird die Gabe eines Antidepressivums häufig mit der Gabe von Insulin an Zuckerkranke verglichen. Insulin ist ein Hormon, das in der Bauchspeicheldrüse gebildet wird und mittels seiner Schlüsselfunktion dafür sorgt, dass Glukose in das Zellinnere aufgenommen wird. Auf diese Weise sinkt die Konzentration von Glukose im Blut. Dieser Effekt ist dosisabhängig und tritt innerhalb weniger Minuten auf. Je mehr Insulin man gibt, desto stärker sinkt der Blutzuckerspiegel. Es gibt keine Placebowirkung und es wirkt bei jedem Menschen gleich. Ein Antidepressivum dagegen wirkt auf jeden Menschen anders, und bei vielen Menschen wirkt es gar nicht. Bei manchen Menschen schlägt es bei der ersten Depression an, bei der zweiten nicht mehr. Eine Dosissteigerung erhöht den Effekt nicht.[68] Von jeher haben Pharmakonzerne deswegen Schwierigkeiten gehabt, eine geeignete Dosisempfehlung für ihre Mittel auszusprechen. Die Spanne der Dosisempfehlungen von Prozac variierte von einmalig 5 mg pro Woche bis zu 80 mg pro Tag.[69] Eine Erhöhung der Wirkstoffmenge um das 112-fache widerspricht jeder biochemischen Dosis-Wirkungs-Beziehung.

Für die Zulassung eines Medikaments müssen Hersteller eigentlich Dosisfindungsstudien einreichen. In diesen soll die minimale Dosis bestimmt werden, bei der das Medikament noch wirksam ist. Bei allen Antidepressiva mussten die Gutachter einräumen, dass »*eine minimale effektive Dosis für Antidepressiva nicht festlegbar*« sei. Wenn die Depression durch biochemische Vorgänge definiert wäre, wäre auch die Festlegung einer Minimaldosis für Antidepressiva möglich. Eine Höchstdosis scheint ebenso wenig festlegbar zu sein. Die Psychiaterin Brigitte Woggon verabreicht ihren Patienten Antidepressiva zehn bis zwölfmal so hoch wie die Standarddosis. Stolz berichtet sie in einem Interview: »*Die Überlebensrate in meiner Sprechstunde beträgt hundert Prozent.*«[70] Mit Insulin wäre eine solche Steigerung tödlich.

Es gibt eine seit mehr als 65 Jahren eingesetzte Therapie, die nicht auf biochemischen Mechanismen beruht. Der Elektrokrampftherapie (EKT) sagen manche Praktiker und Patienten gute Erfolge bei der Behandlung von schweren Depressionen nach. Den Patienten werden dabei Elektroden an die kahlrasierten Schläfen gesetzt und so Wechselstrom durch den Körper geleitet. Der Kranke ist zu diesem Zeitpunkt betäubt und muss während des Schocks beatmet werden. Damit sich der Patient bei den auftretenden krampfartigen Zuckungen nicht verletzt, werden ihm Muskelentspannungsmittel gespritzt. Die Nebenwirkungen dieser umstrittenen Methode sind schwerwiegend, und der Effekt hält oft nur wenige Monate.[71] 60 bis 80 Prozent der Erkrankten kann auf diese Weise kurzfristig geholfen werden. Man hat die Transmitterwerte der EKT-Patienten vor der Behandlung und nach der Behandlung untersucht. Die kurzfristige Besserung nach EKT-Behandlung war nicht an eine Erhöhung der Neurotransmitter im Gehirn gekoppelt.

Biochemie basiert auf der Tätigkeit von Proteinen, die von Genen gebildet werden. Wenn man davon ausgeht, Depressionen hätten eine biochemische Ursache, müsste man annehmen, die Erkrankung sei vererbbar. Über viele Jahrhunderte wurde die Theorie einer Vererbbarkeit gelehrt. Es gibt berühmte »depressive Familien«. In der Schriftstellerfamilie Hemingway nahmen sich sechs Familienmitglieder das Leben.

Auch Hermann Hesses Leben war von der Auseinandersetzung mit Depressionen geprägt. Seine Eltern litten unter Schwermut und auch er kämpfte sein Leben lang mit dieser Erkrankung. Bei Betrachtung der Lebenswege erkennt man, dass Hesses Eltern dieselben Muster, die sie in Depressionen gestürzt hatten, an ihrem Sohn wiederholt haben. Das Leid von Hesses Vater Johannes begann, als er von seinen Eltern wegen »trotziger Aufmüpfigkeit« in ein weit entferntes Internat abgeschoben wurde. Dort fühlte er sich ungeliebt und verstoßen und verlor jedes Selbstvertrauen. Als Vater schickte er seinen Sohn mit 14 Jahren ebenfalls in eine Klosterschule. Hier erlitt Hermann Hesse seinen ersten Nervenzusammenbruch. Die Eltern litten in ihrer Jugend unter einer übertrieben streng religiösen Erziehung. Trotzdem unterwarfen sie ihren Sohn ebensolchen Zwängen. Hesses depressive Episoden hatten immer lebensgeschichtliche Hintergründe: die Abschiebung in die Klosterschule, Kritikerverrisse seiner Bücher, Klinikaufenthalte seiner ersten Frau, materielle Schwierigkeiten, der Tod des Vaters und sein finanzieller Bankrott durch die Weltwirtschaftskrise. Obwohl Hesse Zeit seines Lebens immer wieder seinen Selbstmord plante, starb er im Alter von 85 Jahren eines natürlichen Todes. Er schuf zahlreiche Werke und gewann den Literaturnobelpreis. Das Schreiben half ihm, sein Leid zu bewältigen.

Trotz illustrer Beispiele vom gehäuften Vorkommen von Depressionen in Familien ist es bisher nicht gelungen, einen wissenschaftlichen Beweis für die Vererbbarkeit dieser Erkrankung zu erbringen. Ein Jahrhundert lang unterschieden Ärzte endogene und reaktive Depressionen. Der Theorie zufolge gab es bei den reaktiven Erkrankungen einen lebensgeschichtlichen Auslöser. Die endogenen Depressionen sollten hingegen von innen kommen, ohne äußeren Anlass. Bei dieser Form der Depression war man überzeugt, im Gehirn liege ein struktureller Defekt vor, der durch Vererbung weitergegeben würde. Die Erkrankten sollten aus diesem Grund unterschiedlich behandelt werden. Nur der vermeintlich reaktive Patient bekam eine Psychotherapie angeboten. Immer mehr Psychiater mussten feststellen, dass sich eigentlich immer ein Auslöser finden ließ. Sie stellten das Diagnosesystem in Zweifel. Familienstudien untermauerten ihre Bedenken. Die meisten Kinder von depressiven Eltern bleiben ihr Leben lang gesund. Sofern die Kinder jedoch an Depressionen erkrankten, dann nicht an vererbbaren endogenen Depressionen, sondern an reaktiven.[72] In den späten 80er Jahren wurde das Konzept der Endogenität endgültig aufgegeben. Seitdem unterscheidet man nur noch zwischen leichten, mittelschweren und schweren Depressionen.

Mittlerweile sind alle menschlichen Gene entschlüsselt. Im Jahr 2006 hatten Forscher geglaubt, das Depressions-Gen entdeckt zu haben. Sie stellten ein Gen namens P2RX7 vor, das in zwei Varianten vorkommt. Eine Variante sollte bei depressiven Menschen vorliegen, die andere bei gesunden. Die Untersuchung einer größeren Bevölkerungsgruppe ergab jedoch, dass beide Genvarianten bei depressiven Menschen gleich häufig vorkommen. Das Gen für einen strukturellen Defekt im Gehirn wurde bis heute nicht gefunden.

Die Untersuchungsmethoden des 21. Jahrhunderts sind noch exakter. Es ist heute nicht nur möglich, die 30 000 menschlichen Gene zu untersuchen, sondern auch die 38 Millionen Nukleinsäuren, die sich zwischen den Genen befinden. Das sind die sogenannten SNPs (single nucleotide polymorphism). Mithilfe dieser Untersuchungsmethode hat man bereits für einige Krankheiten neue Medikamente entwickeln können. An diese neue Untersuchungsmöglichkeit knüpfte man daher große Hoffnungen, auch für depressive Menschen endlich wirksame Medikamente hervorbringen zu können. Renommierte Wissenschaftler schlossen sich zu einem »GWAS« genannten Konsortium zusammen, um Spuren im Erbgut für die Krankheit Depression zu finden. 2013 stellte das 126-köpfige Konsortium das Ergebnis dieser großen Studie vor. Man hatte die kompletten Genome von über 18 000 Menschen untersucht. Die Hälfte von ihnen litt unter Depressionen. Das Fazit klingt resignierend: *»Die wichtigste Erkenntnis dieser Veröffentlichung ist, dass kein Genabschnitt in der kombinierten Entdeckungs- und Replikationsanalyse von Depressionen in genetischer Hinsicht Signifikanz erreicht hat.«*[73]

Früher versuchte man mithilfe der Zwillingsforschung Antworten zu finden, inwieweit wir von unseren Genen bestimmt werden. Da die Lebensbedingungen einen großen Einfluss auf die Aktivierung von Genen haben, ist diese Frage nicht leicht zu beantworten. In der heutigen Zwillingsforschung beobachtet man Zwillinge, die in derselben Familie aufgewachsen sind. Bei psychischen Erkrankungen geht man davon aus, dass die Ursachen unter anderem in krankmachenden Familienstrukturen zu finden sind. Deshalb ist es schwierig, den genetischen Anteil auszumachen. Bei depressiven eineiigen Zwillingen hat sich eine Übereinstimmung von nur 38 Prozent ergeben.[74] Bei zweieiigen Zwillingen liegt die Wahrscheinlichkeit sogar nur bei 13 Prozent. Die Untersuchung an eineiigen Zwillingen ergab weiter, dass die Depressionen der Zwillinge sich nicht gleichen. Sie litten unter völlig unterschiedlichen Beschwerden.

Wie verschieden Zwillinge auf belastende Situationen reagieren, bewies auch eine Studie aus dem Jahr 2006. Die Forscher Federenko und Kirschbaum untersuchten auf der Grundlage der Cortisol-Theorie von Holsboer, wie Menschen auf Stress reagieren.[75] Dazu beobachteten sie Zwillinge. Sie gingen davon aus, bei identischer Genausstattung werde ihre Stressantwort identisch ausfallen. Diese Annahme hat sich nicht bestätigt. In den wichtigsten psychologischen Tests lag die Übereinstimmung nur bei 5 Prozent.

Viel wichtiger als die genetische Grundausstattung ist die individuelle Vernetzung unserer Gehirnzellen. Wir besitzen etwa 86 Milliarden Nervenzellen. Jede Nervenzelle hat bis zu 10 000 Synapsen, mittels derer sie mit anderen Nervenzellen in Verbindung steht. Dieses Netzwerk bildet sich aufgrund von Gefühlen, Erfahrungen und Erinnerungen. Es ist hochdynamisch und bildet die Basis für unsere Individualität. Diese formt sich aufgrund unserer zwischenmenschlichen Beziehungen. Die Beziehungserfahrungen haben einen prägenden Einfluss auf neurobiologische Strukturen. Sie beeinflussen das subjektive Fühlen und Denken eines Menschen.

Die aktuelle Forschung hat weder ein biochemisches Modell für Depressionen gefunden noch einen genetischen Ursprung. Die Krankheit scheint komplexer zu sein und in erster Linie durch Ereignisse in der Lebensgeschichte der Betroffenen ausgelöst zu werden. Bei familiärer Häufung von psychischen Erkrankungen werden eher Leiden schaffende Verhaltensmuster vererbt als ein krankhaftes Gen.

Wenn man die tatsächliche Ursache einer Depression entschlüsseln will, wäre es hilfreich zu wissen, was ein Gedanke ist und wie er entsteht. Denn depressive Menschen sind in negativen Gedankenspiralen gefangen. Die moderne Gehirnforschung beschreibt einen Gedanken als

Aktivitätsmuster von vielen Millionen Nervenzellen. Dieses Muster ändert sich sehr schnell. Nervenzellen können 500 Mal pro Sekunde ein neues Muster erzeugen. Ein Impuls im Gehirn erreicht eine Geschwindigkeit von 400 km/h. Niemand weiß allerdings, woher ein Gedanke kommt und wer oder was die Qualität eines Gedankens bestimmt. Der Bereich des persönlichen Erlebens ist der neurowissenschaftlichen Forschung nicht zugänglich. Es ist unbekannt, ab welchem Zeitpunkt ein Gedanke ein materielles Ereignis wird.

Dennoch bewirken Gedanken physiologische Veränderungen im Körper. Das kann man messen und fühlen. Ein Mann, der in der Dämmerung eine Schlange entdeckt, reagiert mit Herzklopfen, Schweißausbruch und Angst. Auch dann, wenn es sich bei der Schlange nur um ein Seil handelt. Das Gehirn unterscheidet nicht, ob es sich um ein Seil oder eine echte Schlange handelt. Es reagiert auf den Gedanken »Schlange« und löst im Körper eine Stressreaktion aus. Es werden Cortisol und Adrenalin ausgeschüttet. Der Gedanke »Seil« beendet die Ausschüttung der Hormone. Der Körper entspannt sich.

Neurowissenschaftler versuchen, die Architektur des Gehirns zu ergründen und die zugehörige Biochemie zu entschlüsseln. Man versteht mittlerweile die Signalweiterleitung bei der Sinneswahrnehmung und den Bewegungsimpulsen. Anhand von Tierversuchen kann die Reifung eines Gehirns nachvollzogen werden. Die Forscher haben jedoch keine Möglichkeit herauszufinden, was ein Mensch denkt und fühlt. Die individuelle Wahrnehmung bleibt ihnen verborgen. Es gibt noch kein naturwissenschaftliches Konzept für Bewusstsein.[76] Die innere Perspektive des Gehirns ist mit wissenschaftlichen Methoden nicht messbar.

Man könnte das mit einem Fernseher vergleichen. Ein Mechaniker kann Schaltkreise messen, Widerstände überprüfen und Kondensatoren auswechseln. Durch Manipulationen an der Hardware wird er aber weder erfahren, welches Programm läuft, noch Einfluss darauf nehmen können.

Antidepressiva sind unwirksam

Als die Antidepressiva im Jahr 1957 aufkamen, waren sie zunächst kein großer Erfolg. Fünf Jahre zuvor hatte die Entwicklung der Neuroleptika die gesamte psychiatrische Welt revolutioniert. Insgeheim hatte man einen ähnlichen Durchbruch bei den Stimmungsaufhellern erwartet. Doch die Medikamente enttäuschten. Sie wirkten nur selten und konnten die Dauer einer Depression nicht verkürzen. Nach der Markteinführung wollte kaum jemand das erste Antidepressivum Imipramin einsetzen.[77] Man behandelte depressive Menschen weiterhin mit Neuroleptika, Tranquilizern und Elektroschocks. Die Besserungsrate stieg durch die Antidepressiva-Gabe nicht an.

Als Monotherapeutikum für depressiv Erkrankte fielen die Antidepressiva komplett durch. Wenn sie zum Einsatz kamen, dann nur in Kombination mit anderen Medikamenten oder dem Elektroschock. Das Vertrauen in die antidepressive Wirkung der Medikamente war in jener Zeit sehr gering. Nur wenige Ärzte wollten die Wirkungsverzögerung von zwei bis vier Wochen akzeptieren. Der deutsche Psychiatrie-Professor Walter Schmitt gehörte zu denen, die bereit waren, diese Zeitspanne abzuwarten. Er beschäftigte sich intensiv mit der Dosierung und Anwendung der neuen Arzneien. 1959 fasste er seine Untersuchungen mit 383 depressiven Patienten zusammen: »*Eine einheitliche Reaktion kann nicht behauptet werden, weder im Hinblick auf die momentane Wirkung, noch auf die Verlaufsbeeinflussung. Immer ist diese Reaktion – wenn sie überhaupt eintritt – zeitlich begrenzt.«*[78]

Die Erfolgsgeschichte der Antidepressiva beginnt erst im Jahr 1988 mit den Marketingkampagnen für das Medikament Prozac. Prozac wurde von der Firma Eli Lilly zunächst als Blutdruck senkendes Mittel entwickelt.[79] In den klinischen Tests konnte es dabei nicht überzeugen. Später wurde es als Appetitzügler getestet. Erst als es auch hier versagte, kam man auf die Idee, das Mittel als »Anti-depressivum« zu vermarkten.

Prozac gab den Startschuss für eine ganze Reihe neuartiger Antidepressiva, die sogenannten SSRIs, das bedeutet selektive Serotonin Wiederaufnahmehemmer. Dazu gehören unter anderem Sertralin/Zoloft (1996), Paroxetin/Seroxat (1995), Citalopram/Cipramil (1996). Die Etablierung dieser neuen Substanzklasse bedeutete nicht, dass dadurch nun effektivere Mittel zur Verfügung standen. In den USA ist es üblich, jedes neu entwickelte Medikament sowohl gegen Placebo als auch gegen die ältere Medikamentenklasse zu testen. Für die Studien wurden die Patienten in drei Gruppen aufgeteilt. Eine Gruppe erhielt das neue Medikament, eine ein Placebo und die dritte Gruppe Imipramin oder Amitriptylin, die beiden ältesten Antidepressiva. Sämtliche SSRIs schnitten in den Zulassungsstudien schlechter ab als die alten Wirkstoffe. »*Trotz jahrzehntelanger Bemühungen ist es weder der akademischen noch der industriellen Forschung gelungen, Medikamente zu entwickeln, die sich von den in den 1950er Jahren entdeckten trizyklischen Antidepressiva (TZA) vom Imipramin-Typ grundsätzlich unterscheiden. [...] Das klinische Profil der neuen Substanzen hat sich nicht entscheidend geändert. Wie bei den Substanzen der ersten Generation der Antidepressiva ist deren Wirklatenz zu lange und die Remissionsrate, d.h. der Anteil der Erkrankten, die unter The-*

rapie nahezu frei von depressiven Symptomen werden, zu gering«[80], fasste Professor Holsboer im Jahr 2008 zusammen.

SANDRA ist 36 Jahre alt. Ihr Leben hat sich ganz nach ihren Vorstellungen entwickelt. Sie hat eine Sinn erfüllende Arbeit, als Therapeutin kümmert sie sich um andere Menschen. Von ihr sind mehrere Artikel in Fachjournalen erschienen, worauf sie besonders stolz ist. Sie malt gerne; ein paar ihrer Bilder wurden bereits ausgestellt. Ihr Freund ist Arzt, er lebt in einer anderen Stadt. In der Überzeugung, ein erfolgreiches und erfülltes Leben zu führen, bemerkt Sandra nicht, wie die Spannungen an ihrem Arbeitsplatz zunehmen. Mehrfach hatte sie Änderungsvorschläge eingebracht, die nie umgesetzt wurden. Trotz der immer unerträglicher werdenden Zustände an ihrem Arbeitsplatz – sie wird mittlerweile von allen Kollegen gemieden – erscheint sie weiterhin jeden Morgen. Ihre Angst vor Arbeitslosigkeit ist groß. Doch die Spannungen zerren an ihren Nerven. Sie verliert ihren Elan. Es wird immer mühsamer für sie, sich für die Arbeit zu motivieren. Als sich körperliche Symptome bemerkbar machen, kommt es der jungen, ehrgeizigen Frau nicht in den Sinn, sich krank zu melden. Sie bemüht sich, mehr zu leisten als je zuvor. Die Situation bekommt erst eine entscheidende Wendung, als ihr der Chef eines Morgens nahelegt zu kündigen. Für Sandra bricht eine Welt zusammen. Sie weiß nicht, was sie falsch gemacht hat. Um Zeit zu gewinnen, lässt sie sich von ihrer Hausärztin krankschreiben.

Für Sandra beginnt eine schreckliche Zeit. Die Tage ziehen sich in die Länge. Bereits am Morgen sehnt sie sich nach der erlösenden Nacht. Der Job hat ihrem Tag Struktur gegeben. Sie fällt ins Uferlose. In endlosen, selbst zerstörerischen Gedankenspiralen analysiert sie die Situation an ihrem Arbeitsplatz. Sie hat sich über ihre Arbeit definiert. Ein Gefühl der Wertlosigkeit ihres Daseins stellt sich ein. Eigentlich will sie nicht an ihren

Arbeitsplatz zurückkehren. Immer noch krankgeschrieben, beginnt sie Bewerbungen zu verschicken. Als die ersten Absagen eintreffen, manifestiert sich eine schwere Depression. In der Nacht lassen ihr die Gedanken um ihre Situation keine Ruhe. Immer wieder fragt sie sich, wie es ihr als Fachfrau passieren konnte, selbst psychisch krank zu werden. Sie erkennt sich nicht wieder und nimmt sich ihre Energielosigkeit übel. Ihre Angst, in Armut zu geraten, wird durch die negativen Reaktionen auf ihre Bewerbungen verstärkt. Grüblerische Zweifel und Existenzängste rauben ihr den Schlaf. Ihr Partner ist Mediziner und rät zu Antidepressiva. Die wenigen Psychiater in ihrem Umkreis haben keinen Termin frei, deshalb bittet sie ihre Hausärztin um Hilfe. Die verschreibt wegen ihrer Schlaflosigkeit das Trizyklikum Amitriptylin. Eventuell auftretende Nebenwirkungen sollen nach ein paar Wochen verschwinden, sagt sie. Sandra beginnt sofort mit der Einnahme. Sie schläft besser, fühlt sich jedoch am Morgen wie erschlagen. Ihre depressiven Symptome bessern sich nicht. Sie ist unfähig, ihrer Arbeit nachzugehen, hält aber auch das Nichtstun nicht aus. In ihren Augen bedeutet keine Arbeit zu haben, wertlos zu sein.

Ihr Chef reagiert negativ auf die lange Krankschreibung und bittet sie, ihren Arbeitsplatz zu räumen. Unermüdlich schreibt sie Bewerbungen und bekommt nur negative Bescheide zurück. Jede einzelne Absage verstärkt die Symptome. Sie verlässt das Haus nur noch, um Lebensmittel zu kaufen. Jeden Tag trägt sie dieselbe Hose und dasselbe T-Shirt und duscht nur noch selten. Sie nimmt kontinuierlich an Gewicht zu. Einmal wird sie in dieser Zeit zu einem Bewerbungsgespräch eingeladen. Die Hoffnung auf eine neue Stelle hebt kurzfristig ihre Stimmung. Dann erreicht sie ein Schreiben, man habe sich doch für eine andere Bewerberin entschieden. Sie führt dies auf ihre Gewichtszunahme zurück und klagt der Hausärztin ihr Leid. Da sich ihre Depression in den Monaten der Einnahme nicht gebessert hat, schlägt diese vor, auf ein neues Antidepressivum zu wechseln. Sie verschreibt Citalopram. Die Wirkung trete erst nach ein paar Wochen ein, aber es sei keine weitere Gewichtszunahme zu befürchten. Um schlafen zu können, verschreibt die Ärztin ihr zusätzlich Tavor. Die nächsten Wochen leidet Sandra unter Kopfschmerzen, Schweißausbrüchen, Schwindel und Übelkeit. Durch einen Anruf bei ihrer Ärztin erfährt sie, es handele sich um typische Nebenwirkungen, die sich nach etwa 14 Tagen legen sollen. Sandra ist ein Mensch, der durchhält. Und wirklich, nach einiger Zeit nehmen die Nebenwirkungen ab. Sandra weiß, dass Tavor abhängig machen kann und nutzt es nur selten. Es gibt ein paar Tage, an denen sie sich besser fühlt. Wieder verschickt sie einige Bewerbungen. Die Absagen setzen ihre Angstspirale in Gang. Ihr ist klar, sie kann nicht mehr an ihren Arbeitsplatz zurückkehren. Mittlerweile ist sie seit Monaten nicht mehr dort gewesen. Eine neue Perspektive ist nicht in Sicht. Ihre Grübeleien bringen sie keinen Schritt weiter. Sie nimmt weiterhin das neue Antidepressiva ein und hofft, dadurch ins Leben zurückzufinden.

Noch um 1900 konnten sich Psychiater nicht vorstellen, es könne jemals Medikamente geben, die gezielt gegen Depressionen wirken. Sie hielten die seit Jahrtausenden von Jahren bekannte Krankheit für *»tief in der Persönlichkeit verwurzelt«.*[81] Ein Medikament, das auf alle Patienten gleich wirke, war für sie unvorstellbar. Nur die wenigsten Depressiven sind damals zum Arzt oder ins Krankenhaus gegangen. Meist haben sie sich zurückgezogen und wurden von ihrer Familie versorgt, bis die Erkrankung vorüber war. Zu Krankenhausaufnahmen kam es nur nach Suizidversuchen oder wenn die Familie es sich leisten konnte. Im Jahr 1955, kurz vor der Entdeckung des ersten Antidepressivums, schrieb der Schweizer Psychiatrie-Professor Jakob Wyrsch in der

Deutschen Medizinischen Wochenschrift über die gute Prognose von Depressionen: *»Jeder weiß aus seinem Bekanntenkreis, daß Depressionen vorbeigehen. ... so bedarf dieser reaktiv Verstimmte nicht einmal eines Arztes, sondern ein verständnisvoller Freund, ein Pfarrer oder Berater, finden schon das rechte Wort und die Zeit tut ein übriges. Erst wenn er verwahrlost oder Hand an sich legen will, ist der Arzt oder sogar der Analytiker vonnöten.«*[82]

Heute befinden sich etwa vier Millionen Menschen in Deutschland wegen Depressionen in psychiatrischer Behandlung. Fast alle werden mit Medikamenten behandelt, egal ob sie unter schweren oder leichten Depressionen leiden.

SANDRAS Hoffnung erfüllt sich nicht. Sie rutscht immer tiefer in den endlosen, schwarzen Sog der Depression. Mit der Umstellung auf das neue Medikament kehrt die Schlaflosigkeit zurück. In den endlosen Stunden bis zum Morgen quält sie sich mit Selbstvorwürfen. Sie hat Angst, bald die Miete für ihre geräumige Dreizimmerwohnung nicht mehr bezahlen zu können und befürchtet, ihr Freund könne sich von ihr trennen. Sie beginnt, sich mit Alkohol zu betäuben. Das hilft ihr einzuschlafen. Irgendwann bemerkt sie morgens ein Zittern und eine Unruhe, die nur aufhören, wenn sie trinkt. Zum ersten Mal seit dem Ausbruch ihrer Erkrankung verspürt sie Selbstmordgedanken. Immer wieder denkt sie sich Szenarien aus, die zu ihrem Tod führen. Ihre Angst vor den damit verbundenen Schmerzen hält sie am Leben. Ab und zu scheint Licht in ihr verdunkeltes Gemüt. Endlich hat sie einen Termin bei einer Psychiaterin bekommen. Sie setzt große Hoffnungen in das Gespräch. Die Telefonate mit ihrem Freund bringen Erleichterung. Oder wenn sie bei ihren Bewerbungen in die engere Auswahl gelangt.

Wieder vergehen Wochen des Leidens, in denen Sandra nicht

fassen kann, warum es gerade ihr so schlecht geht. Sie hält die Depression für eine organische Erkrankung, die mit Medikamenten bekämpft werden muss. Mit den Gründen ihrer Isolation, ihrem distanzierten Partner und dem unerfüllten Kinderwunsch will sie sich nicht beschäftigen.

Der ersehnte Besuch bei der Psychiaterin ist schnell vorbei. Diese diagnostiziert eine schwere Depression und schlägt ein anderes Medikament vor: Mirtazapin. Von ihrer Alkoholsucht erzählt Sandra nichts. Es ist nicht genug Zeit, und sie schämt sich dafür. Zwei Wochen dauert die Umstellung auf das neue Medikament. Sandra kennt den Prozess bereits. Wieder reagiert sie mit Kopfschmerzen, Schweißausbrüchen und Übelkeit. Sie ist erleichtert, als die Symptome diesmal schwächer ausfallen. Doch der erhoffte Aufschwung bleibt aus. Stattdessen bekommt die Depression eine neue Dimension. Sandra wird plötzlich von heftigen Panikattacken überrollt. Sie beschreibt diese als Gefühl, mitten im Ozean unter Wasser zu geraten und zu ertrinken. Die Panik kommt ohne Vorwarnung und bringt Todesangst mit sich. Sandra wendet sich in ihrer Verzweiflung wieder an ihre Hausärztin. Die rät ihr, immer eine Tablette Tavor zur Hand zu haben, um die Panikattacken zu bewältigen. Die Hausärztin hält den erneuten Wechsel zu einem anderen Antidepressivum für angebracht.

Seit ihrem Aufkommen wird die Wirksamkeit der Antidepressiva in Fachkreisen immer wieder angezweifelt. Kritiker bemängeln, es gäbe keine Kontrollgruppen. 1962 verglichen Wissenschaftler aus Kanada Antidepressiva in einer Studie mit Placebos.[83] 40 Patienten wurden untersucht. Die eine Hälfte bekam Imipramin, die andere ein Placebo. Bereits in dieser frühen Auswertung stellten die Forscher keinen klinischen Unterschied fest.

Jonathan O. Cole war der Leiter der Psychopharmakologie-Abteilung des damals weltweit größten Instituts für psychische Erkrankungen, des National Institute of Mental Health (NIMH). Im Jahr 1964 prüfte er mehrere Placebo-kontrollierte Studien. Dabei stellte er fest, dass Patienten, die anstelle eines Antidepressivums ein Placebo erhielten, eine Besserungsrate von 57 Prozent erzielten. Die Antidepressiva erreichten kaum mehr. Cole fasste zusammen:

> *»Insgesamt gesehen gehören Depressionen zu den am besten heilenden psychiatrischen Erkrankungen, egal ob sie behandelt werden oder nicht. Die meisten Depressionen hören von alleine auf und die Spontanheilungsrate, sowie die Besserung unter Placebo sind oft sehr hoch. Beispielsweise haben in einer Reihe von neun kontrollierten Studien mit stationär aufgenommenen Patienten, denen Placebos gegeben wurden, 57 Prozent der Patienten nach zwei bis sechs Wochen eine Besserung gezeigt.«*[84]

Die Kontroverse, ob Antidepressiva wirken oder nicht, riss nicht ab. Deshalb entschied sich das National Institute of Mental Health (NIMH), eine der ersten großen Meta-Studien über die Wirksamkeit in Auftrag zu geben. Eine Meta-Studie fasst andere Studien zusammen und vergleicht die Ergebnisse. In diesem Fall wurden 2000 Veröffentlichungen und 120 Buchartikel ausgewertet. Die Studie erfasste 35 500 Patienten. Sie wurde 1969 veröffentlicht.[85] Die Ergebnisse waren enttäuschend. Wieder konnten die Antidepressiva gegen Placebo nicht bestehen. Das galt überraschenderweise für sämtliche der 83 getesteten Substanzen. Die Forscher konnten kein Antidepressivum für die Behandlung von Depressionen empfehlen.

Kritische Stimmen beanstandeten daraufhin, die Studien

seien in Krankenhäusern entstanden, und dort befänden sich nur die sehr schwer depressiven Fälle. Sie argumentierten, die Medikamente würden in der ambulanten Situation wesentlich bessere Ergebnisse erzielen. Das veranlasste einen Hausarzt aus Camberley, Antidepressiva auf naturalistische Weise, also im häuslichen Umfeld, zu testen. Er führte in seiner Hausarztpraxis eine Studie mit 60 depressiven Patienten durch. 30 von ihnen bekamen ein Antidepressivum, die andere Hälfte ein Placebo. 1970 veröffentlichte er seine Ergebnisse im British Medical Journal. Sein Fazit: *»Es gab keinen Beweis einer Überlegenheit der Medikamente im Verbessern der Symptomatik im Vergleich zu Placebo.«*[86] Bis auf neun Patienten zeigten sämtliche Teilnehmer dieser Studie einen Rückgang der Beschwerden, egal ob ein Antidepressivum eingenommen wurde oder ein Placebo.

Die Pharmakonzerne hielten damals immer wieder Studien entgegen, die die Wirksamkeit ihrer Mittel belegten. Aber auch in den pharmaeigenen Studien schnitten die Antidepressiva nur geringfügig besser ab als Placebos. Wie groß der Unterschied tatsächlich ist und was dieser Unterschied bedeutet, blieb strittig.

2002 veröffentlichte der amerikanische Psychologie-Professor Irving Kirsch die Ergebnisse seiner jahrzehntelangen Forschung.[87] In den 1990er Jahren hatte er als klinischer Psychologe vielen seiner depressiven Patienten empfohlen, Antidepressiva einzunehmen. Als er 1995 seine erste Untersuchung über den Placebo-Effekt bei Depressionen begann, ging er davon aus, Antidepressiva seien eine etablierte Medikamentenklasse, die Placebos überlegen sind. Diese Einschätzung sollte sich im Lauf seines Lebens drastisch ändern: *»Erst akzeptierte ich die herkömmliche Sichtweise von Antidepressiva, dann widersprach ich und schließlich lehnte ich sie vollständig ab.«*[88] Für seine Berechnungen untersuchte er die Wirksamkeit von vier Therapiezweigen: Medikamente, Psychotherapie, Placebo und keine Behandlung. Er fand 38 Studien mit mehr als 3000 schwer depressiven Patienten, die für die Erstellung einer Meta-Studie geeignet waren.[89]

Die erste Überraschung seiner Analyse war der deutliche Unterschied in der Wirkung von Placebo-Behandlung und keiner Behandlung. In beiden Gruppen hatten die Patienten keinen Wirkstoff erhalten. Dennoch zeigte sich unter Placebo eine dreimal so hohe Besserungsrate wie bei Patienten ohne Behandlung. Es ist also keine gute Idee, schwer depressive Patienten nicht zu behandeln. Als Zweites überraschte den Forscher das Ausmaß des Placeboeffekts. Normalerweise gilt ein Effekt über 0,8 als stark. Der Effekt des Placebos lag mit fast 1,2 deutlich darüber.

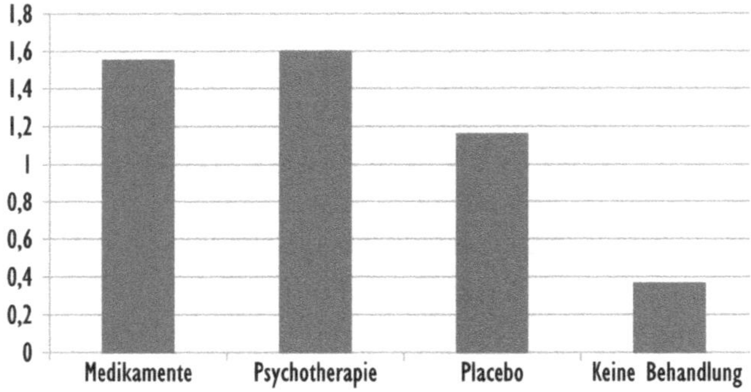

Abbildung 1: Durchschnittliche Besserungen von depressiven Patienten nach Behandlung mit Medikamenten, Psychotherapie, Placebo und ohne Behandlung (nach Kirsch 2009, S. 10).

Als Psychologe hatte Irving Kirsch an der Universität gelernt, Antidepressiva seien eine Revolution in der Behandlung von depressiven Menschen. Die Blockbuster-Medikamente wurden schon damals an hunderte Millionen von Menschen verschrieben. Niemals hätte der akribische Placebo-Forscher sich ausgemalt, wie schmal der Unterschied zwischen Placebo und Tablette tatsächlich ausfällt. Nach Kirschs Untersuchung sind 75 Prozent der Wirkung des Medikaments auf den Placeboeffekt zurückzuführen. Damals glaubte er noch, die restlichen 25 Prozent der Wirkung würden durch den chemischen Wirkstoff zustande kommen. Später sollte er diese Ansicht aufgeben. Kirsch fand keinen Unterschied in der Wirkstärke der alten Antidepressiva und der neueren SSRIs. Dieselbe Quote ergab sich bei jedem Medikament, das den depressiv Erkrankten gegeben wurde, egal ob es sich um ein Schlafmittel, ein Beruhigungsmittel oder ein Schilddrüsenhormon handelte.

Die Pharmahersteller reagierten empört auf Kirschs Analyse. Die Unterschiedlichkeit der Medikamente sei nicht berücksichtigt worden, jedes antidepressive Medikament wirke anders, und man könne auch in der Dosierung variieren. Ein Kollege, Thomas J. Moore, riet Kirsch daraufhin, seine Untersuchungen auf die Zulassungsdaten der Pharmakonzerne auszuweiten. Er solle sich dafür auf den »Freedom of Information«-Akt berufen und Einsichtnahme bei der FDA fordern. Die FDA ist die staatliche Arzneimittelbehörde in den USA. Hier reichen Pharmakonzerne ihre eigenen Studien ein, um eine Zulassung für neue Medikamente zu beantragen. Kirsch erhielt die Erlaubnis, Einsicht in diese Daten zu nehmen. Er konnte seine Berechnungen nun anhand der Daten der Pharmakonzerne durchführen. Das brachte viele Vorteile. Die FDA hatte die Studien bereits vorsortiert und bewertet. Inadäquate und schlecht kontrollierte Studien fielen bereits im Vorfeld heraus. Übrig blieben nur große, aussagekräftige Studien, die einen einheitlichen Bewertungsmaßstab verwendeten. Die Pharmakonzerne mussten die klinischen Besserungen in einem normierten Maß darstellen: der Hamilton-Skala. Mit der Hamilton Skala können Psychiater die Schwere einer Depression mit einem Zahlenwert zwischen 0 und 51 bewerten.

Die Hamilton Bewertungs-Skala der Depression:

0–7 Punkte:	Keine Depression
8–13 Punkte:	Leichte Depression
14–18 Punkte:	Mittelschwere Depression
19–22 Punkte:	Schwere Depression
23 Punkte und darüber:	Sehr schwere Depression

Mit diesem Bewertungsmaßstab soll der Verlauf einer Therapie in Zahlen festgehalten werden. Die einheitliche Beurteilung erleichterte Kirsch die Arbeit ungeheuer. Er sah darin die Chance, eine Verbindung zwischen Statistik und therapeutischem Nutzen zu schaffen. Seine Euphorie wurde schnell gebremst. Erstaunt stellt er fest, nur die positiven Studien waren in wissenschaftlichen Journalen publiziert. Die Pharmakonzerne hatten fast die Hälfte ihrer Studien der Öffentlichkeit vorenthalten. Dadurch hatten die Psychiater ein verzerrtes Bild von der Wirksamkeit der Medikamente bekommen. Der Starpsychiater und Bestsellerautor Ben Goldacre berichtet: »*Es gibt ein Medikament namens Reboxetin, ein Medikament, das ich selbst schon verschrieben habe, ein Antidepressivum. Ich bin ein sehr streberhafter Doktor, also las ich alle Studien, die ich zu diesem Medikament finden konnte. ... Weil einer meiner Patienten nicht gut auf die anderen Antidepressiva ansprach, dachte ich, okay, Reboxetin ist genauso gut. Versuchen wir's. Aber es stellte sich heraus, dass ich falsch lag. Tatsächlich wurden sieben Versuche durchgeführt, in denen Reboxetin mit einem Placebo verglichen wurde. Eine dieser Studien war positiv und wurde veröffentlicht, aber die sechs anderen waren negativ und blieben unveröffentlicht. ... Ich fühlte mich getäuscht.«*[90]

Reboxetin ist ein Antidepressivum der Firma Pfizer. Seit 1997 ist es in Deutschland zugelassen. Für viele Psychiater galt es als interessantes Medikament, da es einen neuen Ansatz verfolgte. Anders als die SSRIs wirkt es auf den Noradrenalin-Wiederaufnahmetransporter und wird deshalb als NARI bezeichnet. Pfizer verheimlichte damals 74 Prozent der Studien und vermarktete das Medikament als neue Hoffnung für depressive Patienten. Heute wird Reboxetin wegen seiner Wirkungslosigkeit von den Krankenkassen nicht mehr erstattet.[91]

Kirschs Analyse war revolutionär, da sie sowohl die veröffentlichten als auch die unveröffentlichten Studien der Pharmaindustrie einbezog. 2002 stellte er die Ergebnisse vor. Ihm war aufgefallen, dass die Wirkung der Antidepressiva an das Auftreten von Nebenwirkungen gekoppelt war. Alle Patienten, bei denen die depressiven Symptome nach der Gabe eines Medikaments zurückgegangen waren, hatten über Nebenwirkungen geklagt. Diese Patienten errieten demnach, dass sie ein aktives Medikament erhalten hatten. Eine Doppelverblindung, bei der sowohl Arzt als auch Patient nicht wissen, ob ein Medikament oder ein Placebo gegeben wird, ist deshalb in diesem Bereich schwierig.

Als Kirsch diese Gedanken öffentlich vorstellte, luden ihn italienische Antidepressiva-Forscher an die Universität von Verona ein. Ihr Institut verfügt über umfangreiche Studien mit dem Medikament Paroxetin. Falls Kirsch Recht habe, sagten sie, müsste sich der Eigeneffekt der Medikamente auf null bewegen, wenn man die Patienten ausschließt, bei denen Nebenwirkungen aufgetreten waren. Genau das traf ein. Es war der Moment, in dem Kirsch seine Ansicht über die chemische Wirkung der Antidepressiva revidierte.

Fortan glaubte er nicht mehr, Antidepressiva könnten eine Depression chemisch heilen.

Obwohl Patienten anhand der Nebenwirkungen erkennen können, ob sie ein Medikament oder ein Placebo erhalten, wirkten die Placebos in vielen FDA-Studien genauso gut wie Antidepressiva. Kirsch musste den Anteil der Medikamente an den Besserungen nach unten korrigieren. Bei der neuen Untersuchung lag der Anteil des Placeboeffekts an der Wirkung bei 82 Prozent. Nur 18 Prozent entfiel auf das Medikament. Auch wenn 18 Prozent zunächst wie eine annehmbare Quote klingt, haben sie keinen therapeutischen Nutzen für den Patienten. Kirsch veranschaulicht dies mit einem Vergleich. Er beschreibt eine imaginäre Studie, die herausgefunden hat, dass ein Lächeln die Lebenserwartung verlängert. Der lebensverlängernde Effekt soll bei 500 000 Menschen aufgetreten sein. Da die verlängerte Lebenserwartung aber nur zehn Sekunden beträgt, ist das Ergebnis zwar statistisch signifikant, aber für den einzelnen Menschen bedeutungslos. Es ist in klinischer Hinsicht nicht relevant.

Irving Kirsch berechnete, dass der Unterschied zwischen Placebo-behandelten und mit Antidepressiva-behandelten Patienten im Durchschnitt nur 1,8 Punkte auf der Hamilton-Skala beträgt. Ein therapeutisch relevanter Effekt ist jedoch erst bei einer Besserung um mindestens drei bis vier Punkte erreicht. Unterhalb dieser Schwelle kann ein Arzt keinen Unterschied wahrnehmen. Demnach wirken Antidepressiva zwar statistisch gesehen signifikant besser als Placebos. Dieser Unterschied ist jedoch zu gering, um therapeutisch von Bedeutung zu sein. Auch im zeitlichen Verlauf ergibt sich kein Vorteil. Diese Erkenntnis findet sich in der aktuellen Leitlinie Unipolare Depression von 2015: »*Detaillierte Untersuchungen haben gezeigt, dass die Unterschiede zwischen den verschiedenen Substanzklassen sowie zwischen den verschiedenen Substanzen und Placebo bezüglich des zeitlichen Verlaufs der Besserung marginal sind, also Antidepressiva nicht zu einer schnelleren Besserung als Placebo führen.*«[92]

Eine weitere Überraschung in Kirschs Auswertung betraf die Dosis-Wirkungs-Beziehung der Medikamente. Kirsch wies nach, dass es keinen Unterschied macht, ob ein Patient sein Medikament niedrig oder hoch dosiert erhält. Aus den Unterlagen der FDA ging hervor, dass ein Antidepressivum in der niedrigsten Dosis eine Besserung um 9,57 Punkte auf der Hamilton Skala erreicht. Gab man das Medikament in Höchstdosis, wurden 9,97 Punkte erreicht. Das galt für sämtliche untersuchten Antidepressiva. Die Placebos kamen auf acht Punkte. Die Besserung verstärkt sich also nicht, wenn das Medikament in einer höheren Dosis gegeben wird.

SANDRA hat nach vier Wochen wieder einen Termin bei ihrer Psychiaterin. Als diese vom Auftreten der Panikattacken hört, schlägt sie vor, die Mirtazapin-Dosis zu verdoppeln. Das soll sie vor den Panikattacken schützen. Sandra ist immer weniger von den Medikamenten überzeugt. Sie bemerkt immer noch keine Besserung. Deshalb bespricht sie sich mit ihrem Freund. Der rät ihr dringend, der Psychiaterin zu vertrauen und die Medikamente einzunehmen. Wochen vergehen, in denen Sandra sich durch den Tag schleppt.

Als eine Fachzeitschrift sie bittet, einen Artikel zu schreiben, kann sie keine Freude empfinden. Sie ist seit Monaten nicht mehr in der Lage, ein Buch zu lesen oder sich zu konzentrieren. Sie sagt ab. Die Anfrage kann ihr Gefühl von Wertlosigkeit nicht vertreiben. Mittlerweile musste sie ihre Sachen aus dem Büro abholen. Sie bildet sich ein, ihre Kollegen hätten sie dabei triumphierend beobachtet. Tagelang kommt sie deswegen nicht aus dem Bett. Sie versteht nicht, dass Nichtstun so anstrengend sein kann. Es fühlt sich schon mittags an, als würde sie einen Hochleistungssport betreiben. Wenn sie es schafft, das Haus zu verlassen, dann nur, um Lebensmittel und Alkohol zu kaufen. Bei einem Spaziergang zum Supermarkt sinkt sie zu Boden. Es regnet, und sie ist unfähig wieder aufzustehen. Regungslos verharrt sie am Boden, während der Regen sie durchweicht. Rückblickend sieht sie in dieser Situation den Tiefpunkt ihrer Erkrankung. Ihr wird klar, dass alles, was von nun an geschieht, besser sein wird, als im Regen regungslos auf der Straße zu liegen. Langsam und stetig verbessert sich ihre Stimmung. Sie reduziert ihren Alkoholkonsum. Die Panikattacken werden seltener. Sandra schöpft Hoffnung. Aber es gibt auch Rückschläge.

Wirklich hell wird es in ihrem Leben erst, als ein kleines, privat geführtes Sanatorium Interesse an ihr bekundet. Sie bittet ihren Vater, sie zum Vorstellungsgespräch zu fahren. Diesmal passt die Qualifikation. Das Gespräch verläuft locker und freundlich. Die neue Perspektive hebt Sandras Stimmung. Erleichtert bemerkt sie, wie sie morgens besser aus dem Bett kommt. Sie beginnt wieder, Pläne zu schmieden. Ein Dreivierteljahr ist seit dem Ausbruch ihrer Krankheit vergangen, als der Anruf des Sanatoriums sie erlöst. Sie bekommt die Stelle. In vier Wochen kann sie anfangen. In dieser Zeit kehrt sie langsam ins Leben zurück. Anfangs fühlt sie sich noch wackelig und ängstlich. Sie befürchtet, ihre Depression könne zurückkehren. Doch bald kehrt ihr früheres Selbstbewusstsein zurück. Sie fühlt sich fast euphorisch, wie gereinigt. Die Tabletten nimmt sie vorsichtshalber weiter ein.

Sie kann nicht einschätzen, ob die Depression natürlicherweise ein Ende fand oder ob die Medikamente den Umschwung bewirkt haben.

Im Jahr 2008 untersuchte Kirsch die FDA-Daten erneut.[93] Ihn beschäftigte die Frage, ob Antidepressiva bei unterschiedlich schwer eingestuften depressiven Patienten unterschiedlich wirken. Er stellte fest, Patienten mit leichten, mittelschweren und schweren Depressionen profitieren nicht von der Behandlung mit Antidepressiva. Ein Unterschied machte sich nur bei den zehn Prozent sehr schwer depressiven Patienten bemerkbar. Diese Schwersterkrankten erreichen einen Hamilton-Wert von 28 Punkten und darüber. Bei ihnen nahm der Placeboeffekt ab, ohne dass die Effektstärke des Antidepressivums zunahm. Der Placeboeffekt sinkt demnach mit der Schwere der Depression. Kirsch erklärt dies mit der Medikamentenerfahrung der Patienten und den hohen Dosierungen. Je höher die Dosis, desto mehr Nebenwirkungen werden erwartet. Jeder schwer depressive Patient verfügt bereits über einschlägige Erfahrungen mit Antidepressiva. Wenn die typischen Nebenwirkungen wie Mundtrockenheit, Schwindelgefühl und Übelkeit ausbleiben, erkennt er, dass er sich in einer Placebo-Gruppe befindet. Seine Erwartungshaltung auf eine Gesundung und damit die Erfolgsquote unter Placebo sinken. Zusammenfassend kommt Kirsch zu dem Schluss, moderne Antidepressiva seien nichts anderes als »Extra-Starke-Placebos«.

Kirschs Analysen lösten ein großes Medienecho aus. Seine Erhebungen sind weltweit anerkannt. Bereits 2008 standen seine Ergebnisse auf zahlreichen Titelseiten großer Tageszeitungen. Wenige Monate später bat ihn der Verlag Random House, ein Buch über seine Erkenntnisse zu schreiben. Im Jahr 2010 waren seine Ergebnisse die Titelstory des amerikanischen Nachrichtenmagazins »Newsweek«. Zwei Jahre später berichtete die renommierte US-Nachrichtensendung »60 Minutes« über seine Geschichte. Sein Buch mit dem Titel »The Emperor's new drugs – exploding the antidepressant myth«[94] (»Des Kaisers neue Medikamente – Die Entlarvung des antidepressiven Mythos«) wurde weltweit verkauft und in mehrere Sprachen übersetzt. In deutscher Sprache ist dieses Buch nicht erschienen.

Die verschwiegenen Nebenwirkungen

In jedem Jahr sterben in Deutschland mindestens 60 000 Menschen an den Nebenwirkungen von Arzneimitteln.[95] Das sind zwölf Mal so viele Todesopfer, wie der Straßenverkehr fordert.

»*Der auch in der Öffentlichkeit immer noch vorherrschende Irrglaube, ein Arzneimittel, das zugelassen ist, ist sicher, ist eindeutig nicht richtig*«[96], sagte Professor Wolf-Dieter Ludwig, Vorsitzender der Arzneimittelkommission der deutschen Ärzteschaft im Jahr 2008.

Viele Patienten werden nicht ausreichend über die Risiken, Neben- und Wechselwirkungen ihrer Medikamente aufgeklärt. Ein Arztgespräch dauert laut Krankenkassenerhebung im Schnitt fünf Minuten. Da bleibt nicht genügend Zeit für Informationen über Nebenwirkungen. Menschen in psychiatrischer Behandlung beklagen eine besonders schlechte Aufklärung. Viele Psychiater und Hausärzte gehen immer noch davon aus, Antidepressiva seien gut verträglich und hätten kaum Nebenwirkungen. Diese Informationen erhalten sie vor allem von den Pharmareferenten und geben sie an ihre Patienten weiter. Manche Psychiater verschweigen auch deswegen Nebenwirkungen, weil sie ihre psychisch instabilen Patienten nicht zusätzlich belasten wollen.

Besonders Risikogruppen wie Diabetiker, Epileptiker, ältere Menschen, Bluter oder Herzkranke sollten vor der Einnahme den Beipackzettel aufmerksam lesen. Dem Patienten stehen darüber hinaus weitere Quellen zur Verfügung. Seit 2013 sind Informationen, die zuvor nur Ärzten vorbehalten waren, jedermann zugänglich. Auf der Homepage des Bundesinstituts für Arznei- und Medizinprodukte (BfArM) findet man seltene Nebenwirkungen, die von Ärzten gemeldet wurden.[97] Leider wenden sich nur wenige Ärzte an das BfArM, wenn sie Schwierigkeiten mit Medikamenten bemerken. Die deutschen Forscher Wille und Schönhofer berechneten, dass nur zwei bis drei Prozent der unerwünschten Arzneimittelwirkungen (kurz: UAW) erfasst werden.[98] Seit 2015 stellt das BfArM auf dieser Seite auch einige Arzneimittelstudien der Pharmakonzerne zur Verfügung. Ab 2017 sollen alle neuen Arzneimittelstudien einsehbar sein.

Die meisten Studien prüfen die Medikamente nur über einen sehr kurzen Zeitraum. In der Regel verläuft eine Arzneimittelstudie über einen Zeitraum von sechs Wochen. Langzeitschäden können so nicht ermittelt werden. Grundsätzlich sind in den Studien bestimmte gesellschaftliche Gruppen unterrepräsentiert. Menschen über 65, Schwangere und mehrfach Erkrankte kommen nicht vor. Es sind wesentlich weniger Frauen an Studien beteiligt als Männer. Während es Patienten mit seltenen Erkrankungen eine große Chance bietet, an einer Medikamentenstudie teilzunehmen, bedeutet es für psychisch Kranke oft eine große Qual. Mindestens 40 Prozent der Teilnehmer an Antidepressiva-Studien brechen die Therapie wegen starker Nebenwirkungen ab. Prozac gilt in der Öffentlichkeit als besonders nebenwirkungsarm. Bei den klinischen Zulassungstests in Deutschland konnten über die Hälfte der Studien nicht beendet werden. Bis zu 90 Prozent der Teilnehmer litten unter schweren Nebenwirkungen.[99] Dennoch sind viele Menschen bereit, die Nebenwirkungen auf sich zu nehmen. Sie verbinden mit den Medikamenten die Hoffnung auf eine Beendigung ihres Leidens. Wenn Symptome auftreten, führen sie diese auf ihre Erkrankung zurück. Oft werden sie gar nicht mit den Medikamenten in Verbindung gebracht. Deshalb kann es helfen, einige Bereiche zu beschreiben, die von der Medikamenteneinnahme besonders betroffen sind.

Sexualität

Viele Patienten glauben, wenn ihr Interesse an Sexualität nachlässt, liege das an ihrer Depression. Den Betroffenen wird erst dann klar, dass ihre sexuellen Probleme medikamenteninduziert waren, wenn nach dem Absetzen des Antidepressivums die Gefühle zurückkehren. Oftmals kann es aber viele Monate dauern, bis sich die Sexualität normalisiert, in manchen Fällen stellt sie sich nie wieder ein.[100] Sexuelle Funktionsstörungen sind die häufigste Nebenwirkung von Antidepressiva. 60 Prozent der Medikamentierten leiden darunter.[101] Der Arzt und Bestseller-Autor Peter Gøtzsche schrieb über antidepressive Medikamente: *»Ihre auffallendste Nebenwirkung sind sexuelle Störungen. ... Die Medikamente hätten daher als hochwirksame Mittel zur Beseitigung des Sexuallebens vermarktet werden müssen.«*[102]

Früher schätzte man die Beeinträchtigung der Sexualität durch Antidepressiva als wesentlich seltener ein. Es gab eine Richtlinie, nach der eine Nebenwirkung nur dann aufgenommen wurde, wenn der Patient das Thema von sich aus ansprach. Als man 2001 anfing, die Patienten systematisch zu befragen, war man überrascht, wie häufig derartige Schwierigkeiten auftreten. Das Thema Sexualität ist mit Scham besetzt. Das bedeutet einerseits, der Psychiater spart das Thema häufig aus und informiert den Patienten nicht. Andererseits traut sich der Patient oft nicht, sexuelle Schwierigkeiten anzusprechen.

Unter Antidepressiva vergeht den meisten Patienten die Lust auf Sex. Das kann von heute auf morgen erfolgen oder schleichend. Es kann zu Erregungsstörungen, Erektionsstörungen und Ejakulationsstörungen kommen. Jeder fünfte Patient leidet unter Anorgasmie.[103] Das heißt, die Betroffenen können keinen Orgasmus mehr erleben. Das gilt sowohl für die Selbstbefriedigung als auch für den Geschlechtsverkehr, was sich wiederum negativ auf die Libido auswirkt. Es ist ein Trugschluss anzunehmen, depressive Menschen hätten kein Interesse mehr an Sexualität. Ein befriedigendes, sexuelles Erlebnis wirkt befreiend und entspannend. Es hat in jedem Fall einen stimmungsaufhellenden Effekt, der bereits von Ärzten in der Antike beschrieben wurde. Antidepressiva können einem Menschen die Freude am sexuellen Erleben und die damit verbundene positive Wirkung nehmen.

Der aktuellen Versorgungsleitlinie von 2015 zufolge sollen depressive Patienten die Medikamente neun Monate bis zwei Jahre lang einnehmen.[104] Menschen mit drei depressiven Episoden wird empfohlen, die Antidepressiva-Therapie ein Leben lang beizubehalten. Selbst wenn ein depressiv Erkrankter anfangs bereit ist, die sexuellen Funktionsstörungen in Kauf zu nehmen, wird über einen so langen Zeitraum die Beziehung zu seinem Partner belastet. Sexualität ist für Paare ein verbindendes Element. Viele Beziehungen, sogar langjährige Ehen können scheitern, wenn der Partner dauerhaft keine Lust auf Sex hat. Das Scheitern der Beziehung führt dann noch tiefer in die Depression. So kann ein Teufelskreis entstehen.

In psychiatrischen Kliniken darf der Patient nach einiger Zeit am Wochenende nach Hause. Der Psychiatrie-Professor Kai-Uwe Kühn berichtet, dass sich mehrfach Männer während ihres ersten Wochenendurlaubs suizidiert haben. Er vermutet einen sexuellen Zusammenhang. Diese Männer, erläuterte er auf einer Psychiater-Tagung in Königswinter[105], haben häufig Verluste erlitten. Sie haben ihre Arbeit verloren, das Geld ist knapp, ihr sozialer Status leidet. Ihre Sexualität war bisher ein verlässliches Mittel, sich besser zu fühlen. Durch die medikamentöse Behandlung werden sie plötzlich mit Erektionsstörungen konfrontiert. Sie erleben diese als zusätzliche Niederlage, die sie nicht mehr verkraften können. Aufgrund solcher Fälle hält Kühn jeden Psychiater für grob fahrlässig, der die sexuellen Beeinträchtigungen durch die Medikamenteneinnahme nicht anspricht.

Herz

Jeder zehnte Patient, der ein Trizyklikum einnimmt, bekommt dadurch Herzprobleme.

MIA ist 26 Jahre alt. In ihrer Kindheit leidet sie unter ihrem gewalttätigen, älteren Bruder. Ihre Eltern können sie nicht schützen. Schon früh lernt sie, sich klein zumachen. Selbstmordgedanken gehören seit ihrer frühsten Kindheit zu ihrem Alltag. Sie hält diese für normal und spricht mit niemandem darüber. Trotz ihrer ängstlichen Lebenseinstellung gelingt es ihr zu studieren und eine Arbeit zu finden. Sie vergräbt sich in ihre Arbeit, sodass sich zu ihrer depressiven Neigung Symptome einer Überlastung einstellen. Nach zwei Jahren, in denen ihr Leben nur aus Arbeit besteht, kommt sie an einen Punkt, an dem sie nicht mehr weiter kann. Die Nächte verbringt sie schlaflos, und tagsüber kann sie sich nicht konzentrieren. Sie sitzt auf ihrem Bürostuhl und starrt in die Luft. Wenn das Telefon klingelt, erschrickt sie und geht nicht ran. Aus den Selbstmordgedanken werden konkrete Pläne. Aus Angst, diese umzusetzen, reicht sie Urlaub ein und begibt sich in eine psychiatrische Klinik. Dort ist man zuversichtlich, ihr helfen zu können. Alle gehen zunächst davon aus, dass sie nach ihrem für vier Wochen eingereichten Urlaub wieder arbeiten kann.

Nach einer Eingewöhnungsphase in der Klinik nimmt Mia am Therapieprogramm teil. Behandelt wird sie mit Schlafmitteln und Antidepressiva. Doch an ihrer depressiven Symptomatik verändert sich nichts. Das Pflegepersonal muss Mia bei ihren Ausgängen begleiten, da sie mit dem Gedanken spielt, sich vor ein Auto zu werfen. Woche um Woche vergeht, ohne dass ihre gedrückte Stimmung weicht. Mia passt sich an die Klinikabläufe an. Sie wird vom Pflegepersonal und allen Therapeuten geschätzt. Helfen kann ihr jedoch niemand. Immer wieder erlebt Mia, wie ihre Zimmernachbarn nach Hause entlassen werden, was die Einsamkeit vergrößert. Nach einem schrecklichen Wochenende allein in ihrer eigenen Wohnung bittet sie darum, auch an den Wochenenden in der Klinik bleiben zu dürfen. Die junge Ärztin, die sie betreut, ist ratlos und bittet den Oberarzt um eine Einschätzung. Wieder wird ein Medikamentenwechsel vorgeschlagen. Weder die Schlafmittel noch die Antidepressiva schlagen an. Deshalb werden viele weitere Substanzen ausprobiert. In ihrer depressiven Verfassung interessiert sich Mia nicht für die einzelnen Namen der Präparate. Deshalb kann sie später nicht mehr genau sagen, wie viele und welche Mittel sie bekommen hat. Zeitweise erhält sie von der Medikamentenausgabe mehrmals täglich fünf verschiedene Tabletten.

Die Tage vergehen ohne nennenswerte Änderungen, bis Mia plötzlich einen schmerzenden Stich im Herzen bemerkt und keine Luft mehr bekommt. Sie ist sicher, einen Herzinfarkt zu erleiden. Sie beschließt, ihre Symptome zu verheimlichen. Die perfekte Selbsttötung. Sie wird den Herztod sterben und niemand muss sich schuldig fühlen. Zu ihrer Überraschung überlebt sie ihren »Herzinfarkt«, aber die Schmerzen bleiben. Die Herzstiche weichen einem dauerhaften, schmerzhaften Druck in der Brust. Sie wird kurzatmig und kann deswegen nicht mehr als zehn Meter am Stück gehen. Ihr Herz rast, die Schmerzen kommen und gehen. Mia ist sicher, bald daran zu versterben. Und das will sie noch immer. Als sie in einer Therapiestunde kurz ohnmächtig wird, fliegt ihr Plan auf. Sie wird sofort in der kardiologischen Abteilung des Krankenhauses untersucht. Dort stellen die Ärzte im EKG fest, die Herzrhythmusstörungen wurden von einer Verlängerung des QT-Intervalls verursacht. Eine Nebenwirkung zahlreicher Antidepressiva. Da Mia mehrere Medikamente gleichzeitig einnimmt, kann niemand genau sagen, welches für die Herzprobleme verantwortlich ist. Ihr werden Betablocker verschrieben. Schlagartig weicht der Druck im Herzen, und sie bekommt wieder Luft. Im Verlauf der nächsten Wochen werden ihre Antidepressiva und die Schlafmedikamente nochmals umgestellt. Ihre Psychiaterin hat die Hoffnung, Mia könne dadurch auf die Betablocker verzichten. Doch immer, wenn sie ihre Herzmedikamente weglässt, beginnt ihr Herz zu rasen und sie bekommt Schmerzen. Ein Teil von ihr begrüßt jedes Mal den körperlichen Schmerz, da er sie von ihrem seelischen Schmerz ablenkt. Beim dritten Absetzversuch der Betablocker wird die Luftnot so groß, dass ihre Ärzte beschließen, von weiteren Versuchen abzusehen. Der Kardiologe eröffnet Mia, sie müsse die Betablocker wohl lebenslang einnehmen: »Ja, so ist das mit dem Herz. Wenn es einmal aus dem Rhythmus gekommen ist, kriegt es sich nicht mehr ein.« Auch die Antidepressiva nimmt Mia weiter. Nach zehn Monaten wird sie in die angeschlossene Tagesklinik verlegt. Dort soll sie lernen, langsam wieder im Alltagsleben Fuß zu fassen. Sie hat sich an die Herzmedikamente gewöhnt.

Seit Jahrzehnten ist bekannt, dass Antidepressiva Herzrhythmusstörungen verursachen können. Deshalb hat man früher davon abgeraten, die Medikamente dauerhaft einzunehmen. Heutzutage schwächt die lange Einnahmedauer die Herzen vieler Menschen.[106] Das Risiko, einen plötzlichen Herztod zu erleiden, steigt unter Trizyklika um das Fünffache. Auch von dem am häufigsten verschriebenen Antidepressivum Citalopram ist seit einigen Jahren bekannt, dass es Herz-Rhythmus-Störungen verursachen kann. Das Medikament ist seit 1996 in Deutschland zugelassen. Im Oktober 2011 zwang das BfArM den Hersteller, einen »Rote-Hand-Brief« an die Ärzte zu verschicken. In diesem wurde auf das hohe Risiko für Herz-Rhythmus-Störungen hingewiesen. Forscher hatten herausgefunden, das Risiko steigt mit der Höhe der Dosis. Deshalb wurde die zulässige Dosisempfehlung herabgesetzt. Langzeitpatienten wird empfohlen, sich regelmäßig einer EKG-Untersuchung zu unterziehen. Die Angst um das Herz und vor dem plötzlichen Herztod kann die Depression verstärken. Gelegentlich bleiben die Herzprobleme auch bestehen, wenn das Medikament wieder abgesetzt wird.

Schlaf

Ein gestörter Schlaf gehört zu den Kernsymptomen einer Depression. Typisch sind Einschlafstörungen, nächtliches Erwachen oder Wachliegen in den frühen Morgenstunden. Die Schlafschwierigkeiten werden oft begleitet von Grübeleien. Für die Patienten ist der fehlende Schlaf sehr quälend. Die Stunden des Schlafs sind für Patienten die einzige Zeit, in der sie sich von ihrem Leid befreit fühlen. Zusätzlich zehrt der Schlafmangel an den verbleibenden Kräften. Schlaflosigkeit ist damit nicht nur ein Symptom der Krankheit, sondern verstärkt sie auch. Eine medikamentöse antidepressive Therapie sollte schlafbegünstigend wirken. Leider ist Schlaflosigkeit eine sehr häufige Nebenwirkung der SSRIs. Dies kann den Heilungsprozess erschweren oder sogar verhindern.

Gewicht

Ein großes Problem bei Psychopharmaka-Einnahme ist die ungewollte Gewichtszunahme. Diese wird meist nicht durch die Depression verursacht, da es bei einer typischen Depression eher zu Appetitlosigkeit und Gewichtsabnahme kommt. Insbesondere unter Mirtazapin, Paroxetin und den Trizyklika kann das Gewicht extrem ansteigen.[107] Die Gründe dafür lassen sich nur vermuten. Forscher machen vor allem drei Mechanismen verantwortlich. Sie sprechen von einer erhöhten Glukosetoleranz, einem veränderten Grundumsatz sowie einer Steigerung des Appetits. Heißhungerattacken sind möglich, der Appetit auf besonders kohlenhydrathaltige Nahrung und gesüßte Getränke steigt. Es kann eine Zunahme des Körpergewichts von ein bis zwei Kilogramm pro Woche angenommen werden. In manchen Fällen bis zu 30 Kilogramm in einer depressiven Phase. Eine aktuelle Übersichtsarbeit aus dem Jahr 2016 entdeckte bei dauerhafter SSRI-Einnahme ein erhöhtes Risiko für Fettleibigkeit: »*Trotz der Tatsache, dass ein SSRI-Konsum während der akuten Behandlung mit einer Gewichtsabnahme assoziiert wurde, haben viele Studien gezeigt, dass SSRIs im Langzeitgebrauch mit einer Gewichtszunahme verbunden sind.*«[108] Für die meisten Patienten stellt die Gewichtszunahme eine zusätzliche körperliche und seelische Belastung dar. Sie schämen sich für ihren durch die Medikamente aufgeschwemmten Körper und schränken ihre Aktivitäten noch mehr ein. Das kann die depressive Symptomatik negativ verstärken.

Schwangerschaft

Frauen, die sich ein Kind wünschen und Antidepressiva einnehmen, befinden sich in einer schwierigen Situation. Wenn sie sich entscheiden, auf das Medikament zu verzichten, riskieren sie Absetzsymptome. Sollte es daher nicht möglich sein, das Medikament wegzulassen, besteht die Gefahr einer Schädigung des Babys.[109] Eine große dänische Studie von 2009 stellte vermehrt Herzfehler bei Babys unter Sertralin fest.[110] In Deutschland warnt die 2015 aktualisierte Behandlungsleitlinie vor einer Behandlung mit antidepressiven Medikamenten, wenn eine Schwangerschaft besteht oder geplant ist. Das Risiko von Herzfehlern beim Baby ist bei Antidepressiva-Einnahme erhöht. Für die Schwangeren ergibt sich daraus ein oft unlösbarer Gewissenskonflikt. Während die Schwangerschaft auf die Psyche der Mutter oftmals einen stabilisierenden Effekt hat, stellen die Umstellungen im Wochenbett die eigentliche Herausforderung dar. Die Psyche ist nach der Geburt wegen des hormonellen Wechsels besonders beansprucht, deshalb sollte die Versorgung des Neugeborenen gut vorbereitet sein.

Jedes dritte neugeborene Kind, dessen Mutter Antidepressiva eingenommen hat, leidet unter Anpassungsstörungen. Es kommt zu abnormem Schreien, Ruhelosigkeit, Zittern, Atembeschwerden, Appetitlosigkeit. Der Name für diese Symptome ist postnatales Adaptionssyndrom.[111] Heute weiß man, diese Babys machen einen Entzug durch. Nicht alle Geburtskliniken haben Erfahrung mit Geburten unter Psychopharmaka. Um kein Risiko einzugehen, überweisen die Gynäkologen diese Säuglinge häufig nach der Geburt auf eine Neugeborenen-Intensivstation. Die Trennung vom Baby und die Sorge um seine Gesundheit können eine postnatale Depression begünstigen.

Benommenheit

Viele Antidepressiva machen müde und verursachen ein Schwindelgefühl. Das hat vor allem für ältere Menschen unangenehme Folgen. In der aktuell größten Meta-Studie über

SSRIs entdeckte man eine neue Nebenwirkung. Es war unter den Medikamenten signifikant häufiger zu Stürzen und Knochenbrüchen gekommen.[112] Das Risiko wurde genauestens untersucht und ist gut belegt. Man stellte fest, dass bei Trizyklika das Risiko für Knochenbrüche nach einem Monat am höchsten ist, bei SSRIs erst nach acht Monaten. Als Ursache vermutet man die auftretenden Benommenheits- und Schwindelgefühle. Besonders für ältere Menschen sind Stürze traumatisch, da bei ihnen Knochenbrüche wesentlich langsamer heilen. Die betroffenen Menschen sind auf fremde Hilfe angewiesen oder müssen in einem Krankenhaus versorgt werden.

Fahrtüchtigkeit

Benommenheit und Schwindel können auch zur Beeinträchtigung der Verkehrstauglichkeit führen. Die Medikamente verändern die Reaktionsfähigkeit. Aus diesem Grund ist besondere Vorsicht beim Bedienen von Maschinen und beim Autofahren angebracht. Eine chinesische Studie an 36 000 Menschen hat eine signifikante Erhöhung von Autounfällen unter Antidepressiva festgestellt.[113] Auch die Deutsche Gesellschaft für Verkehrsmedizin sieht im Medikamentenkonsum einen häufigen Grund für ungeklärte Verkehrsunfälle.

Stimmung

Eine seltene, sehr einschneidende Nebenwirkung ist die von Medikamenten verursachte Psychose. Bei manchen Menschen entwickelt sich eine Manie, wenn sie Antidepressiva einnehmen. Manie, als Gegenpol zur Depression, ist ein krankhaft angetriebener Zustand. Die Betroffenen werden ruhelos, sind stark angetrieben und verhalten sich euphorisch. Durch leichtsinniges Handeln gefährden sie ihre Existenz und ihre Partnerschaft. Die Veränderung zur Manie durch Medikamente wird oft nicht erkannt, da Patient und Behandler zunächst erfreut auf die gehobene Stimmung reagieren. Die Manie kann sich zu einer Psychose steigern. Dann wird ein stationärer Aufenthalt nötig. Wird die Ursache der Manie erkannt und behandelt, klingt die Psychose meist nach wenigen Tagen ab. Bei bis zu 35 Prozent der Menschen mit manisch-depressiver Erkrankung lösen Antidepressiva eine manische Episode aus.[114] Aus diesem Grund sollen Menschen mit bipolarer Veranlagung nicht mit Antidepressiva behandelt werden.[115] Auch Menschen mit Drogenvergangenheit wird deshalb von der Behandlung mit manchen Antidepressiva abgeraten. Obwohl diese Nebenwirkung nur relativ selten auftritt, sind die Auswirkungen für die Betroffenen dramatisch. Eine Psychose schleudert den Menschen aus seinem vertrauten Leben heraus und kann seinen Lebensentwurf nachhaltig verändern.

PETRA ist 49 Jahre alt, verheiratet und hat zwei Kinder. Ihr Mann ist Ingenieur und bei einem Schiffsbauer angestellt. Petra arbeitet Teilzeit in einem Personalbüro. Beide Kinder sind auf Ganztagsschulen. Für die Arbeit im Haus kommt zwei Mal pro Woche eine Putzfrau. Ihr Leben gerät aus den Fugen, als sie plötzlich in der Nacht von heftigen Panikattacken erfasst wird. Sie schreckt aus dem Schlaf auf, ist schweißgebadet, ihr Herz pocht. Es ist ihr nicht möglich, nach so einem Anfall wieder einzuschlafen. Anfangs gelingt es, den Alltag weiter laufen zu lassen, so wie immer. Doch schon bald legt sie sich abends voller Angst ins Bett. Sie fürchtet sich vor der nächtlichen Panik und hat Mühe einzuschlafen. Früher konnte nichts ihren Schlaf stören. Jetzt schreckt sie fast jede Nacht zur selben Zeit hoch. Immer gegen 3:30 Uhr. Nach dem Abebben der Panik liegt sie wach im Bett. Müde macht sie ihre Kinder für die Schule fertig und fährt erschöpft zur Arbeit. Sie schafft es gerade, ihre Verpflichtungen im Beruf und als Mutter zu erfüllen. Für Dinge, die ihr früher Spaß machten, bleibt keine Kraft. Als sie die Panikattacken plötzlich auch tagsüber erfassen, lässt Petra sich von ihrer Hausärztin krankschreiben.

Petra kennt die Ursache für ihre Panik, kann aber nichts dagegen unternehmen. Hilflos muss sie zusehen, wie ein Kindheitstrauma sich den Weg in ihr Bewusstsein bahnt. Ohne ihre Arbeit sieht Petra keinen Grund mehr, morgens aufzustehen. Sie bittet ihren Mann, die Kinder in der Frühe zu versorgen. Wochenlang verbringt sie die meiste Zeit des Tages im Bett oder auf der Couch. Ihre Familie muss hilflos mit ansehen, wie es Petra immer schlechter geht. Eines Tages scheint sie sich plötzlich besser zu fühlen. Sie sortiert ihre Kleidung, bringt Ordnung in ihre Unterlagen und putzt das Haus. Manchmal lächelt sie sogar. Auch ihrer Hausärztin erzählt sie, dass es ihr besser geht. Diese ist skeptisch und hakt nach. Petra bricht in der Praxis zusammen und offenbart ihren Selbstmordplan. Mit Blaulicht wird sie in eine psychiatrische Klinik gebracht. Die Hausärztin hat Petra gerade noch rechtzeitig vor dem Freitod bewahrt.

Petra bleibt einige Wochen in der Klinik. Sie wird mit mehreren Antidepressiva behandelt. In der Klinik wird eine Maltherapie angeboten, an der sie teilnimmt. Dankbar nimmt sie die Hilfe an. Petra entdeckt ihr künstlerisches Talent. Die Freude am Malen hilft ihr, ins Leben zurückzufinden. Nach ihrer Entlassung krempelt sie ihr Leben um. Bei der Arbeit tritt sie kürzer und mietet sich ein Atelier. Mit drei anderen Frauen gründet sie eine Malwerkstatt. Sie ist in psychiatrischer und psychotherapeutischer Behandlung. Dass sie weniger arbeitet, wird von einer kleinen Erbschaft aufgefangen. Ihr Leben verläuft wieder in ruhigeren Bahnen. Manchmal hat sie in der dunklen Jahreszeit noch mit Panik und Depressionen zu kämpfen oder wenn sie unter Stress gerät. Damit sie nicht in Versuchung kommt, in solchen Phasen im Bett liegen zu bleiben, schafft sie sich einen

Hund an. Eine gute Entscheidung, von der die ganze Familie profitiert. Zwei Jahre nach dem Klinikaufenthalt beginnt sie, ihre Medikamente langsam auszuschleichen. Es ist eine harte Zeit. Sie wird nervös und gereizt. Nach einem Dreivierteljahr ist es fast geschafft. Sie nimmt nur noch eine ganz geringe Dosis Mirtazapin ein, als sich plötzlich wieder die bekannten Symptome bemerkbar machen.

Zuerst reagiert ihr Körper mit zahlreichen Beschwerden, die ihr Angst machen. Sie fühlt sich vom Tod bedroht und die Panikattacken häufen sich. Ihre Psychiaterin empfiehlt Venlafaxin. Petra ist alles recht, sie besteht nur noch aus Angst. Zusätzlich zu ihrer Restdosis Mirtazapin nimmt sie jetzt Venlafaxin ein. Nach wenigen Tagen entwickelt sich bei ihr eine Medikamentenpsychose. Sie glaubt jetzt, Leute vor der Tür stehen zu sehen, die sie bedrohen. Mehrmals hat sie das Gefühl, nicht mehr in ihrem Körper zu sein. In diesen Momenten ist sie sicher, bereits tot zu sein. Nach drei psychotischen Nächten findet ihr Mann sie zitternd am Fuß der Treppe. Als Petra ihm erzählt, sie dürfe die Augen nicht zumachen, weil sie sonst stirbt, fährt er sie umgehend in die Klinik.

Dort behandelt man sie mit Neuroleptika, kombiniert mit Tavor und setzt Venlafaxin ab. Daraufhin klingen die psychotischen Symptome schnell ab. Es ist ihre erste und einzige Psychose. Diesmal bleibt sie mehrere Monate in stationärer Behandlung. Dort beobachtet sie, wie mehrere Mitpatienten dasselbe Schicksal erleiden. Ihre Bettnachbarin wird psychotisch und für zwei Wochen in die geschlossene Abteilung verlegt, nachdem der behandelnde Arzt ihr Venlafaxin verschrieben hat. Petra wird jetzt mit Duloxetin behandelt. Doch es geht ihr nicht besser. Nach einiger Zeit bemerkt sie zahlreiche blaue Flecken an ihrem Körper. Ihre Regelblutung ist so stark, dass sie befürchtet zu verbluten. Ihre Vermutung, das hänge mit dem neuen Medikament zusammen, wird nicht ernst genommen. Petra beginnt sich unwohl in der örtlichen Klinik zu fühlen und informiert sich über Alternativen. Sie entdeckt eine Klinik, die sich bemüht, mit wenigen Medikamenten auszukommen. Diese ist 300 Kilometer entfernt. Petra bittet um Verlegung. Die neue Klinik nimmt keine Patienten auf, die Tavor einnehmen. Daher kämpft sich Petra durch einen belastenden Tavorentzug. Nach vier Wochen hat sie es geschafft und wird in ihrer Wunschklinik aufgenommen. Dort stellt man fest, die erhöhte Blutungsneigung bei Petra wurde durch die Einnahme von Duloxetin verursacht. Sofort wird mit der Reduzierung begonnen. Die blauen Flecken verschwinden. Die neuen Ärzte diagnostizieren eine posttraumatische Belastungsstörung. Sie erhält andere Medikamente und lernt durch Bioresonanz, ihre Anspannung frühzeitig wahrzunehmen. Achtsamkeitsbedingte Meditation soll ihr helfen, belastende Situationen zu vermeiden und zu bewältigen. Nach drei Monaten verlässt sie gestärkt die Klinik und ist entschlossen, sich einer Traumatherapie zu unterziehen.

Viele Menschen nehmen Antidepressiva auch nach dem Klinikaufenthalt über Jahre ein. Im täglichen Leben können Probleme auftreten, wenn der Patient zusätzlich Alkohol trinkt oder körperliche Erkrankungen behandeln will. Nachweislich verringern zahlreiche Antidepressiva die Wirkung von Grippemitteln, Schlaganfallmedikamenten und vielen Krebstherapeutika.[116]

Lebensgefährlich ist das seltene Auftreten eines sogenannten Serotonin-Syndroms. Dieses Krankheitsbild wird ausschließlich mit der Einnahme von Antidepressiva in Verbindung gebracht. Meistens führt eine Kombinationstherapie mit verschiedenen Antidepressiva zum Serotonin-Syndrom.[117] Es kann dabei zu zahlreichen Symptomen kommen, die entfernt an einen Zuckerschock erinnern, wie Verwirrtheit und Desorientierung, starkem Schwitzen, Zittern, beschleunigtem Herzschlag und erhöhtem Blutdruck. Wird das Syndrom nicht erkannt und behandelt, fällt der Patient in ein Koma. Um Krampfanfälle und Herzversagen zu verhindern, wird der Patient zur besseren Überwachung auf eine Intensivstation gebracht.

Zur Verstärkung einer antidepressiven Wirkung wird manchen Patienten die zusätzliche Einnahme des Medikaments Lithium empfohlen.[118] Lithium ist ein chemisches Element, das in Tablettenform als Salz eingenommen wird. Es soll stimmungsstabilisierend wirken. Der biochemische Mechanismus ist unbekannt. Lithium muss in hohen Dosen eingenommen werden. Jeder Patient spürt dadurch Beeinträchtigungen. Es kann zu starker Gewichtszunahme kommen, zu einer Schilddrüsenunterfunktion und zu Zittern. Unter den psychiatrischen Medikamenten bereitet Lithium beim Absetzen die größten Probleme. Das Ausschleichen kann Psychosen, Rückfälle oder Suizide induzieren. Deshalb empfehlen Psychiater, sobald sie Lithium verschreiben, eine lebenslange Behandlung. Besonders junge Frauen, die eine Depression durchleiden, sollten sich genauestens informieren. Lithium sollte während einer Schwangerschaft nicht eingenommen werden. Es kann zu Fehlbildungen beim Baby und zu Komplikationen während der Geburt führen. Lithium geht in die Muttermilch über. Das kann zu Problemen beim Stillen führen.

Da die meisten Menschen Lithium lebenslang einnehmen, liegen für dieses Medikament aussagekräftige Beobachtungen über den Langzeitgebrauch vor. Fast alle Patienten haben nach 15 Jahren mit chronischen Nierenbeschwerden zu kämpfen. Diese reichen von vermehrter Urinausscheidung bis zu schweren Nierenfunktionsstörungen. Es besteht die Gefahr einer Lithium-Vergiftung. Dabei kann es zum Absterben von Nierengewebe kommen. In seltenen Fällen werden Lithium-Langzeitpatienten zu Dialysepatienten. Die Lithiumkonzentration muss sich in einem bestimmten Bereich befinden, deshalb wird das Blut der Patienten regelmäßig untersucht. Außerdem müssen der Kreatininwert, Elektrolyte und Schilddrüsenhormone überwacht werden.

Neu aufgetretene Nebenwirkungen können derartig schwerwiegend sein, dass das Medikament vom Markt genommen werden muss. Dies ist bei dem Antidepressivum Nefazodon passiert. Es wurde 1996 in Deutschland zugelassen und als einziges Antidepressivum vermarktet, das keine sexuellen Funktionsstörungen verursacht. Bereits im Jahr 1999 meldeten Ärzte den Behörden Fälle von tödlichem Leberversagen, verursacht von Nefazodon.[119] Bei jedem 100. Patienten entwickelten sich lebensbedrohliche Transaminase-Erhöhungen in der Leber. Auch in Deutschland kam es zu Todesfällen.[120] Die Marktrücknahme des Medikaments erfolgte jedoch erst 2003. Bis zu diesem Zeitpunkt wurden zahlreiche depressive Patienten mit einem potenziell tödlichen Medikament behandelt.[121]

Eine solche Gefahr besteht bei jedem Medikament, denn nicht alle Menschen bauen Medikamente gleich ab. Der Stoffwechsel ist typabhängig. Dies kann bei einer Medikamentenstudie nicht berücksichtigt werden. So kann es passieren, dass bei einer Zulassung bestimmte »Stoffwechsler-Typen« nicht repräsentiert sind. Für diese Menschen stellen die Medikamente eine besondere Gefahr dar. Da jeder Mensch anders auf Antidepressiva reagiert, kommt es auch bei den Nebenwirkungen zu vielfältigen Erscheinungen. Viele Nebenwirkungen der Antidepressiva wirken sich negativ auf die depressive Symptomatik aus. Wenn Nebenwirkungen festgestellt werden, sollten sie sorgsam gegen den Nutzen abgewogen werden. Professor Hans H. Stassen hat bei Patienten, die auf Antidepressiva ansprechen, eine

Wirkung nach spätestens drei Wochen festgestellt. Ist in dieser Zeitspanne keine Besserung erfolgt, hält er es nicht für sinnvoll, an dem Medikament festzuhalten.[122] Die Wahrscheinlichkeit eines späteren Erfolgs ist dafür zu gering.

Durch die Einnahme mehrerer Psychopharmaka zur gleichen Zeit können sich die Nebenwirkungen verstärken. Der Hintergrund für die Mehrfachverschreibung ist die oftmals ausbleibende antidepressive Wirkung. Ärzte kombinieren deswegen mit anderen Antidepressiva, Schlafmitteln, Neuroleptika, Lithium sowie angstlösenden Medikamenten. Über die individuellen Folgen einer solchen Zusammensetzung gibt es keinerlei gesicherte Informationen. Das Ziel einer medikamentösen Behandlung sollte in jedem Fall eine Monotherapie sein.

Pharmaskandale

Milliardenstrafen für Hersteller

Als der rüstige Rentner Milton Cole, 71, aus Tennessee seinen Kardiologen wegen Brustschmerzen aufsuchte, wusste der Arzt nicht weiter. Er hatte eine Reihe von Tests durchgeführt, doch kein Ergebnis war auffällig. Um dem alten Mann dennoch etwas gegen die Schmerzen zu geben, überreichte er Cole eine Probepackung des Antidepressivums Prozac und ein Folgerezept. Die Probepackung hatte ein Pharmavertreter bei dem Arzt gelassen. Prozac hat keine Zulassung für die Behandlung von Herzbeschwerden oder Brustschmerzen. Dennoch pries der Pharmavertreter es als wirksames Mittel bei genau diesen Symptomen an. 13 Tage nach dem Arztbesuch fand Coles Frau ihren Mann im hinteren Raum ihres gemeinsamen Ladengeschäftes. Er hatte sich an einem Balken erhängt.[123]

Seit Jahren ist bekannt, dass Prozac Suizidgedanken auslösen kann. Darüber hatte der Pharmavertreter geschwiegen. Es kam zu einem Gerichtsprozess. Die Ärzte bestätigten, Cole habe nicht unter Depressionen gelitten. Das Ehepaar hatte noch viele gemeinsame Pläne. Seine Frau beschrieb, wie sich ihr Mann nach der Einnahme von Prozac verändert hatte. Er war gereizt, seine Finger kribbelten, und er beklagte eine starke innere Unruhe. Die Witwe bekam vom Konzern eine Entschädigung, unter der Voraussetzung, über die Höhe der Summe zu schweigen.

30 000 000 000! 30 Milliarden Dollar Strafe haben die Pharmakonzerne in den Jahren 1991 bis 2012 hinnehmen müssen. Hinzu kommen noch mehrere Milliarden aus außergerichtlichen Vergleichen. Die meisten Verurteilungen erfolgten wegen sogenannter »Off-Label« Werbung, wie im Fall Milton Cole. Das bedeutet, die Medikamente wurden für nicht zugelassene Anwendungen vermarktet. Bei weiteren Strafzahlungen ging es um falsche Darstellungen von Forschungsergebnissen, das Verschweigen von schädlichen Nebenwirkungen und Bestechung.

Für die Verurteilungen verantwortlich sind in diesen Prozessen oft sogenannte Whistleblower. Das sind Menschen, die nicht länger bereit sind, Missstände zu akzeptieren und lautstark darauf aufmerksam machen. Ein solcher Skandalaufdecker ist John Kopchinski. Der ehemalige US-Leutnant hatte im Golfkrieg gedient und wurde während seines Militärdienstes im Januar 1992 von Pfizer angeworben. Er arbeitete elf Jahre in der Vertriebsabteilung des Konzerns. In dieser Zeit erwarb er einen Masterabschluss in Betriebswirtschaftslehre und ein Zertifikat als medizinischer Berater. Kopchinskis Zusammenarbeit mit Pfizer endete, als er bemerkte, dass die von Pfizer vorgegebene Vertriebsstrategie Herzinfarkte und Schlaganfälle in Kauf nahm. Er entschloss sich, die Praktiken offenzulegen.

Mit drei Methoden sollten die Mitarbeiter die Abnahme von Pfizer Produkten künstlich erhöhen. Zum einen sollten sie die Ärzte überzeugen, die Medikamente in einer doppelt so hohen Dosierung wie klinisch erprobt zu verschreiben und dies über einen möglichst langen Zeitraum. Zum anderen sollten sie die Ärzte dazu bewegen, die Medikamente auch bei Krankheiten und Zuständen anzuwenden, für die sie gar nicht zugelassen sind. Als dritte Möglichkeit wurden hohe Geldbeträge angeboten. Kopchinski legte dem Gericht Dokumente vor, die die Arbeit der Vertriebsmitarbeiter beschrieben. Es wurden vorbereitete klinische Studien verwendet, die die Wirksamkeit in hohen Dosen »bewiesen«. In diesen Studien wurde auch die Anwendung für Erkrankungen außerhalb der Zulassung als effizient beschrieben. So wurde beispielsweise das Anti-Epilepsie-Medikament Neurontin als Antidepressivum oder angstlösendes Medikament dargestellt. Damit möglichst viele Ärzte diese Studien zur Kenntnis nahmen, veranstaltete Pfizer »klinische Seminare«. Alle Ärzte erhielten für ihre Teilnahme 250 bis 1500 Dollar. Zusätzlich kam Pfizer für die Reisekosten, Unterkunft und Verpflegung auf. Pfizer begründete diese Zahlungen mit der »beratenden Funktion« der Ärzte.

Kopchinski enthüllte noch weitere Anweisungen für Vertriebsmitarbeiter, mit denen sie Ärzte an den Konzern binden sollten. Die Mitarbeiter sollten vorgeben, vom Arzt Hilfe zu benötigen, um eine wissenschaftliche Studie zu verstehen. Für die daraufhin erfolgte »Beratung« zahlte Pfizer 500 Dollar. Pfizer veranstaltete auch sogenannte »Journal Clubs«. Dabei trafen sich drei bis vier Ärzte einmal im Monat, um über eine von Pfizer ausgewählte Studie zu diskutieren. Der Moderator der Veranstaltung erhielt zwischen 250 und 1000 Dollar. Der Moderatorenposten rotierte monatlich. Kopchinski hatte in seiner Zeit bei Pfizer Medikamente im Bereich Rheumatologie, Orthopädie, Neurologie und Psychiatrie vertrieben. In einem Interview erklärte er: *»In der Armee wurde von mir erwartet, dass ich Menschen beschützen sollte, koste es, was es wolle. Bei Pfizer wurde von mir erwartet, ich solle die Profite der Firma maximieren, koste es,* *was es wolle. Selbst wenn durch die Verkäufe Leben gefährdet wurde. Das konnte ich nicht tun.«*[124] Im Prozess gegen Pfizer waren zehn weitere Whistleblower bereit, die verbotenen Praktiken zu bestätigen. Das US-Justizministerium verurteilte den Konzern 2009 zu einer Strafzahlung in Höhe von 2,3 Milliarden Dollar, das war zu diesem Zeitpunkt die höchste Strafe gegen eine Pharmafirma.[125]

2012 wurde eine noch höhere Strafzahlung gegen einen anderen Pharmagiganten verhängt. Die Firma GlaxoSmith-Kline akzeptierte wegen Bestechung von Ärzten und fahrlässiger Täuschung die Rekordstrafe von drei Milliarden Dollar. In der Urteilsbegründung heißt es unter anderem, Glaxo habe sein Antidepressivum Paroxetin als wirksames Medikament bei Kindern und Jugendlichen dargestellt, obwohl aus den Studienergebnissen hervorging, dass Paroxetin die Suizidgefährdung bei Jugendlichen erhöht.

Glaxo ist nicht als einziges Unternehmen bereit gewesen, für Firmenprofite Kinder und Jugendliche einem erhöhten Suizidrisiko auszusetzen. Bereits zwei Jahre zuvor bekannte sich ein Tochterunternehmen des dänischen Unternehmens Lundbeck schuldig, sein Medikament Citalopram mit gefälschten Studien bei Kinder- und Jugendärzten beworben zu haben. Die Staatsanwaltschaft wies dem Unternehmen nach, über belastende firmeninterne Studien zu verfügen.[126] Diese bewiesen, dass Kinder und Jugendliche unter Citalopram deutlich häufiger suizidale Gedanken äußerten. Aufgrund schwerer Nebenwirkungen war es zu Krankenhauseinweisungen gekommen. Diese Studien wurden unterschlagen und stattdessen eine neue angefertigt, die eine Wirksamkeit des Medikaments konstruierte. Damit schickte der Konzern seine Vertreter in die Praxen von Kinder- und Jugendpsychiatern, obwohl Citalopram keine Zulassung für die Behandlung von Kindern hatte. Mit Gutscheinen für teure Restaurants und Karten für Sportevents versuchten sie die Ärzte zu beeinflussen. Im Mai 2011 musste die Lundbeck Zentrale in Dänemark Stellung beziehen. Der Firmenchef erklärte: »*Es gibt keine Fälle, in denen Kinder, die mit dieser Art von Antidepressiva behandelt wurden, Selbstmord begangen haben.*«[127] Zum Zeitpunkt dieser Äußerung hatte der Konzern bereits Schadensersatz an die Eltern des verstorbenen 13-jährigen Alex Kim, des verstorbenen 13-jährigen Andrew Tradd und der verstorbenen 15-jährigen Danielle Henrikson geleistet. Alle drei hatten unter Citalopram Suizid begangen.[128] 54 weitere Verfahren waren noch offen, in denen Suizide und Suizidversuche von Kindern verhandelt wurden.

Eine andere Marketingstrategie führte die Konzerne Eli Lilly und Abbott Laboratories auf die Anklagebank. Beide Firmen hatten ihre Vertriebsmitarbeiter in Seniorenwohnheime und Pflegeeinrichtungen geschickt. Dort priesen diese mit den üblichen geschönten Studien die Überlegenheit ihrer Medikamente an. Im Mai 2012 verurteilte das Gericht den Konzern dafür zu einer Geldstrafe in Höhe von 1,5 Milliarden Dollar.[129] Die Staatsanwaltschaft konnte Abbott nachweisen, eine firmeninterne Studie unterschlagen zu haben. In dieser sollte das Medikament an älteren und dementen Menschen erprobt werden, doch die Studie musste wegen aufgetretener schwerer Nebenwirkungen abgebrochen werden. Der Konzern hatte dies verschwiegen. Stattdessen behaupteten die Pharmareferenten in den Pflegeheimen, Valproinsäure habe eine bessere und sicherere Wirkung als andere Medikamente. Die Firma Eli Lilly bezahlte aus denselben Gründen eine ähnlich hohe Summe: 1,3 Milliarden Dollar.[130] Das Gericht sah es als erwiesen an, dass Lilly mit fehlerhaften Studien sein Neuroleptikum Olanzapin unter anderem als Antidepressivum angepriesen und Nebenwirkungen verschwiegen hatte.

Eine weitere Methode, mit der Pharmakonzerne ihren Umsatz steigern, sind sogenannte Kick-Back Zahlungen. Jedes Mal, wenn ein Arzt das Medikament des Herstellers verschreibt, wird er mit circa 5 Prozent am Umsatz beteiligt. Je häufiger er das Medikament verschreibt, desto höher fallen die Zahlungen an ihn aus. Diese Methode ist in den USA streng verboten. Dem Justizministerium gelang es, dem Konzern Johnson & Johnson diese Praktik nachzuweisen. Im Jahr 2013 wurde der Konzern unter anderem wegen Kick-Back Zahlungen an Ärzte und Apotheker zu einer Strafe von 2,2 Milliarden Dollar verurteilt.[131] In Deutschland ist diese Methode derzeit noch legal.[132]

Trotz vieler Todesopfer und illegaler Verkaufspraktiken bleiben die meisten Konzernchefs nach der Aufdeckung dieser Milliarden-Skandale im Amt. Die Kosten für die hohen Strafen werden einfach in die Berechnungen für den Verkaufspreis mit einkalkuliert. Das treibt den Preis der Medikamente noch weiter in die Höhe.

Sobald der Patentschutz eines Medikaments abgelaufen ist, dürfen von anderen Herstellern günstigere Nachahmerprodukte, sogenannte Generika, verkauft werden. Dadurch sinkt der Umsatz des Originalherstellers. Um das zu vermeiden bzw. zu verzögern, werden Generikahersteller mit Patentklagen überschüttet oder Generikabestände aufgekauft. Der Pharmakonzern Lundbeck erreichte damit, dass sein umsatzstärkstes Medikament Citalopram nach dem Ablauf des Patents im Jahr 2002 weiterhin zu hohen Preisen verkauft werden konnte. Die EU-Kommission deckte diese illegalen Machenschaften auf.[133] Sie verurteilte nach einem sechs Jahre andauernden Verfahren Lundbeck und vier andere europäische Konzerne, darunter Merck KGaA und Arrow, zu einer Strafe von insgesamt 146 Millionen Euro.

Nach sämtlichen Gerichtsurteilen beteuerten die Pharmachefs, ihre Lektion gelernt zu haben. Fortan würden sie keine illegalen Geschäftspraktiken mehr dulden. Als jedoch 2013 Berichte über Korruption auf dem chinesischen Gesundheitsmarkt aufkamen, saßen wieder nahezu sämtliche großen Pharmaunternehmen auf der Anklagebank. Der China-Chef von GlaxoSmithKline hatte ein »*umfassendes Korruptionsnetzwerk*« aufgebaut.[134] Mit rund 500 Millionen Dollar schmierten seine Mitarbeiter Ärzte, damit diese vorzugsweise Glaxo-Medikamente verschrieben. Das Gericht in China sah die Korruption als erwiesen an. Es blieb diesmal nicht bei einer hohen Geldstrafe. Das Gericht schickte den Manager für drei Jahre ins Gefängnis. Mit dieser Maßnahme haben die Chinesen ein neues Kapitel in der Geschichte der Pharmaskandale eröffnet.

Die meisten Prozesse gegen Pharmariesen finden in den USA statt. Dort haben viele bedeutende Konzerne ihren Sitz. Kein Unternehmen in Deutschland besitzt Patente auf zugelassene Antidepressiva. Die Pharmaskandale der US-Konzerne betreffen jedoch auch den deutschen Verbraucher. Die großen Zentralen stellen das Presse- und Vertriebsmaterial für die deutschen Pharmareferenten zur Verfügung. So gelangen die geschönten Studien auch in deutsche Arztpraxen. Die aufgedeckten Praktiken ähneln sich weltweit.

Fast alle Antidepressiva, die der Patient in einer Apotheke erhält, werden in ausländischen Fabriken hergestellt. Nicht eine Tablette Prozac, Paroxetin oder Sertralin wurde in Deutschland angefertigt. Die Originalpräparate sind häufig zehnmal teurer als die Generika. Der Patient erwartet dafür einen hohen Qualitätsstandard und Sorgfalt bei der Herstellung. Die Realität sieht anders aus, wie die Amerikanerin Cheryl Eckard aufdeckte.

Eckard hatte zehn Jahre lang bei GlaxoSmithKline gearbeitet. Sie war in dieser Zeit von einer einfachen Qualitätsmanagerin zur Führungskraft mit weltweiten Aufgaben aufgestiegen. In dieser Funktion wurde sie 2002 nach Puerto Rico geschickt. Sie sollte das damals wichtigste Werk des Unternehmens in Cidra überprüfen. Inspektoren der amerikanischen Arzneimittelbehörde (FDA) hatten dort bei einer Begehung Unregelmäßigkeiten festgestellt. Deshalb hatte die FDA die Zulassung des neuen Diabetes-Medikaments »Avandamet« ruhen lassen. Eckard sollte die Fehler im Werk bis zur nächsten Inspektion beseitigen und damit die Hindernisse für die Zulassung aus dem Weg zu räumen. Die Fabrik in Cidra stellte zu diesem Zeitpunkt 5,5 Milliarden Tabletten pro Jahr her. 900 Menschen arbeiteten dort, und es wurden 20 Medikamente für den weltweiten Verkauf hergestellt, darunter das Antidepressivum Paroxetin.

Als Eckard das Werk zum ersten Mal besichtigte, konnte sie kaum glauben, was ihre Augen sahen: *»Alle Systeme waren kaputt, die Anlage war kaputt, die Ausrüstung war kaputt, die Fertigungsprozesse funktionierten nicht. Es war das Schlimmste, das ich je in meiner Karriere gesehen habe«,*[135] sagte Eckard später im Nachrichtenmagazin »60 Minutes«. Bei der Fertigung eines Antibiotikums für Neugeborene, das unter absolut keimfreien Bedingungen hergestellt werden sollte, bemerkte Eckard eine gefährlich nachlässige Haltung der Mitarbeiter: *»Sie öffneten den Deckel und steckten einen Arm in den Behälter und schabten darin mit etwas, das aussah wie ein Paddel.«*

Das Wasser war in mehreren Systemen verunreinigt und die Messgeräte nicht geeicht. So kam es zu Dosierungsfehlern. Durch fehlerhafte Abläufe in den Fertigungsstraßen gerieten unterschiedliche Medikamente in denselben Behälter. Insgesamt sollen neun Medikamente durcheinandergekommen sein, darunter das Antidepressivum Paroxetin, ein Diabetes-Medikament und ein Mittel gegen Magengeschwüre. Eckard bat den Vizepräsidenten von Glaxo, die gesamte Produktion zu stoppen. Sie wollte außerdem alle LKWs mit Medikamenten am Verlassen des Fabrikgeländes hindern. Zur Beseitigung der schwersten Mängel empfahl sie eine zweiwöchige Produktionspause. Doch nichts geschah. In der Fabrik wurde weiter gearbeitet wie zuvor. Also erarbeitete Eckard vor Ort einen Aktionsplan, um die größten Missstände zu beseitigen. Diesen leitete sie umgehend an das Glaxo-Hauptquartier weiter. Das Management beschloss, den Plan umzusetzen und bestimmte Eckard zur Leiterin der Gruppe. Für die Abschaltung der Anlagen zu Reparaturarbeiten bekam sie jedoch keine Erlaubnis. Eckard konnte die Beamten der FDA-Inspektion dennoch von der Kooperationsbereitschaft ihrer Chefs überzeugen. Sie erklärte ihnen, es werde unter Hochdruck an Lösungen gearbeitet. Den Inspektoren reichte dieses Versprechen. Der Zulassungsprozess von Avandamet konnte erfolgreich abgeschlossen werden. Damit erlosch das Interesse der Firmenzentrale, die Zustände in der Fabrik zu ändern.[136] Die Produktion in Cidra lief ungehindert weiter. Weil sie nicht aufgab, für Verbesserungen der Anlage zu kämpfen, erhielt Eckard die Kündigung. Drei Monate später wandte sich Eckard mit detaillierten Beweisen an die US-Justiz. Am Ende des Verfahrens, das sieben Jahre andauerte, bekannte sich GlaxoSmithKline schuldig, weltweit Medikamente ausgeliefert zu haben, die verunreinigt, falsch dosiert oder mit falschen Inhaltsstoffen versehen waren. Der Pharmahersteller musste 750 Millionen Dollar an die US-Justiz zahlen.[137] Eckard bekam eine Entschädigung in Höhe von 96 Millionen Dollar zugesprochen. Vom Aufdecken der Missstände in der Fabrik bis zu deren endgültiger Schließung sind acht Jahre vergangen.

Der Senior Vizepräsident der Glaxo-Zentrale in London

bedauerte die Vorkommnisse in Cidra vor laufender Kamera. Er erklärte: »*Aber wir haben daraus gelernt. Und dadurch, dass wir daraus gelernt haben, sind wir noch stärker geworden.*«[138]

Tatsächlich bemerkten FDA-Inspektoren nur kurze Zeit später Auffälligkeiten in einer anderen Glaxofabrik. Wieder war das Antidepressivum Paroxetin betroffen. Zwischen Juli 2011 und Februar 2012 war es in der irischen Produktionsstätte in Cork zur Verunreinigung eines Lösungsmittels gekommen, das für die Paroxetinherstellung benötigt wird. Dadurch waren pharmazeutische Abfälle in den Produktionsprozess gelangt. Glaxo entschied, die Abnehmer nicht über diese Probleme zu informieren. Die FDA-Inspektoren konnten die Vorfälle jedoch später zurückverfolgen. Die Behörde drohte daraufhin, alle neuen Zulassungsanträge des Konzerns zurückzuhalten und die Einfuhr von in Cork hergestellten Produkten in die USA zu stoppen. Der Firma gelang es, die FDA mit einer nachträglichen Rückrufaktion von Paroxetin im Jahr 2014 zufriedenzustellen.[139] Diesmal kam Glaxo mit einem Imageschaden davon.

Produktionsschwierigkeiten gibt es bei jedem Pharmakonzern. Detaillierte Informationen über Auffälligkeiten und Fehler, die die FDA bei ihren weltweiten Inspektionen feststellt, finden sich auf deren Internetseite.[140] Obwohl die Gesundheit der Menschen auf dem Spiel steht, übertrifft die Anzahl der Straftaten von Pharmariesen die aller anderen Branchen. Selbst wenn man die Größe der Betriebe berücksichtigt, begehen Pharmakonzerne fast vier Mal so viele schwere und mittelschwere Straftaten wie andere Unternehmen. Bei der Anwendung illegaler Praktiken handelt es sich um ein Geschäftsmodell, das von sämtlichen Firmen dieser Branche genutzt wird. Die Strafzahlungen werden als Betriebsausgaben verrechnet. Der durch Gesetzesverstöße erzielte Gewinn übersteigt langfristig die Höhe der Milliardenstrafen.

Häufig beginnen die betrügerischen Aktivitäten bereits bei der Zulassung eines Medikaments.

Lügen bei der Zulassung von Antidepressiva

Bei der Zulassung eines Medikaments geht es für die Pharmakonzerne um Milliarden und für den Patienten oft um Leben oder Tod. Ist die Zulassung geglückt, gilt das Medikament als sicher und gut verträglich. Patienten glauben, wenn Nebenwirkungen auftreten, liegt es an ihnen. Auch Ärzte gehen von Einzelfällen aus und machen die Krankheit des Patienten verantwortlich. Nur zwei bis drei Prozent der Ärzte bringen die verordneten Medikamente mit aufgetretenen Symptomen in Verbindung und melden diese an die Behörden. Das mag auch daran liegen, dass das Ausfüllen der Formulare kompliziert, zeitaufwendig und unbezahlte Arbeit ist. Kommt es dennoch zur Häufung von Meldungen, werden die Hersteller gezwungen, Warnbriefe an die Ärzte zu schicken, die sogenannten Rote-Hand-Briefe. Meistens werden diese Briefe jedoch ignoriert und bleiben wirkungslos.[141] Auch nachträgliche Veränderungen im Beipackzettel werden kaum zur Kenntnis genommen. Die Zulassung ist ein anfälliger Prozess, ansonsten wären nicht Medikamente mittlerweile die dritthäufigste Todesursache der Welt. 51 Prozent der Beipackzettel müssen nach der Zulassung um zusätzliche Neben- und Wechselwirkungen ergänzt werden.[142] Eine Marktrücknahme nach erfolgreicher Prüfung gelingt nur sehr selten.

Seit 2004 werden neue Medikamente in Europa zentral geprüft. Dafür ist die Europäische Arzneimittel-Agentur (EMA) zuständig. Was kaum einer weiß, die prüfenden Behörden führen allerdings keine eigenen Tests durch. Sämtliche Studien, die über Zulassung oder Nichtzulassung entscheiden, werden von den Pharmaunternehmen beauftragt und bezahlt.[143] Die Konzerne können nicht nur entscheiden, welche Studien sie einreichen und welche Ergebnisse sie lieber verschweigen, sie bestimmen auch die Bedingungen der klinischen Studien.

Das beginnt mit der Auswahl der Klinik, die die Substanz prüft. Eine Pharmastudie bringt den beteiligten Zentren viel Geld und wissenschaftliches Renommee. Es gibt einen großen Wettbewerb unter den Kliniken. Oft fällt die Wahl auf ein Institut, dessen Direktor bereits einen »Beratervertrag« mit der Pharmafirma hat oder an dem zuvor gute Erfahrungen mit anderen Studien gemacht wurden.[144] Anschließend wählen die Pharmafirmen Patienten für ihre Studien aus. Es ist erlaubt, die Wirkung des Medikaments bei den Studienteilnehmern vorab zu testen und danach Patienten auszuschließen.[145] Bei Antidepressiva-Testungen hat es sich für die Konzerne bewährt, Teilnehmer auszusuchen, die bereits ein SSRI-Antidepressivum einnehmen. Diese Menschen müssen zunächst eine 14-tägige Wash-out-Phase durchmachen, in der sie keine Medikamente erhalten. Durch den Entzug geht es vielen Teilnehmern schlecht.[146] Sobald sie den neuen SSRI-Wirkstoff erhalten, geht es ihnen besser, während es den Entzugspatienten in der Placebogruppe weiterhin schlecht geht. So ist ein gutes Abschneiden des neuen Wirkstoffs vorprogrammiert.[147]

Die Zulassungsbehörden erlauben außerdem ein Auslagern der Studien in Länder mit geringer staatlicher Kontrolle. Für das Antidepressivum Vortioxetin hat der Pharmazeut Studien in 16 Ländern an 73 Orten in Auftrag gegeben, darunter Länder wie Russland, Ukraine, Rumänien, Litauen, Malaysia, die Philippinen und Indien.[148]

Die Pharmakonzerne bestimmen nicht nur das Land, die Klinik, die Ärzte und die Teilnehmer, sie gestalten auch das Design der Studie. Der Aufbau muss wissenschaftlichen Standards genügen. Dennoch lässt die Durchführung viel Spielraum. Die Bewertung ist immer eine subjektive Einschätzung des durchführenden Arztes. Er entscheidet zum Beispiel, ob eine auftretende Nebenwirkung durch das Medikament oder die Krankheit des Patienten verursacht wurde. Ebenso erfolgt die Einschätzung der Besserung anhand von subjektiven Bewertungs-Skalen.

Üblicherweise werden Zulassungsstudien nach dem Prinzip der doppelten Verblindung durchgeführt. Das bedeutet, weder Arzt noch Patient sollen wissen, wer Placebo und wer Wirkstoff erhält. Die Verblindung funktioniert nur theoretisch. Die Patienten können anhand der Nebenwirkungen erkennen, ob sie sich in der Medikamentengruppe befinden. Dieses Wissen beeinflusst den Heilungsprozess.[149] Die Hoffnung, ein neues Wundermittel zu erhalten, löst eine Heilerwartung aus, die sich positiv auf die Gesundung auswirkt. In der Placebogruppe passiert das Gegenteil. Durch das Ausbleiben von Nebenwirkungen vermuten die Patienten, keinen Wirkstoff zu erhalten. Dies senkt ihre Hoffnung auf Besserung und wirkt sich negativ auf den Gesundungsprozess aus. Es ist schwierig, die Menschen während der gesamten Studie zu täuschen. Gerade Antidepressiva verursachen typische Symptome wie Mundtrockenheit, Kopfschmerzen, Sehstörungen, Übelkeit und Schwindel. Die Teilnehmer berichten dem Arzt darüber, wodurch dieser Hinweise erhält, ob der Patient ein Placebo oder die zu testende Substanz bekommt. Manchmal unterscheiden sich die Tabletten in der Form oder Dicke, so dass die Verblindung komplett aufgehoben ist. Der Bestsellerautor und Arzt Peter Gøtzsche hat über viele Jahre Zulassungsstudien durchgeführt. Heute bemüht er sich um neue Richtlinien und Mindeststandards. In seinem Buch »Tödliche Medizin und organisierte Kriminalität« schreibt er: »*Es bedarf nur einer sehr kleinen Entblindung (Enthüllung der Identität des eingenommenen Medikaments), um aus einem völlig unwirksamen Präparat ein scheinbar ziemlich wirksames zu machen.*«[150]

Die Auswertung der Studien findet beim Auftraggeber statt. Die beteiligten Ärzte haben anschließend keinen Einblick und auch keinen Einfluss mehr. Peter Gøtzsche hält es für verwerflich, dass »*die einzigen Personen auf der Welt, die sämtliche Daten zu Gesicht bekommen, Firmenvertreter sind*«.[151] Über nachträgliche Datenmanipulationen existieren zahlreiche Veröffentlichungen.[152] Es werden Patienten erfunden, die nie existiert haben oder Patienten nachträglich ausgeschlossen.[153] Durch das Umschreiben von Nebenwirkungen wird deren Gefährlichkeit verschleiert. So wird beispielsweise aus Suizidgedanken »emotionale Labilität«.[154] Für die Zulassung von Prozac wurde nachträglich der Endpunkt von mehreren Studien verändert. Nach sieben Wochen traten in der Prozac-Gruppe schwere Nebenwirkungen auf. Nach acht Wochen hatten so viele Teilnehmer die Studie abgebrochen, dass die Zulassung verweigert worden wäre. Bei der Einreichung für die Behörde wurde die Studiendauer deshalb einfach auf sechs Wochen verkürzt. Diese Datenmanipulation hat einen Namen erhalten. Sie ist unter der Bezeichnung »Protocol 27« berühmt berüchtigt.[155] Peter Gøtzsche überraschen derartige Manipulationen nicht: »*Der Unterschied zwischen einer ehrlichen und weniger ehrlichen Datenanalyse kann auf dem Weltmarkt Milliarden von Euros ausmachen.*«[156]

Aus diesem Grund stehen die Mitarbeiter der Zulassungsbehörden enorm unter Druck. Die Arzneimittelbehörde, die über die Zulassung von Medikamenten in ganz Europa entscheidet, verfügt über lediglich 785 Mitarbeiter. Das sind weniger als im entsprechenden deutschen Bundesinstitut BfArM. Für die Zulassung eines Medikaments müssen etwa 250 Aktenordner durchgearbeitet werden. Das hat System. In dem unübersichtlichen Material lassen sich schwere Nebenwirkungen so gut verstecken, dass *»nur aufwendige Detektivarbeit sie aufspüren kann«*, schreibt Gøtzsche. Die Behörden sind überlastet. In manchen Fällen wird die Unvollständigkeit der Unterlagen übersehen. Die Pharmakonzerne üben Druck aus, Patienten soll möglichst im Schnellverfahren die »Innovation« zugänglich gemacht werden. Dabei schrecken die Konzerne nicht vor Bestechung zurück. Mehrere FDA-Mitarbeiter wurden deswegen zu Haftstrafen verurteilt. Der Leiter der Zulassungsbehörde in Italien, Duilio Poggiolini, hat im Zeitraum von mindestens elf Jahren über 100 Millionen Dollar Bestechungsgelder von Pharmakonzernen angenommen und im Gegenzug wirkungslose Medikamente zugelassen.[157] In Brüssel leitete er zu diesem Zeitpunkt die entsprechende EU-Behörde.[158] Als er im Jahr 1993 aufflog, wurde weltweit darüber berichtet. Poggiolini wurde zu einer Gefängnisstrafe verurteilt und im Jahr 2012 zu einer Millionengeldstrafe. Auch in Deutschland haben Gutachter Beraterverträge mit Pharmafirmen abgeschlossen. Sie mussten sich auf der entscheidenden Zulassungssitzung für befangen erklären.[159] Es gab jedoch keine strafrechtliche Verfolgung.

Dabei ist es gar nicht so schwer, die Zulassungsschranke zu überwinden. In Amerika entscheidet die FDA über die Zulassung neuer Wirkstoffe. Dort reichen zwei positive Studien aus, damit ein Medikament in Apotheken verkauft werden kann. Die Firmen geben deshalb bei Antidepressiva viele Studien in Auftrag, in der Hoffnung zwei würden positiv ausfallen. In diesen sollte das neue Medikament einer Placebobehandlung deutlich überlegen sein. Eine weitere

Vorgabe ist eine geringe Abbrecherquote bei den Teilnehmern. In Europa braucht man für die Zulassung nicht einmal zwei positive Studien. Es gibt einen Hauptgutachter, der eine Empfehlung ausspricht, und anschließend wird mehrheitlich per Abstimmung entschieden.

Angesichts der aufgeführten Möglichkeiten, den Zulassungsprozess zu beeinflussen, überrascht das schlechte Abschneiden der Antidepressiva. Nahezu alle neuen Antidepressiva scheiterten bei ihren ersten Zulassungsversuchen. Dennoch wurden dieselben Stoffe wenig später zugelassen, obwohl keine neuen Studien angefertigt wurden und das Medikament nicht verändert wurde. Logisch ist das nicht erklärbar. Durch eine Gesetzesänderung bekam Depression-Heute Einblick in das deutsche Zulassungsverfahren von Sertralin.

Das geänderte Gesetz trat 2002 als »Schadensersatzänderungsgesetz« in Kraft und sollte die Rechte von Patienten stärken. Pharmazeutische Unternehmen sind seitdem im Fall von Arzneimittelschäden zur Auskunft verpflichtet. Bis zum Jahr 2009 gab es 160 Anträge auf umfassende Auskunft. Keiner konnte bis dahin von dem Gesetz profitieren, denn den Pharmakonzernen gelang es, alle Anträge als nicht ausreichend begründet abzuschmettern. Der Mathematiker Dr. Lothar Schröder war der Erste, der seinen Informationsanspruch gerichtlich durchsetzen konnte. Seine Frau, Monika Kranz, hatte sich nach der Einnahme von Sertralin das Leben genommen. Lothar Schröder hielt das Medikament für verantwortlich und vermutete, die Firma Pfizer hätte das erhöhte Suizidrisiko verschwiegen. Er verklagte den Konzern und erhielt im Zuge des Verfahrens Einsicht in die Zulassungsstudien von Sertralin. Das Gericht gestattete ihm, zwei Tage lang in Begleitung von Professor Bruno Müller-Oerlinghausen Einsicht in die Akten zu nehmen. An beiden Tagen wurden sie von zwei Mitarbeitern der Aufsichtsbehörde und einer Anwältin von Pfizer beobachtet. Schröder und Müller-Oerlinghausen saßen vor 70 Aktenordnern, die Hälfte von ihnen mit Texten in englischer Sprache. Viele Details waren geschwärzt. Ein eigentlich hoffnungsloses Unterfangen, vor dem viele kapituliert hätten. Aber mit dem Mathematiker Schröder und dem ehemaligen Vorsitzenden der Arzneimittelkommission Müller-Oerlinghausen stieß der Pharmakonzern auf harte Gegner. Systematisch und unermüdlich durchforsteten sie das umfangreiche Material. Die Recherche brachte überraschende Erkenntnisse zutage. Wegen ungenügender Wirksamkeit war Sertralin im ersten Anlauf vor der deutschen Zulassungsbehörde gescheitert. Vermutlich wäre es nie zugelassen worden, wenn nicht andere Antidepressiva mit einer ebenso dünnen Datenlage erfolgreich gewesen wären. In der Argumentation der Befürworter heißt es:

> *»Wenn ich jetzt aber sehe, daß …* [geschwärzter Medikamentenname] *mit einer viel schlechteren Dokumentation zugelassen wird, dann empfinde ich das dem Sertralin gegenüber nicht als gerecht«.*[160]

Daraufhin bekam Sertralin noch eine Chance. Es wurde ein neues Hauptgutachten in Auftrag gegeben, mit genau den gleichen Studien. Aus diesen geht hervor, dass Sertralin bei Krankenhauspatienten nicht besser wirkte als Placebos. Insgesamt brachen 46,6 Prozent der Patienten die Sertralin-Behandlung ab. In jeder Vergleichsstudie wirkte Sertralin schlechter als die alten Trizyklika. Die Häufung von Suizidgedanken und -versuchen war unter Sertralin signifikant erhöht. Es kam zu mehr vollendeten Suiziden als in der Placebogruppe. Keine der eingereichten Studien lieferte einen Hinweis auf eine Reduzierung des Rückfallrisikos. Doch diesmal fiel das Gutachten positiv aus. Die Empfehlung des Hauptgutachters liest sich wie ein Werbetext aus einer Hochglanzbroschüre des Pharmakonzerns: »*Sertralin kann damit einen entscheidenden Beitrag zur Behandlung der klinischen Depression leisten. Die Behandlung mit Sertralin wird voraussichtlich die Lebensqualität von depressiven Patienten erhöhen, indem sie die Depression abschwächt, Rückfälle verhindert und das Selbstmordrisiko verringert und dabei viele der mit trizyklischen Antidepressiva verbundenen Risiken vermeidet.*«[161]

Der Hauptgutachter ist kein Unbekannter. Es handelt sich um den Münchner Psychiater Hans-Jürgen Möller. Er hatte bereits die Zulassung von Prozac befürwortet. Nicht nur über den Zulassungsprozess fanden Lothar Schröder und Bruno Müller-Oerlinghausen Informationen. Sie entdeckten in dem Aktenberg auch Fachinformationen für Ärzte aus dem Jahr 1996. Diese enthielten einen Warnhinweis zum erhöhten Suizidrisiko unter Sertralin. Die Ärzte waren informiert, den Patienten wurde diese Information jedoch noch elf Jahre lang verheimlicht. Erst seit 2007 findet sich im Beipackzettel von Sertralin folgender Warnhinweis: »*Unter der Behandlung mit Sertralin oder kurz nach deren Beendigung wurden Fälle von suizidalen Gedanken und suizidalem Verhalten berichtet.*« Doch für Monika Kranz kam dieser Hinweis zu spät. Der Prozess endete mit einem gerichtlichen Vergleich zugunsten des Witwers.

Seit der erfolgreichen Zulassung der neuen Antidepressiva haben immer wieder Angehörige die Suizide von Familienmitgliedern mit der Einnahme von Medikamenten in Verbindung gebracht. Zahlreiche Patienteninitiativen haben versucht, eine Marktrücknahme verschiedener Antidepressiva zu erwirken. Auch Lothar Schröder hat sich in diesem

Sinne engagiert. Stets konnten die Hersteller dies verhindern. Sie argumentierten, die Schäden stünden nicht kausal mit der Substanz in Zusammenhang. Bei Psychopharmaka scheint die Marktrücknahme ein hoffnungsloses Unterfangen zu sein, denn für jeden Schaden wird die Krankheit des Patienten verantwortlich gemacht. Deshalb kommt der Zulassung eine herausragende Bedeutung zu.

Ein unzureichend geprüfter Zulassungsantrag öffnet konkurrierenden Unternehmen Tür und Tor. Das ist in Deutschland bei der Zulassung von Sertralin geschehen und genauso in den USA. Es gab beispielsweise keine Studie, die einen ausreichenden antidepressiven Effekt von Citalopram nachweisen konnte. In der Zusammenfassung der FDA-Gutachter hieß es damals: *»Es ist zwar schwierig, die klinische Signifikanz dieses Ergebnisses zu beurteilen, aber ähnliche Ergebnisse für andere SSRIs und andere kürzlich zugelassene Antidepressiva galten als ausreichend für deren Zulassung.«*[162] Mit dieser Begründung wurde Citalopram nach einer Bearbeitungszeit von 15 Jahren zugelassen.

Nach der Zulassung sind Ärzte und Patienten den Marketingstrategien der Pharmakonzerne ausgeliefert. Obwohl die Konzerne bislang keine einzige Studie einreichen konnten, in der Patienten von einer Medikation über Jahre profitierten, empfehlen Ärzte oft genug eine lebenslange Einnahme. Das mag einerseits an den Schwierigkeiten beim Absetzen liegen, andererseits an der geschickten Beeinflussung der Ärzte durch die Pharmakonzerne.

Wie die Pharmaindustrie die Ärzte beeinflusst

Die Pharmaindustrie investiert seit vielen Jahren mehr Geld in das Marketing ihrer Produkte als in die Entwicklung neuer Medikamente. Novartis, der größte Pharmakonzern der Welt, veröffentlichte im Jahr 2013 seinen Abschlussbericht. Darin waren für das Marketing 14,4 Milliarden Dollar veranschlagt und für die Forschung 9,3 Milliarden. In den vergangenen sechs Jahren ist in ganz Europa nur ein einziges neues Antidepressivum zugelassen worden.[163] Es handelt sich dabei nicht um eine Innovation, sondern um ein weiteres SSRI-Präparat. Die aufwendigen Marketingmethoden sind notwendig, um über die geringe Wirksamkeit und das hohe Abhängigkeitspotenzial der Antidepressiva hinwegzutäuschen. Die Konzerne setzen dafür unter anderem Pharmavertreter ein. Diese versorgen Ärzte mit Informationsmaterial und Arzneimittelmustern. Deutschlandweit sind täglich 15 000 Pharmareferenten in Arztpraxen unterwegs, um Ärzte von ihren Produkten zu überzeugen.[164] Die Vertreter sind stets gut gekleidet, freundlich und bestens informiert. Sie wissen, wann der Arzt Geburtstag hat, kennen seine Hobbys und bringen Geschenke mit. Fast die Hälfte aller Ärzte gab an, ihre Praxissoftware von einem Pharmakonzern erhalten zu haben. Die Pharmareferenten bringen Abwechslung in den Praxisalltag. 63 Prozent der Ärzte bewerteten bei einer Befragung die Gespräche mit Pharmareferenten als wertvoll. 47 Prozent sehen keine Alternative zum Pharmareferenten, und über die Hälfte der Ärzte würde das Ausbleiben der Besuche als Verlust empfinden.[165] Sie schätzen die Vertreter als kompetente Gesprächspartner und unterschätzen deren Tricks, den Arzt zu beeinflussen. Einer dieser Tricks nennt sich Anwendungsbeobachtung. Hier bietet der Pharmareferent dem Arzt Geld für die Verschreibung des Produktes und das anschließende Ausfüllen von Beobachtungsbögen an. Der Arzt begibt sich dadurch in einen Konflikt. Ihm stehen mehrere Medikamente zur Auswahl, und bei der Verschreibung des einen erhält er ein Zusatzhonorar. Dieses Honorar ist gefährlich hoch. Oft überschreitet es die Gebühr, die der Arzt für die eigentliche Behandlung von der Krankenkasse erhält. Es gibt weder Kontrollen, ob die Fragebögen ausgefüllt werden oder nicht, noch resultieren daraus Veröffentlichungen. Die Medikamente, um die es geht, sind teilweise schon Jahrzehnte auf dem Markt und gut erforscht, so dass es keinen wissenschaftlichen Grund für eine Anwendungsbeobachtung gibt. Mithilfe dieser Methode konnte das Antidepressivum Agomelatin nennenswerte Marktanteile erzielen, obwohl es nachweislich das Antidepressivum mit der geringsten Wirksamkeit und wesentlich teurer als die anderen ist.[166] Wegen seiner geringen Effizienz wurde in den USA die Zulassung verweigert. In der Correctiv-Datenbank sind über 20 400 Anwendungsbeobachtungen an Patienten für das Medikament Agomelatin verzeichnet.[167] Professor Bernd Mühlbauer von der deutschen Arzneimittelkommission hält Anwendungsbeobachtungen für überflüssig und am Rande der Korruption angesiedelt.[168] Er beschreibt diese Praxis als *»große Katastrophe für das Medizinsystem«*.

Eine weitere Marketing-Methode aus der Grauzone, mit der Pharmareferenten Ärzte zum Verschreiben der eigenen Produkte bewegen, sind sogenannte Kick-Back-Zahlungen.

Dabei wird der Arzt am Umsatz der von ihm verschriebenen Medikamente beteiligt. Was wie Korruption aussieht, ist in Deutschland derzeit noch erlaubt. Ein Arzt, der durch Kick-Back-Zahlungen nachweislich 10 641 Euro von einem Pharmahersteller erhalten hatte, wurde in zweiter Instanz vom Bundesgerichtshof freigesprochen.[169] Die Karlsruher Richter urteilten 2012, ein niedergelassener Arzt gelte als freier Unternehmer und nicht als Amtsträger der Krankenkassen. Deshalb könne er nicht korrupt sein. Aktuell plant die Bundesregierung ein neues Anti-Korruptionsgesetz für Mediziner.[170] Es soll den Straftatbestand »Bestechlichkeit im Gesundheitswesen« einführen.

Das System spielt trotz dieser Vorhaben der Pharmaindustrie in die Hände, denn Ärzte sind gesetzlich zu regelmäßigen Fortbildungen verpflichtet. 90 Prozent aller ärztlichen Fortbildungsveranstaltungen werden von der Pharmaindustrie gesponsert.[171] Dadurch ist es für Ärzte möglich, ihre Fortbildungen kostenfrei in schönen Hotels und mit gutem Essen zu absolvieren. Die Konzerne wählen die Vortragsredner aus. Die Redner auf diesen Veranstaltungen erhalten etwa 1000 Euro. Auf Fachkonferenzen zahlen die Konzerne bis zu 10 000 Euro pro Vortrag.[172]

Der Psychiater und Bestsellerautor Daniel Carlat beschreibt in einem Artikel des New York Times Magazine, wie Ärzte von der Pharmaindustrie rekrutiert werden.[173] Carlat betreibt in der Kleinstadt Newburyport in Massachusetts eine psychiatrische Praxis. Eines Tages erhielt er Besuch von einem Referenten der Firma Wyeth. Diese vertreibt das Antidepressivum Venlafaxin. Der Referent überbrachte ein verlockendes Angebot. Die Firma lud den Provinzpsychiater zu einer Konferenz nach New York ein. Die Tagung sollte zwei Tage dauern, in einem Fünf-Sterne-Hotel in Manhattan stattfinden, und Carlat durfte seine Frau mitbringen. Der

Pharmakonzern zahlte die Flüge und Unterkunft sowie eine Aufwandsentschädigung. Auf der Konferenz waren Beiträge vieler namhafter Psychiater vorgesehen. Anschließend sollte Carlat sein neu gewonnenes Wissen an Hausärzte in seinem Umkreis weitergeben und dafür 500 Dollar pro Stunde erhalten. Das Angebot war zu gut, um es abzulehnen, erinnerte sich der Psychiater. Carlat sagte zu. Als sie zum Konferenztermin in New York ankamen, wurde ihnen an der Rezeption des Luxushotels ein Umschlag der Pharmafirma überreicht. Darin steckten nicht nur das übliche Konferenzmaterial, sondern auch Tickets für ein Broadway-Musical, verschiedene Gutscheine für New Yorker Restaurants und Museen. Gemeinsam mit etwa 100 anderen Psychiatern aus allen Teilen des Landes hörte er beeindruckende Vorträge über die außergewöhnliche Effizienz von Venlafaxin. Bekannte psychiatrische Koryphäen demonstrierten anhand groß angelegter Studien die Überlegenheit von Venlafaxin gegenüber allen anderen Antidepressiva. Die Vortragsredner vergaßen nicht, immer wieder Zweifel einzustreuen, die dann später entkräftet wurden. Nach dem letzten Konferenzbeitrag erhielt jeder Teilnehmer einen Umschlag. Darin befanden sich 750 Dollar, als Aufwandsentschädigung für die Psychiater. Hochgradig motiviert kehrte Carlat mit seiner Frau in die Kleinstadt zurück und stürzte sich in die neue, gut bezahlte Arbeit. Bereits nach kurzer Zeit hatte er mindestens einen Termin pro Woche, bei denen er anderen Ärzten die Vorzüge von Venlafaxin darlegte. Die Veranstaltungen hießen »Learn and Lunch« (Lernen und Mittagessen). Stets wurde er von einer attraktiven Pharmareferentin der Firma Wyeth begleitet, die sich unter anderem um eine ausreichende Verpflegung der Ärzte und Arzthelferinnen kümmerte. Manchmal mietete der Konzern große Kongresshallen, in denen Carlat vor vielen Menschen sprach, manchmal besuchte er einzelne Ärzte. Immer betonte er das überdurchschnittliche Abschneiden von Venlafaxin und spielte Bedenken herunter. Er bemühte sich, alles möglichst unterhaltsam zu präsentieren, denn er wusste, die Pharmareferentin bewertete jeden seiner Vorträge. Vor den Meetings bekam er Dokumente überreicht, aus denen hervorging, welcher Arzt welche Medikamente verschrieb und in welcher Menge.

Diese Daten erhielt der Pharmakonzern von Spezialunternehmen wie IMS Health oder Rival Healthcare, die in großem Umfang landesweit die Daten der Apotheken auswerten.[174] Obwohl die Namen verschlüsselt waren, hatte das Unternehmen mithilfe von Unterlagen der amerikanischen Ärztevereinigung die Namen der Ärzte identifizieren können. Mediziner, die besonders viele Medikamente verschrieben, standen ganz oben auf der Liste. Carlat nahm innerhalb eines Jahres allein durch seine »Beratertätigkeit« 30 000 Dollar ein. Das war ein solider Anteil seines Jahreseinkommens. Dennoch kamen ihm Bedenken. Er verschrieb seinen Patienten selber Venlafaxin und stellte nur selten eine Besserung fest. Umso häufiger litten diese Patienten unter der Nebenwirkung Bluthochdruck. Er beobachtete, dass seine Patienten überraschend schlecht von Venlafaxin loskamen. Als seine Zweifel größer wurden, unternahm Carlat eigene Recherchen und musste feststellen: Die hochgelobten Studien waren geschönt. Eine angebliche Überlegenheit von Venlafaxin gegenüber anderen Antidepressiva hatte nie existiert. Im Jahr 2004 verbot die FDA dem Konzern, mit dieser Aussage zu werben.[175]

Carlat war zu diesem Zeitpunkt bereits aus dem Beratergeschäft ausgestiegen. Er gründete den pharmakritischen Blog »The Carlat Psychiatry Blog« und schrieb ein Buch, in dem er die Zusammenarbeit von Pharmaindustrie und Psychiatern scharf kritisierte.[176] Seine Ausführungen erklären, warum sich viele Ärzte eher der Pharmaindustrie verpflichtet fühlen als dem Patienten.

Nicht nur niedergelassene Ärzte arbeiten für Pharmakonzerne. Das Nachrichtenmagazin »Der Spiegel« fand heraus, von 37 deutschen Psychiatrie-Direktoren an Universitätskliniken erhalten 35 finanzielle Zuwendungen der Pharmaindustrie.[177] Topleute wie der Chef der Essener Universitätspsychiatrie Hans-Christoph Diener, der für 28 verschiedene Pharmafirmen arbeitet, geben einen jährlichen Zusatzverdienst von 200 000 Euro an. Eine der beiden Ausnahmen ist der Mainzer Professor Klaus Lieb. Er leitet die dortige Uni-Psychiatrie. Nach eigenen Angaben hatte er früher jährlich mehr als 10 000 Euro von der Pharmaindustrie erhalten.[178] Zusätzlich bekam er aufwendige Auslandsreisen in teuren Hotels finanziert. Alles ganz legal. Vor einigen Jahren entschied Lieb, aus der Pharmaabhängigkeit auszusteigen. In seiner psychiatrischen Klinik schafft er neue Maßstäbe. Pharmavertreter haben dort keinen Zutritt zu den Stationen. Er verbietet seinen Mitarbeitern und sich selbst, Werbegeschenke, Gelder und Beraterverträge anzunehmen. Liebs Engagement geht noch weiter. Er gehört zu den Gründungsmitgliedern der Gruppe MEZIS (»Mein Essen zahl ich selbst«). Die Gruppe setzt sich für ärztliche Fortbildung ohne Pharma-Einfluss ein. Die Mitglieder verzichten auf Besuche von Pharmavertretern und Industriegelder. Die Vereinigung wurde 2007 gegründet und zählt derzeit 600 Mitglieder. Bei mehr als 300 000 Ärzten in Deutschland ist das im Moment kaum mehr als der berühmte Tropfen auf dem heißen Stein.

Freiwillige Selbstverpflichtung kann jedoch nicht vor irreführender Werbung in Fachzeitschriften bewahren. Auch diese sind ein subtiles Forum der Pharmaindustrie, um

Ärzte zu beeinflussen. Als wichtigste Anzeigenkunden haben Pharmakonzerne Macht über den Inhalt. Besonders kleine Journale finanzieren sich fast vollständig durch Anzeigen der Konzerne. Auch große Journale profitieren, wenn sie eine von der Industrie beauftragte Studie veröffentlichen, da die Firma Exemplare in großer Anzahl abnimmt. Einen kritischen Text über unwirksame Medikamente findet man in diesen Zeitschriften nicht. Das bekam vor kurzem der Marburger Professor Dieter Köhler zu spüren. In einer Fachzeitschrift hatte er eine Studie des Konzerns Novartis als »*wissenschaftlich abstrus und moralisch verwerflich*« bezeichnet. Obwohl Köhler Herausgeber der Zeitschrift war, wollte die Redaktion seinen Artikel nicht abdrucken. Sie argumentierte, die Zeitschrift finanziere sich zu 98 Prozent aus Anzeigen und man könne Novartis als besten Kunden nicht vergrätzen. Köhler weigerte sich, seinen Text zu ändern: »*Wenn so etwas begründet öffentlich nicht gesagt werden darf, wer soll dann das Korrektiv darstellen?*«[179] Als Folge trat er 2015 von seinem Herausgeberposten zurück. Die Redakteure der renommierten Zeitschrift »arznei-telegramm« kamen jüngst zu dem Ergebnis, dass »*94 Prozent der Werbeprospekte der pharmazeutischen Industrie nicht durch valide wissenschaftliche Untersuchungen nachzuvollziehen sind*«.[180]

In Schweden nahmen Forscher die Antidepressiva-Werbung im Ärzteblatt genauer unter die Lupe. Sie waren alarmiert durch die explodierenden Zahlen von Antidepressiva-Verschreibungen und suchten nach Gründen. Die Arbeit der Forscher offenbarte, was Kritiker längst vermuteten: 38 Prozent aller Anzeigen für Antidepressiva enthielten falsche Behauptungen.[181] Es war zu lesen, die beworbenen Antidepressiva seien selektiver und würden sicherer und schneller wirken als andere. Es wurde eine Wirksamkeit von bis zu 81 Prozent bei depressiven Patienten angegeben. Der Hersteller von Sertralin behauptete sogar, neun von zehn Patienten würden von dem Mittel geheilt. Andere Hersteller warben mit Symptomfreiheit. Für die schwedischen Forscher war es besonders unerträglich, dass die fehlerhafte Werbung nach der Abmahnung noch über Jahre in den Anzeigentexten verblieb. Im Beobachtungszeitraum der Untersuchung zahlten die Konzerne insgesamt eine Strafe in Höhe von 108 000 Euro für »unethische« Antidepressiva-Werbung. Falsche Werbung lohnt sich. Die Verschreibung von Antidepressiva verdreifachte sich in dieser Zeit. Der Umsatz der Konzerne aus Antidepressiva-Verkäufen belief sich auf 1,2 Milliarden Euro. Die Strafen machten also 0,009 Prozent aus. Die Urteile blieben wirkungslos. Nach dem Verhängen der Strafen wurden nicht weniger Vorfälle gemeldet.

Eine Schnittstelle zwischen den Interessen der Ärzte und der pharmazeutischen Industrie bildet die Arzneimittelkommission der deutschen Ärzteschaft. Dieses Gremium erarbeitet pharmaunabhängige Therapieempfehlungen für Ärzte. Hier laufen sämtliche Meldungen über unerwünschte Nebenwirkungen von bereits zugelassenen Medikamenten zusammen.[182] Professor Bruno Müller-Oerlinghausen gehörte der Kommission 23 Jahre an und hat sie 12 Jahre lang geleitet. In dieser Zeit wandelte er sich von einem bedeutenden Pharmakologen zum engagierten Pharmakritiker. Besonders wichtig ist ihm die Aufklärung über Antidepressiva. Über mehrere Jahrzehnte war er Leiter der Berliner Depressionsambulanz. Dabei hat er an seinen depressiven Patienten *»oft und leidvoll«* die Begrenztheit der medikamentösen Therapien erfahren müssen. Zu Beginn seiner Tätigkeit war er von Antidepressiva *»voll überzeugt – es gab ja schließlich so überzeugende Literatur dazu«*, sagt Müller-Oerlinghausen und erklärt: *»Meine Kritik an den herrschenden Verordnungsge-*

wohnheiten und Vermarktungspraktiken für Antidepressiva hat sich erst langsam entwickelt. Vor allem in meinem neuen Amt wurde ich zunehmend mit den Werbestrategien und Manipulationsversuchen, aber auch den Zulassungspraktiken der pharmazeutischen Industrie und ihrem speziellen Umgang mit Arzneimittelrisiken vertraut. Hinzu kam meine jahrzehntelange, teilweise auch ernüchternde Erfahrung mit der medikamentösen Behandlung depressiver Patienten, die häufig nicht die erwarteten Erfolge brachte.«[183]

Durch seine Tätigkeit in der Arzneimittelkommission bekam er Einblick in die tatsächliche Liste der Nebenwirkungen der Antidepressiva. Er erfuhr, dass die SSRIs keinesfalls so nebenwirkungsfrei sind, wie sie vermarktet werden. Besonders häufig erhielt er Meldungen über Sexualstörungen, Magen-Darm-Probleme, Schlafstörungen, verstärkte Blutungsneigungen und innere Unruhe. Immer wieder wurden von Ärzten suizidale Ideen und suizidale Handlungen gemeldet.

Bruno Müller-Oerlinghausen hat umfangreiche eigene Forschungen betrieben. Besonders interessierte ihn der Zusammenhang zwischen den Wirkungen von Lithiumsalzen und Veränderungen des Serotonin-Stoffwechsels. Er war überrascht, als er gemeinsam mit internationalen Forschern keinen pharmakologischen Beleg für einen Zusammenhang zwischen Serotonin und Depression fand.[184] Dieses Ergebnis bestätigte seine Zweifel. Seine Wandlung zum Pharmakritiker beschreibt er als schleichenden Prozess. Bereits 1995 sprach er sich als Gutachter gegen die Zulassung eines neuen SSRIs aus. Er schrieb damals: »*Ich rate aufgrund der nicht überzeugenden Wirksamkeit und der Möglichkeit erhöhter suizidaler Akte von der Zulassung ab.*« Es blieb nicht bei internen Warnungen. Müller-Oerlinghausen scheute mit seinem Anliegen nicht vor der Öffentlichkeit zurück. Im arzneimittel-telegramm erklärte er bereits 2005, dass die »*gegen Null gehende Wirksamkeit von Antidepressiva und insbesondere auch von SSRI*« auch seinen eigenen Daten und Erfahrungen entspräche.[185] Als erster Arzt traute er sich im Jahr 2006, vor laufender Kamera die Pharmaindustrie zu kritisieren. In weiteren Fernsehbeiträgen sprach er das erhöhte Suizidrisiko bei der Gabe von Antidepressiva an und machte auf die Machenschaften der Pharmakonzerne aufmerksam. Trotz seines kritischen Engagements verlieh ihm die Bundesärztekammer im Jahr 2007 die Paracelsus-Medaille. Das ist die höchste Auszeichnung, die die deutsche Ärzteschaft vergibt. Müller-Oerlinghausen spricht offen über die Beeinflussung der Ärzte durch die Pharmaindustrie: »*Es gab gewiss Zeiten, wo materielle Zuwendungen für manche Kollegen sehr attraktiv waren und ihre Wirkung taten. Wes Brot ich ess, des Lied ich sing. Die Ärzte müssen wieder lernen, selber zu denken und sich zu schützen vor dem primär wirtschaftlichen Interessen dienenden Gedankennetzwerk der Industrie.*«[186]

Dennoch sieht er Anlass zur Hoffnung. Er hat die Vereinigung MEZIS mitbegründet, ist Ehrenmitglied der Initiative NeurologyFirst und Mitglied des Fachausschusses »Transparenz und Unabhängigkeit«. Diese Aktionsgruppen setzen sich für unabhängige Forschung und Fortbildungen ein und wollen Neurologen und Psychiater vom Industrieeinfluss befreien.[187]

Bisher konnten weder engagierte Initiativen noch hohe Strafzahlungen, Verurteilungen oder Imageschäden das Verhalten der Pharmakonzerne ändern. Die Liste ihrer Manipulationsversuche ließe sich weiter fortführen, längst nicht alle Verstöße gelangen ans Licht der Öffentlichkeit. Für die Pharmaindustrie sind die Psychiater eine besonders interessante Berufsgruppe, da sie nach den Internisten die meisten Rezepte ausstellen. Oft verschreiben sie ihren

Patienten die Medikamente ein Leben lang. Das gibt es in kaum einer anderen Branche. Dementsprechend sind sie den Manipulationstechniken der Pharmaindustrie besonders stark ausgesetzt. Nur so ist zu erklären, weshalb sich die Serotonin-Theorie der Depression noch immer in den Köpfen der Psychiater hält.

Psychiater

Die Serotonin-Lüge

Ein Mensch, der heute unter Depressionen leidet und sich an einen Psychiater wendet, bekommt wahrscheinlich folgende Worte zu hören: »Sie leiden an einem Ungleichgewicht der Botenstoffe im Gehirn. Ihr Serotonin-Wert ist zu niedrig. Das lässt sich gut mit Medikamenten behandeln.« Mit einem Rezept in der Hand verlässt dieser Mensch kurze Zeit später die Praxis. Manche sind erleichtert über die biochemische Erklärung und dass es Tabletten dagegen gibt. Diese Menschen wären erstaunt zu erfahren, dass die Serotonin-Theorie der Depression bereits seit vielen Jahren widerlegt ist.

Seit fast 40 Jahren ist es möglich, die Serotoninkonzentration in der Gehirnflüssigkeit, genannt Liquor, zu bestimmen.[188] Forscher aus aller Welt haben mittels Lumbalpunktion die Zusammensetzung des Liquors von gesunden Menschen mit dem depressiver Menschen verglichen. Es wurden die Werte während und nach einer medikamentösen antidepressiven Behandlung überprüft. Seitdem weiß man, Antidepressiva verändern die Zusammensetzung der Biotransmitter im Gehirn nicht in eine bestimmte Richtung. Mal erhöhen sie die Transmitterwerte, mal bleiben die

Transmitterwerte konstant, und mal senken Antidepressiva die Konzentration der Botenstoffe. Eine Voraussage über die Wirkung beim einzelnen Patienten ist nicht möglich. In einer Arbeit aus dem Jahr 1987 wies die dänische Wissenschaftlerin Annette Gjerris nach, eine Besserung nach einer Depression findet unabhängig von der Zusammensetzung der Neurotransmitter statt.[189] Sie hatte die Gehirnflüssigkeit von depressiven Patienten während deren Aufenthalt in einer Klinik mehrfach gemessen. Dabei stellte sie fest, dass es keine Beziehung zwischen der klinischen Besserung und dem Serotoninwert gibt. Auch in Deutschland wurden ähnliche Untersuchungen durchgeführt. Im Jahr 1996 entnahmen Forscher an der Ludwig-Maximilians-Universität München 207 Psychiatriepatienten Liquor. Die Forscher waren stolz, diesmal nicht nur die Serotonin-Metaboliten, also Stoffwechselprodukte gemessen zu haben, sondern das direkte Serotonin (5-HT). Das Ergebnis war keine Überraschung: *»Bei der Analyse der depressiven Störungen zeigte sich keine signifikante Erniedrigung des 5-HT Spiegels bei endogen Depressiven im Vergleich zum Gesamtkollektiv«*.[190]

Bereits die Entstehung der Serotonin-Hypothese im Jahr 1967 in Großbritannien ergab sich aus einer Aneinanderreihung von Missverständnissen.[191] Damals beobachtete man, dass 10 bis 20 Prozent der Patienten, die wegen Bluthochdruck das Medikament »Reserpin« erhalten hatten, depressiv wurden. Über Reserpin war bekannt, dass es die Konzentration von Noradrenalin absenkt. Die Forscher schlussfolgerten, Medikamente, die diesen Neurotransmitter anheben, könnten eine Depression beseitigen. Daraus ergab sich zunächst die Noradrenalin-Mangel-Hypothese der Depression.[192] Diese Theorie wurde durch Messungen im Blut von depressiven Patienten schnell widerlegt. Viele depressive Patienten hatten sogar höhere Noradrenalinwerte als gesunde Menschen. Da man sich ungern von einer biochemischen Erklärung der Depression lösen wollte, formulierte der englische Forscher Alec Coppen die Theorie kurzerhand um. Er entschied sich, anstelle von Noradrenalin Serotonin für eine Depression verantwortlich zu machen. So entstand 1967 aus der Noradrenalin-Hypothese die Serotonin-Mangel-Theorie der Depression. Serotonin ließ sich damals nicht gut messen, deshalb konnte seine Theorie zunächst nicht widerlegt werden. Die Wirkung von Noradrenalin auf den Körper war relativ gut erforscht. Über Serotonin wusste man damals nur, dass es glatte Muskulatur und Gefäße im Körper zusammenziehen konnte. Über seine Funktion im Gehirn war nichts bekannt.

Serotonin ist seit seiner Entdeckung im Jahr 1937 für Forscher ein Rätsel. Erstmals wurde es im Darm von Kaninchen entdeckt und zunächst Enteramin genannt.[193] Der Name leitet sich vom Fundort im Darm ab (griech. Enteron = Darm). Der Zusatz Amin beschreibt die Substanz in biochemischer Hinsicht. Zehn Jahre später entdeckte der Amerikaner Irvine Page einen gefäßverengenden Stoff im Blut von geschlachteten Kühen. Er wollte aus diesem Stoff blutdrucksenkende Medikamente entwickeln und beschloss diese Substanz Serotonin zu nennen. Der Name leitete sich vom Entdeckungsort ab (Serum = Blut) und seiner Funktion auf den Tonus (Tonus = Spannung). Als es gelang, Serotonin synthetisch herzustellen, entdeckte man, Enteramin und Serotonin sind ein und dieselbe Substanz. Als blutdruckveränderndes Mittel schied Serotonin schon in den 50er Jahren aus. Die Forscherin Betty Twarog verglich die Serotoninwerte von Patienten mit extremem Bluthochdruck mit den Werten von Menschen mit normalem Blutdruck. Sie waren in beiden Fällen gleich.

Als nächstes wurde Serotonin für die schizophrene Erkrankung verantwortlich gemacht. Diese Verbindung stellte der US-Forscher D. W. Woolley her. Er wies in seinem Labor experimentell nach, dass die chemische Droge LSD die Wirkung von Serotonin auf die glatte Muskulatur blockierte. Dieses Gegenspiel faszinierte ihn. Er entwickelte die Theorie, bei schizophrenen Menschen läge während der Gehirnentwicklung ein Mangel an Serotonin vor.[194] Dadurch sei es zu einer Unterversorgung des Gehirns gekommen, wodurch sich die Krankheit entwickele. Später beschrieb Woolley den Serotoninmangel nicht nur als biochemische Ursache von Schizophrenie und Psychosen, sondern auch von Depressionen.[195] Seine Ideen beeinflussten zahlreiche Forscher. Es gelang jedoch nie, sie zu bestätigen. Auch als Schlafhormon war Serotonin im Gespräch. Der preisgekrönte britische Forscher Bernhard B. Brodie vermutete, Serotonin würde die Erholung des Körpers regulieren.[196]

Irvine Page, der Namensgeber von Serotonin, hatte gegen Ende seines Lebens genug von dem ganzen Serotonin-Rummel. Obwohl ihm seine Forschung zehn Ehrendoktortitel eingebracht hatte, beklagte er, dass aus seiner Entdeckung kein einziges brauchbares Medikament hervorgegangen war. Leicht resigniert schrieb er im Jahr 1968: *»Man kann sagen, dass die große Bandbreite an möglichen Funktionen, die man Serotonin zuschreibt, dem menschlichen Genie und seinem unbestreitbaren Willen, Veröffentlichungen zu schreiben, geschuldet ist.«*[197]

Serotonin wurde zuerst im Blut und im Darm entdeckt, weil sich dort über 95 Prozent dieses Hormons befinden. Es wird im Magen-Darm-Trakt von den enterochromaffinen Zellen (EC-Zellen) produziert. Nur fünf Prozent des Gesamtserotonins befindet sich im Gehirn. Viele Hirnforscher verzweifeln, weil sie Serotonin im Gehirn keine konkrete Funktion zuordnen können. Auch nach 60 Jahren Forschung konnte kein Verhalten charakterisiert werden, das durch ein Zuviel oder ein Zuwenig an Serotonin hervorgerufen wird.[198] Magen-Darm-Forscher kennen dieses Problem nicht. Seit Jahrzehnten ist bekannt, Serotonin steuert die Beweglichkeit des Darms. Es stimuliert dort die glatte Muskulatur, wodurch der Speisebrei Richtung Ausgang transportiert wird.

Eine seltene Erkrankung führte den Medizinern die Auswirkung von zu viel Serotonin im Körper vor Augen. Sie standen einer Krebsart gegenüber, bei der die EC-Zellen betroffen sind. Diese produzieren dabei unkontrolliert viel Serotonin.[199] Eine Steigerung um das 10 000fache ist bei dieser Erkrankung möglich. Die Betroffenen leiden unter starkem Durchfall, weitere Symptome sind Asthma und Hautrötungen. Serotonin gilt für viele Menschen als »Glückshormon«, demnach müsste die enorme Hormonsteigerung die Stimmung der Betroffenen, trotz ihrer Krebserkrankung, heben. Das war bei keinem dieser Patienten der Fall.

Ein Vorkommen von Serotonin im Gehirn wurde erstmals im Jahr 1953 von der Forscherin Betty Twarog vermutet. Das war die Entdeckung von Serotonin als Neurotransmitter. Seine Funktion ist jedoch bis heute nicht entschlüsselt. Serotonin befindet sich unter anderem in der Gehirnflüssigkeit, dem Liquor. Das System ist hochdynamisch, im Gehirn zirkuliert zwischen 150 und 200ml Liquor, mehrmals täglich erneuert sich die Flüssigkeit. Man nimmt an, Serotonin entfalte hier, im Zwischenraum der Zellen, seine Wirkung. Wenn es von einer Nervenzelle aufgenommen wird, steht es im Zellzwischenraum nicht mehr zur Verfügung. Für die Aufnahme in die Zelle sind sogenannte Transportermoleküle verantwortlich. Über die Wirkungsweise der Antidepressiva lässt sich nur spekulieren. Sie sollen die

Serotoninkonzentration im Gehirn erhöhen, indem sie die Serotonintransportermoleküle blockieren. Dadurch soll weniger Serotonin in die Zelle verlagert werden und mehr im Zellzwischenraum verbleiben. Die Frage, weshalb Serotonin nur im Zellzwischenraum benötigt wird und in der Nervenzelle keine Funktion mehr haben soll, ist unbeantwortet.[200]

Ungeklärt ist auch, wieviel vom Wirkstoff einer Tablette tatsächlich im Gehirn ankommt. Ein Antidepressivum gelangt über den Mund und die Speiseröhre in den Magen. Dort soll die Außenhülle der Tablette die Wirkstoffe vor der Magensäure schützen. Im Dünndarm wird das Medikament dann freigesetzt. Serotonintransportermoleküle befinden sich in sehr großer Zahl auch im Darm. Es ist möglich, dass sich das Medikament bereits im Darm mit den Transportermolekülen verbindet.[201] Wirkstoffmoleküle, die nicht von den Darmzellen abgefischt wurden, werden über den Blutkreislauf zum Gehirn geführt. Die Blut-Hirn-Schranke filtert jedoch einen großen Teil aller Stoffe heraus. In einem Interview mit Depression-Heute erklärt Professor Manfred Gratzl von der Ludwig-Maximilians-Universität München, dass trotz milliardenschwerer Umsätze mit Antidepressiva noch kein Labor untersucht hat, wieviel antidepressive Substanz überhaupt vom Darm in das Gehirn gelangt.[202]

Es gibt noch weitere ungeklärte Fragen. Serotonin wird normalerweise nach der Ausschüttung in den Zellzwischenraum sofort von einer anderen Zelle aufgenommen und dort weiterverwendet. Es handelt sich dabei um einen äußerst sensiblen Kreislauf. Alle modernen Antidepressiva basieren auf der Theorie, ein Serotoninmangel sei für die Depression verantwortlich. Sie sind entwickelt worden, um den Serotoninspiegel im Zellzwischenraum anzuheben. Das Gehirn ist jedoch extrem anpassungsfähig und kann auf die Blockierung seiner Transporter sofort reagieren. Es kann weniger

Serotonin produzieren oder seine Fähigkeit, Serotonin zu entsorgen, erhöhen oder seine Empfindlichkeit auf Serotonin reduzieren. Durch diese Anpassungsstrategien des Gehirns ist es den Medizinern unmöglich vorherzusagen, was ein antidepressives Medikament beim Patienten auslösen wird. Manchmal kommt es zu einer Erhöhung, manchmal zu einer Absenkung oder der Serotoninspiegel bleibt gleich.[203] Dennoch wird das Gehirn durch den Eingriff der Medikamente beeinträchtigt. Ohne Blockierung kann es besser auf Reize reagieren.[204]

Eine große Verwirrung entstand, als sich herausstellte, dass ein Antidepressivum, das als gut wirksam eingestuft wurde, den Serotoninspiegel absenkt. Davon hatte man bei der Marktzulassung im Jahr 1988 nichts gewusst. Das Medikament heißt Tianeptin und wird auch heute noch als effektives Medikament gegen Depressionen eingesetzt. Seit 2012 ist es auch in Deutschland erhältlich; wegen seiner Suchtgefahr unterliegt es in Frankreich mittlerweile dem Betäubungsmittelgesetz.

»Die ›Serotonin-Hypothese‹ zur Depression war schon immer umstritten und mittlerweile spricht die Beweislage stark dagegen. Ohne eine Vorlesung halten zu wollen, möchte ich hier zur Illustration einen Arzneistoff namens Tianeptin anführen. Das ist ein selektiver Serotoninwiederaufnahmeverstärker, kein Hemmer also, der den Serotoninspiegel senken soll, und trotzdem ist wissenschaftlich nachgewiesen, dass er bei einer Depression sehr gut wirksam ist.«[205] Ben Goldacre in seinem Buch »Die Pharma-Lüge« von 2013.

Die molekularbiologische Untersuchung von Serotonin ist eine undankbare Aufgabe. Die große Rezeptorenvielfalt behindert eine genaue Beobachtung. Es gibt sieben Serotonin-Rezeptorenfamilien mit wiederum zahlreichen Unterarten. Je nachdem, wo und wann gemessen wird, erhält man deshalb unterschiedliche Werte.[206] Viele Forscher halten daher Messungen der Gesamtserotoninkonzentration für nicht aussagekräftig.[207] Die serotoninhaltigen Nervenzellen sind mit 350 000 Zellen im Vergleich zu 86 Milliarden Gehirnzellen vergleichbar gering vertreten. Auch die Konzentration von Serotonin in der Gehirnflüssigkeit bewegt sich im Billionstel Gramm Bereich. Aus diesem Grund hält der kanadische Serotonin-Experte Simon Young, der sich seit über 20 Jahren mit diesem Botenstoff beschäftigt, es für unwahrscheinlich, dass Serotonin einen so starken Einfluss auf das Gehirn ausüben soll.[208] Der Serotoninspiegel schwankt je nach Tagesform. Er wird beeinflusst von Alter, Körpergröße, Gewicht und Sportlichkeit. Auch die Jahreszeit und Sonnenscheindauer haben Einfluss auf die Serotoninkonzentration, genauso wie der Blutdruck und der allgemeine Gesundheitszustand.[209] Den größten Effekt scheint das Geschlecht auszuüben.

Serotonin kann vom Körper nicht direkt hergestellt werden. Der Körper benötigt dafür die Aminosäure Tryptophan. Das ist kein Problem, da Tryptophan in fast allen Nahrungsmitteln vorkommt. Besonders hohe Anteile finden sich in Sojabohnen, Erdnüssen, Haferflocken und Erbsen. Tryptophan kann im Gegensatz zu reinem Serotonin die Blut-Hirn-Schranke passieren. Im Gehirn wird Tryptophan zu Serotonin umgewandelt. Das eröffnete den Forschern die Möglichkeit zu zahlreichen interessanten Ernährungsexperimenten. Bereits in den 1960er Jahren hatte man versucht, mit Tryptophan haltiger Ernährung die Stimmung von Patienten zu beeinflussen.[210] Diese Therapien brachten keinen Erfolg. Später gingen die Forscher einen Schritt weiter, sie senkten die Serotoninkonzentration über die Ernährung ab. Dazu mussten die Versuchsteilnehmer eine spezielle Diät einhalten. Im Jahr 2001 gelang es nachzuweisen, dass durch diese Diät der Serotoninspiegel im Gehirn tatsächlich sinkt.[211] Kein Teilnehmer der Studie wurde durch die Ernährungsumstellung depressiv. Bei depressiven Patienten verschlechterte sich die Stimmung nicht, wenn sie auf Tryptophan-Diät gesetzt wurden.

Dass die Geschichte des Botenstoffs Serotonin eine Geschichte voller Missverständnisse und Irrwege ist, bestätigten auch die Arbeiten des deutschen Forschers Michael Bader. Er wies 2003 nach, dass alle Studien, die Verhalten und Serotonin beschrieben, auf einer falschen Annahme beruhten.[212] Um Tryptophan in Serotonin umzuwandeln, wird ein Enzym namens TPH benötigt. Dieses TPH-Enzym ist der eigentliche Schalter für die Herstellung von Serotonin. Assoziations-Studien, die bestimmte Verhaltensweisen wie Depression, Ängstlichkeit, Aggression, Migräne, Stress, Schlaf oder Sexualverhalten mit Serotonin in Verbindung brachten, basierten auf der Untersuchung der TPH-Aktivität. Ursprünglich wollte Bader herausfinden, was im Körper passiert, wenn kein Serotonin produziert werden kann. Dafür züchtete er sogenannte Knock-out-Mäuse, bei denen TPH ausgeschaltet war. Ähnliche Versuche wurden zuvor mit den Botenstoffen Dopamin und Noradrenalin durchgeführt. Keine einzige dieser dopamin- und noradrenalinlosen Mäuse hat überlebt. Vergleichbares erwartete Bader von seinen »serotoninlosen« Mäusen.

Seine Forschung brachte mehrere Überraschungen zutage. Zunächst stellte sich heraus, dass sämtliche Tiere bei diesem Versuch überlebensfähig waren. Und: Die TPH-losen Mäuse verfügten über die üblichen Serotoninwerte im Gehirn, wohingegen im Körper fast nichts mehr vorhanden war. Das brachte Bader zu der bahnbrechenden Erkenntnis: TPH kommt im Gehirn gar nicht vor. Hier ist ein anderes Enzym für die Biosynthese von Serotonin verantwortlich.

Bader nannte dieses Enzym im Gehirn TPH2, und aus TPH wurde TPH1. Sämtliche bisherigen Assoziationsstudien hatten also auf Berechnungen mit einem falschen Enzym beruht.

Im Jahr 2009 gelang es der Arbeitsgruppe unter Bader, Mäuse ohne TPH2 zu züchten.[213] Seine Arbeitsgruppe veröffentlichte im Jahr 2015 die Schrift »Gehirn ohne Serotonin«[214]. Die Messungen bestätigten, das Experiment war geglückt. Bei diesen Mäusen fand sich kein Serotonin mehr im Gehirn. Zur großen Überraschung der Forscher überlebten alle Mäuse die Geburt. 50 Prozent verstarben innerhalb der ersten vier Wochen. Die andere Hälfte war überlebens- und reproduktionsfähig. Das bedeutet, das Gehirn hat die Möglichkeit, sein System so zu modulieren, dass es auch ohne Serotonin funktionieren kann. Doch die Mäuse zeigten einige Auffälligkeiten. Sie waren deutlich aggressiver als ihre Artgenossen. Sie griffen Eindringlinge schneller und härter an. Entgegen der Erwartung waren sie jedoch weniger ängstlich. Die serotoninlosen Mäuse blieben nach der Geburt zunächst etwas kleiner als normale Mäuse. Nach ein paar Wochen wurde dieses Defizit kompensiert, und die Tiere erreichten Normalgröße. Keine Veränderung zeigte sich im Schlafverhalten der Tiere, und auch ihr Tag-Nacht-Rhythmus war nicht verändert.

Es gibt einen klassischen Depressionstest für Mäuse. Den »Tail Suspension Test«. Er wird genutzt, um die Wirksamkeit eines Antidepressivums zu prüfen. Dabei werden die Tiere an ihrem Schwanz aufgehängt. Die Forscher messen die Zeit, die das Tier aufwendet, um sich zu befreien. Wenn die Maus innerhalb von sechs Minuten aufgibt, wird sie für depressiv gehalten. Das Antidepressivum soll diese Zeitspanne verlängern. Alle serotoninlosen Knock-out-Mäuse von Bader bestanden den Test, sie waren also nicht als depressiv einzustufen. Andere Arbeitsgruppen bestätigten später Baders Erkenntnisse. Die TPH2-losen Mäuse, bei denen im Gehirn gar kein Serotonin vorhanden ist, waren in Depressionstests unauffällig.[215]

Kurz nachdem man die genetischen Assoziationsstudien auf der Grundlage von Baders Entdeckung wiederholt hatte, wurde die Verwirrung um den mystischen Botenstoff noch größer. Berliner Forscher entdeckten im menschlichen Gehirngewebe weitere Formen von TPH2, die im Zellinneren dynamisch modifiziert werden.[216] Serotonin bleibt ein Rätsel. Es ist nicht möglich, eine gültige Aussage über den Stellenwert von Serotonin bei psychiatrischen Erkrankungen zu treffen.

Serotonin für eine Depression verantwortlich zu machen, erinnert an den mittelalterlichen Glauben, der die Krankheit Melancholie auf den Einfluss von Saturn zurückführte. Saturn galt damals als der am weitesten von der Erde entfernte Planet. Von dort aus soll die magische Figur Saturn gewirkt haben. Dieser Gott litt selber unter Melancholie und verursachte sie bei Menschen, die unter seinem Stern geboren wurden. Die von ihm beeinflussten Menschen neigten zu Grübelei, Neid, Ängstlichkeit und Geiz.

Beide Theorien beruhen auf dem Glauben an ein mystisches Geschehen, das den Blick von den eigentlichen Ursachen ablenkt.

So diagnostizieren Psychiater eine Depression

Obwohl fast alle antidepressiven Medikamente am Serotoninspiegel ansetzen, misst kein Psychiater die Serotoninkonzentration seiner Patienten. Dieser Wert ist für den Arzt keine Hilfe bei der Diagnose und Therapie einer Depression. Für die Diagnose verwenden Psychiater dieselben Hilfsmittel wie vor 100 Jahren. Sie müssen immer noch auf standardisierte Fragebögen zurückgreifen.

JOHANNA: »Ich habe schon häufiger meinen Psychiater wechseln müssen. Diesmal hatte meine behandelnde Ärztin auf Privatpatienten umgestellt. Also suchte ich dringend nach einem neuen Arzt. Ich nahm immer noch regelmäßig Prozac und benötigte Unterstützung bei der Reduzierung. Der neue Arzt spricht mit starkem ausländischem Akzent und verschwindet beim ersten Gespräch sofort hinter einem großen Monitor. Er beginnt sofort mit der Befragung. Vielleicht, denke ich, hat dieser Arzt eine andere Ausbildung genossen und kennt ganz neue Therapieansätze, daher beschließe ich, mich zu öffnen und ehrlich zu sein. Schließlich nehme ich Medikamente und habe Schlafstörungen.

»Fühlen Sie sich niedergeschlagen und lustlos?« – »Wie ist Ihre Konzentrationsfähigkeit, sind Sie schnell müde?« – »Haben Sie ein Suchtproblem?« – »Wie viele Stunden schlafen Sie?« – Er liest die Fragen vom Monitor ab, deswegen kann er mich nicht ansehen. Meine Antworten scheinen ihn nicht wirklich zu interessieren. Am liebsten scheint es ihm zu sein, wenn ich nur mit Ja und Nein antworte und nicht zu weit aushole. »Hören Sie manchmal Stimmen, die nur Sie hören können?« – Ich muss fast lachen, so durchschaubar sind die Fragen. Sein Fragenkatalog scheint abgearbeitet zu sein. Er wendet seinen Blick vom Monitor ab und sieht in meine Richtung. Er erklärt mir, ich habe eine schwere psychische Störung, und er würde mich gerne sofort wegen Tavor-Abhängigkeit in eine Klinik einweisen.

Ich hätte wohl nicht erzählen sollen, dass ich seit meinem Prozac-Entzug ein- bis zweimal pro Woche eine Schlaftablette nehmen muss. Und auch, dass ich mich schon als Jugendliche manchmal depressiv gefühlt habe, hätte ich nicht erwähnen sollen. Schlagartig wird mir klar, dass er in seiner ganzen Befragung nur belastende Faktoren gesammelt hat. Ich bin glücklich verheiratet und habe drei wunderbare Kinder. Ich mache Yoga und Sport und bin alles in allem sehr zufrieden. Darüber haben wir nicht gesprochen.

»Ich kann nicht in eine Klinik gehen. Ich muss mich um meine Kinder kümmern«, erwidere ich. Er entgegnet, ich hätte eine schwere Erkrankung, die das erfordere. Auf meine Fragen reagiert er äußerst unwillig. Seit Jahren habe ich Probleme, von Prozac loszukommen. Deswegen frage ich ihn, warum ich seiner Meinung nach tavor-abhängig bin, aber nicht prozac-abhängig. Diese Frage beantwortet er nicht. Für ihn ist die Sitzung beendet. Auch vom Krankenhaus ist nicht mehr die Rede. Er ist froh, sich wieder seinem Monitor zuwenden zu können, um ein Rezept auszustellen. Er schlägt vor, ich solle Anfang des nächsten Quartals noch einmal kommen.«

»Anstatt zu versuchen die Patienten zu verstehen, hat sich die Psychiatrie zu einer Checklistenübung entwickelt, die man ebenso gut einer Sekretärin oder den Patienten selbst überlassen könnte. Diagnosen werden oft nach einem Gespräch gestellt, das zehn

oder fünfzehn Minuten dauert. Dann bekommen die Patienten zu hören, dass sie bis ans Ende ihres Lebens ein Medikament einnehmen müssen, um ein »chemisches Ungleichgewicht« im Gehirn zu beseitigen«[217], kritisiert der Arzt und Bestsellerautor Peter Gøtzsche. Diese »Checklistenübung« heißt in Fachkreisen »Standardisiertes Interview«. Sämtliche Fragen sind dabei vorgegeben, und die Antworten werden im Computer angeklickt. Nach der letzten Antwort erfolgt per Mausklick die Auswertung. Wenn ein Psychiater oder Psychologe diesen Test durchgeführt hat, wird das Ergebnis von den Krankenkassen als Diagnose akzeptiert. Etwas mehr Erfahrung erfordert das »Strukturierte Interview«. Es gestattet dem Fragenden mehr Freiraum in der Durchführung und Beurteilung. Die Fragen sind zwar offener, folgen jedoch ebenfalls einem festgelegten Leitfaden. Ärztliches Fachwissen ist für die Durchführung der Interviews nicht notwendig. In nahezu allen größeren Studien werden die Checklisten von trainierten Laien abgewickelt

Eine weitere gängige Diagnosemethode sind Selbstbeurteilungstests. Zu den häufig eingesetzten Tests gehört der PHQ-9 (Depressionsmodul des Patient Health Questionaire). Die Selbstbefragung ist für den Arzt oder Psychologen wesentlich zeitsparender, da der Patient den Fragebogen allein im Wartezimmer ausfüllen kann. Sie dauert höchstens 10 Minuten.

Alle genannten Tests dienen dazu, die Schwere der Depression zu ermitteln. Der Arzt muss beurteilen, ob die folgenden Hauptsymptome vorliegen, egal ob er dafür einen vorgegebenen Test einsetzt oder ein offenes Gespräch führt.

Hauptsymptome:

- Gedrückte, depressive Stimmung
- Interessenverlust, Freudlosigkeit
- Antriebsmangel, erhöhte Ermüdbarkeit

Zusatzsymptome:

- Verminderte Konzentration / Aufmerksamkeit
- Vermindertes Selbstwertgefühl / Selbstvertrauen
- Gefühle von Schuld / Wertlosigkeit
- Negative, pessimistische Zukunftsperspektiven
- Suizidgedanken / -handlungen
- Schlafstörungen
- Verminderter Appetit

Die klinische Diagnose: »Depressive Episode« erhält jeder, der zwei Hauptsymptome und zwei Zusatzsymptome erfüllt. Die Schwere der depressiven Episode ermittelt der Psychiater dann anhand einer Rechenaufgabe:

Leichte Depression =
  2 Hauptsymptome + 2 Zusatzsymptome
Mittelschwere Depression =
  2 Hauptsymptome + 3–4 Zusatzsymptome
Schwere Depression =
  3 Hauptsymptome + 4 Zusatzsymptome

Die Testverfahren der Psychiater erinnern an Psychotests in Frauenzeitschriften. Die Fragen sind durchschaubar, jeder Patient kann selber entscheiden, wie er sich darstellen will. Der amerikanische Psychiater Allen Frances kritisiert, bei den gängigen Diagnoseverfahren werde alles Individuelle und Abweichende ausgeblendet.[218]

Gesundheitsfragebogen für Patienten (PHQ-9)

Wie oft fühlten Sie sich im Verlauf der letzten zwei Wochen durch die folgenden Beschwerden beeinträchtigt?
Wenig Interesse oder Freude an Ihren Tätigkeiten
Niedergeschlagenheit, Schwermut oder Hoffnungslosigkeit
Schwierigkeiten ein- oder durchzuschlafen oder vermehrter Schlaf
Müdigkeit oder das Gefühl keine Energie zu haben
Verminderter Appetit oder übermäßiges Bedürfnis zu essen
Schlechte Meinung von sich selbst, Gefühl, ein Versager zu sein oder die Familie enttäuscht zu haben
Schwierigkeiten, sich auf etwas zu konzentrieren, z. B. beim Zeitungslesen oder Fernsehen
Waren Ihre Bewegungen oder Ihre Sprache so verlangsamt, dass es auch anderen auffallen würde? Oder waren Sie im Gegenteil »zappelig« oder ruhelos und hatten dadurch einen stärkeren Bewegungsdrang als sonst?
Gedanken, dass Sie lieber tot wären oder sich Leid zufügen möchten?

Gesamtwert ________ = Addition der Spaltensummen

Überhaupt nicht	An einzelnen Tagen	An mehr als der Hälfte der Tage	Beinahe jeden Tag
□ 0	□ 1	□ 2	□ 3
□ 0	□ 1	□ 2	□ 3
□ 0	□ 1	□ 2	□ 3
□ 0	□ 1	□ 2	□ 3
□ 0	□ 1	□ 2	□ 3
□ 0	□ 1	□ 2	□ 3
□ 0	□ 1	□ 2	□ 3
□ 0	□ 1	□ 2	□ 3
□ 0	□ 1	□ 2	□ 3

_______ + _______ + _______

Auswertung:

0–4	keine Depression
5–9	unterschwellige Depression
10–14	leichte Depression
15–19	mittelschwere Depression
20–27	schwere Depression

Viele Psychiater sind mit den Ergebnissen der Depressionstests nicht zufrieden, weil sie mit ihren Beobachtungen nicht übereinstimmen. Die Tests wurden ursprünglich von den Pharmakonzernen verbreitet, um die Wirkung eines Antidepressivums in Zahlen abbilden zu können. Für die Pharmatests sollte ein Arzt vor Beginn der Medikation eine Befragung durchführen und diese nach mehreren Wochen wiederholen. Die Hersteller benötigten eine Zahlendifferenz, um die Wirksamkeit ihrer Medikamente zu belegen. Die Checklisten sind nicht für therapeutische Zwecke entwickelt worden und nicht ungefährlich. Es hat sich herausgestellt, dass mit dem Aufkommen der Tests immer mehr Menschen die Diagnose Depression erhalten und mit Medikamenten behandelt werden.[219] Der Depressionsforscher Healy weist dies anhand einer Studie bei schwangeren Frauen nach. Dort attestierten Ärzte drei bis vier Prozent der Schwangeren bei Vorsorgeuntersuchungen eine Depression. Die Zahl stieg auf 15 bis 25 Prozent an, wenn die Untersuchung anhand von Fragebögen erfolgt war.[220] Das erklärt, warum Antidepressiva vor zehn Jahren nur äußerst selten an schwangere Frauen verschrieben wurden, wohingegen sie heute zu den häufigsten Medikamenten für Schwangere gehören, sagt Healy.

Trotz der Gefahr einer Überdiagnostizierung stehen Psychiatern immer noch keine besseren Möglichkeiten für die Diagnose zur Verfügung. Sämtliche Versuche, über Laborwerte Hinweise auf eine Depression zu erhalten, sind gescheitert. Auch mit den modernen bildgebenden Verfahren lässt sich keine Depression abbilden.[221] Alle Testverfahren beruhen auf dem Gespräch zwischen Arzt und Patient. Gerade der depressive Patient hat jedoch aufgrund seiner Erkrankung oft Schwierigkeiten, sich auszudrücken. Ihm fallen die treffenden Worte nicht ein, die Kontaktaufnahme funktioniert oftmals nicht richtig und bei manchem versiegt der Redestrom ganz.

Aus diesem Grund stellt die psychiatrische Diagnose eine besondere Herausforderung dar. Dem Psychiater fehlt, wenn er den Patienten kennenlernt, das Bild des Patienten vor dessen Erkrankung. Es gibt Menschen, die von Natur aus melancholisch sind und zur Schwarzmalerei neigen. Wenn so ein Charakter eine Praxis betritt, ist sein Verhalten anders einzustufen, als wenn ein zuvor fröhlicher, optimistischer Mensch plötzlich niedergedrückt ist. Deshalb kann es hilfreich sein, wenn Angehörige den Kranken zumindest am Anfang der Behandlung begleiten. Sie können wertvolle Hinweise liefern und beschreiben, was für ein Mensch der Patient vor seiner Erkrankung gewesen ist.

Der Psychiater Professor Manfred Wolfersdorf räumt ein, »*wie komplex und fehleranfällig der diagnostische Prozess ist*«.[222] Er empfiehlt Psychiatern, die Standardtests lediglich als Ergänzung einzusetzen und den Patienten selber über seine Beschwerden berichten zu lassen. Er fordert, ein professionelles Erstgespräch solle 50 bis 90 Minuten dauern. Es liefert die Basis für den Behandlungsplan. Diese Zeitspanne kann ein Psychiater mit den Krankenkassen für eine Erstbehandlung abrechnen. In der psychiatrischen Diagnose muss festgestellt werden, wann die Symptome begannen und ob eine körperliche Erkrankung oder Sucht vorliegt, die den depressiven Rückzug verursacht hat. Die Lebensumstände müssen erfragt werden, um eine normale Trauerreaktion von krankhaftem Herabgestimmtsein abgrenzen zu können. Auch die Verhaltensbeobachtung ist wichtig, um zu prüfen, ob die Selbstwahrnehmung des Patienten mit seiner Körpersprache übereinstimmt. Im Erstgespräch muss abgeklärt werden, ob eine mögliche Suizidgefährdung vorliegt. Der Psychiater soll dies aktiv ansprechen. Neben dem

Gespräch hält Wolfersdorf auch eine gründliche körperliche Untersuchung für erforderlich. Dazu gehört die Durchführung eines Elektroenzephalogramms, damit kann man zum Beispiel das Vorliegen einer Epilepsie abklären, und mit einer kranialen Computertomografie (CCT) lässt sich ein Gehirntumor ausschließen. Vor Beginn einer antidepressiven Therapie sollte ein EKG angefertigt werden, um Vorerkrankungen am Herzen zu bemerken. Ebenso sollten die Blutwerte überprüft werden. Viele Patienten glauben, der Arzt untersuche sie, um dabei Hinweise auf ihr psychisches Leid zu finden. Das ist mit diesen Methoden nicht möglich, die körperliche Untersuchung dient lediglich dem Ausschluss von anderen Erkrankungen.

Wolfersdorf rät, bereits im Erstgespräch den Patienten aufzubauen: »*Wenn es gelingt, dem Patienten schon im diagnostischen Gespräch eine Spur von Hoffnung zu vermitteln, ist der Einstieg in eine erfolgreiche Therapie eher möglich.*«[223] Doch selbst wenn alle ärztliche Sorgfalt aufgewendet wird, hält er es für außerordentlich schwierig, eine Unterscheidung zwischen normalem und krankhaftem Verhalten zu machen. Noch komplizierter ist es, den Schweregrad einer Depression zu ermitteln.

Zu den weltweit wichtigsten Menschen, die sich mit psychiatrischen Diagnosen beschäftigen, zählt der amerikanische Professor Allen Frances. Frances hatte sich bereits vom Universitätsleben in den Ruhestand zurückgezogen und dem Familienleben zugewendet, als er im Mai 2009 von den geplanten Neuerungen im Diagnosehandbuch der USA erfuhr. Mit einem Aufschrei kehrt er im Alter von 67 Jahren noch einmal in die Öffentlichkeit zurück. Sein Engagement gilt von nun an dem Kampf »gegen die Inflation psychiatrischer Diagnosen«. So lautet der Untertitel seines auch in Deutschland erschienenen Bestsellers »Normal«.[224]

Unter seiner Leitung entstand in den Jahren 1988–94 das diagnostische Mammutwerk DSM-IV.[225] Dieses Standardwerk ist auch in Deutschland die Grundlage für die psychiatrische Diagnostik. Die erste Auflage des Diagnosehandbuchs erschien 1952 in den USA. Es war damals nur ein schmales Büchlein, das kaum beachtet wurde. Knapp dreißig Jahre später hatte sich aus diesem Büchlein ein Werk von knapp 500 Seiten entwickelt und avancierte zur Bibel der Psychiater. Die aktuelle Ausgabe umfasst 1300 Seiten.

Deutschland war ein Jahrhundert lang federführend in der psychiatrischen Forschung. Im Jahr 1901 wurden hier erstmals Kranke in den Anstalten kategorisiert. Man fand damals sieben unterschiedliche Diagnosen. Heute umfasst das aktuelle DSM-Diagnosehandbuch über 400 Diagnosen. Obwohl sich die Lebensbedingungen der Menschen in den letzten Jahrzehnten stark verbessert haben, ist die Anzahl der psychiatrischen Diagnosen inflationär gestiegen. Frances illustriert dies mit einem persönlichen Erlebnis:

»Während ich mich durch die Party treiben ließ, traf ich viele weitere Freunde, die am DSM-5 mitarbeiteten und ähnlich begeistert von ihren Lieblingsinnovationen schwärmten: Wie wir bald feststellten, kam ich selbst für zahlreiche der neuen Störungen infrage, die sie ins DSM-5 aufnehmen wollten. Dass ich mich mit den köstlichen Rippchen und Garnelen des Buffets vollstopfte, ist laut DSM-5 eine ›Heißhungerstörung‹. Dass ich Namen und Gesichter vergesse, wertet das DSM-5 als ›leichte neurokognitive Störung‹. Aus meinen Befürchtungen und Sorgen angesichts der neuen Entwicklungen in der Psychiatrie werden ›Angst und depressive Störung, gemischt‹. Meine Trauer nach dem Tod meiner Frau war eine ›schwere depressive Störung‹. Meine wohlbekannte Hyperaktivität und Ablenkbarkeit sind klare Anzeichen einer ›Aufmerksamkeits-

defizitstörung im Erwachsenenalter‹. Eine Stunde Partygeplauder mit alten Freunden, und schon hatte ich mir fünf neue DSM-Diagnosen eingefangen. Nicht zu vergessen meine vierjährigen Enkel, die eineiige Zwillinge sind: Ihre Wutanfälle sind nicht einfach nur nervig – die beiden leiden unter einer ›Affektregulationsstörung‹.«[226]

Auch die Diagnose Depression hat sich im Laufe der Zeit gewandelt. Bis ins 20. Jahrhundert hieß die Erkrankung Melancholie. Sie wurde bereits im »Corpus Hippocraticum« (500 v. Chr) beschrieben: »*Wenn Furcht und Kleinmut lange anhalten, so ist dies ein Anzeichen der Melancholie*«.[227]

500 Jahre später hieß es über die Krankheit: »*Mutlosigkeit hinsichtlich einer bestimmten Einbildung, ohne Fieber*«.[228] Dieser Definition des griechischen Arztes Aretaios schlossen sich mehrere Ärztegenerationen an. Den weltweit verwendeten Begriff Depression hat der deutsche Professor Johann Heinroth im Jahr 1818 in die psychiatrische Forschung eingebracht. Erst durch die Arbeit des deutschen Psychiaters Emil Kraepelin (1856–1926) wurde der Begriff »Melancholie« endgültig von der klinischen Diagnose »Depression« abgelöst. Zu Kraepelins Zeiten galt eine Depression als vorübergehende Krankheit mit günstiger Prognose, die keine bleibenden Schäden hinterlässt. Jahrzehntelang stellten depressiv Erkrankte die psychiatrischen Kliniken nicht vor große Herausforderungen. Nur etwa fünf Prozent der aufgenommenen Patienten waren wegen Depressionen in Behandlung. Das veränderte sich erst zu Beginn der 50er Jahre und auch nur in den wohlhabenden Ländern. Bis in die 80er Jahre unterschieden Psychiater depressive Patienten nach den vermuteten Ursachen in reaktiv und endogen. Bei reaktiven Depressionen war demnach ein Auslöser zu erkennen, wohingegen die endogenen sozusagen

von innen kamen, ohne lebensgeschichtliche Ursache. Aktuell wird nur noch die Schwere der Depression in leicht, mittelschwer und schwer unterschieden. Als Folge stieg die Zahl der Depressions-Diagnosen rasant. Im Jahr 1980 gestand man Menschen nach einem Verlust zu, ein ganzes Jahr lang zu trauern, ohne sie für behandlungsbedürftig zu erklären. Im Jahr 1994 sank die normale Trauerzeit auf zwei Monate. Heute wird nach der aktuellen Leitlinie Psychiatern empfohlen, Patienten bereits nach zwei Wochen Trauer mit Medikamenten zu behandeln, beschreibt Frances Allen das Dilemma. Sämtliche psychiatrischen Diagnosen basieren auf Abstimmungsergebnissen. Auf Psychiatertagungen werden die Mitglieder in regelmäßigen Abständen gebeten, per Handzeichen abzustimmen. Dadurch entstehen Diagnosen, und über denselben Mechanismus werden Diagnosekriterien geändert. Allen Frances sagt: »*Das Fehlen biologischer Tests ist ein gewaltiger Nachteil für die Psychiatrie. Es bedeutet, dass alle unsere Diagnosen auf subjektiven Urteilen beruhen, die naturgemäß fehlbar sind.*«[229]

Dies zeigt sich besonders deutlich in der Forensik. In der Gerichtsmedizin hat die Psychiatrie den Auftrag, sich als Wissenschaft zu behaupten. Sie muss psychiatrische Gutachten erstellen und Straftäter beurteilen. Hier offenbart sich das dünne Eis, auf dem sich eine psychiatrische Diagnose bewegt. Für Aufsehen hat im deutschsprachigen Raum der Fall Gustl Mollath gesorgt. Der Franke wurde im Jahr 2006 aufgrund psychiatrischer Gutachten zwangsweise in die forensische Abteilung des Bezirkskrankenhauses Bayreuth eingewiesen. Der Chefarzt dieses Krankenhauses hatte bei ihm eine »paranoide Wahnsymptomatik« und »verminderte Steuerungsfähigkeit« festgestellt. Nach seiner Einschätzung stellte Mollath eine Gefahr für die Allgemeinheit dar. Im Vorfeld des Prozesses war es zu heftigen Auseinandersetzungen zwischen Mollath und seiner Ehefrau gekommen. Sie behauptete vor Gericht, von Mollath geschlagen worden zu sein. Obwohl es keine Zeugen gab und Mollath die Vorwürfe bestritt, kam es zu einer Anklage. Mollath gab an, seine Frau habe im Auftrag ihres Arbeitgebers, einer deutschen Hypo-Bank, Schwarzgeldgeschäfte betrieben und große Millionensummen in die Schweiz verschoben. Weil er von dieser Aussage nicht abweichen wollte, wurde er von mehreren Psychiatern für paranoid erklärt und seine Unterbringung in ein psychiatrisches Gefängnis veranlasst. Dort hätte Mollath sein Leben beendet, wenn nicht im Jahr 2011 Informationen an die Öffentlichkeit gedrungen wären, die die Schwarzgeldgeschäfte der Bank, bei der Mollaths Frau tätig war, bestätigten. Mollaths Frau hatte mittlerweile ihren Chef geheiratet, dennoch zweifelte das Gericht nicht an ihren Aussagen und ordnete aufgrund psychiatrischer Gutachten zunächst die weitere Unterbringung von Mollath an. Erst zwei Jahre später wurde der Druck der Öffentlichkeit so groß, dass Mollaths Verfahren wieder aufgenommen werden musste. Am 6. August 2013 verlässt Mollath als freier Mann die Forensische Klinik, obwohl psychiatrische Gutachten ihm noch vier Monate zuvor eine Gefährlichkeit für die Allgemeinheit attestiert hatten. Nach allem, was man heute weiß, hat es zu keinem Zeitpunkt eine Wahnsymptomatik gegeben, noch stellte Mollath je eine Gefahr für die Allgemeinheit dar. Der Rechtsanwalt Gerhard Strate hat ein Buch über den Fall veröffentlicht und kritisiert darin, psychiatrische Gutachten seien reine Mutmaßungen und würden dennoch vor Gericht in den Rang eines wissenschaftlichen Beweises erhoben.[230]

Nicht nur vor Gericht stellt die Willkür psychiatrischer Diagnosen ein Problem dar, sondern auch für den einzelnen Patienten. Allen Frances sieht *»in unscharfen Diagno-*

sen die Ursache der weltweiten Medikamenten-Überdosierung« begründet. Der Psychiater erklärt, es sei völlig unmöglich, eine Schwelle zu nennen, ab der eine Störung beginnt. Die Grenze zwischen normal und psychisch krank wird immer willkürlich gesetzt. Es ist weder im körperlichen noch im psychischen Bereich möglich, eine brauchbare Definition von Gesundheit und Krankheit zu liefern. Daran ist die medizinische Wissenschaft immer wieder gescheitert. Ein Beispiel für den Versuch einer Definition findet man beim Gemeinsamen Bundesausschuss der Ärzte und Krankenkassen. Hier wird eine psychische Krankheit definiert *»als krankhafte Störung der Wahrnehmung, des Verhaltens, der Erlebnisverarbeitung, der sozialen Beziehungen und der Körperfunktionen. Es gehört zum Wesen der Störung, dass sie der willentlichen Steuerung durch den Patienten nicht mehr zugänglich ist.«*[231]

Diagnosen erzeugen Handlungsbedarf und ziehen einen Behandlungsplan nach sich. Obwohl sich die Kriterien ständig ändern, verbleibt eine einmal gefasste Diagnose ein Leben lang in den Akten des Patienten. Sie entscheidet, welche Behandlung der Erkrankte erhält, für welche Arbeitsstelle er in Frage kommt, ob er ein Kind adoptieren oder ein Flugzeug steuern darf, in welche Risikogruppe er beim Abschluss einer Lebensversicherung fällt und vieles mehr.

Für bestimmte Krankheiten gibt es in Deutschland »Nationale Versorgungsleitlinien«. Das sind Behandlungsempfehlungen für Ärzte und Psychologen. Sie sollen den Qualitätsstandard sichern und eine einheitliche Versorgung gewährleisten. Die Leitlinie für die unipolare Depression ist im Jahr 2015 in einer neuen Auflage erschienen.[232] Sie empfiehlt, prinzipiell jedes depressive Syndrom mit Antidepressiva zu behandeln. Bei Nichtansprechen gibt die Leitlinie vor, das Antidepressivum mehrfach zu wechseln.

Das widerspricht den wissenschaftlichen Erkenntnissen, nach denen ein häufiger Wechsel der Medikamente für den Patienten gefährlich ist.[233] Früher empfahl die Leitlinie, trauernde Menschen von einer medikamentösen Therapie auszuschließen, diese Empfehlung wurde in der aktuellen Fassung aufgehoben.

»Depressive Episode« lautet die weltweit am häufigsten gestellte psychiatrische Diagnose. Es ist zu befürchten, dass sie zu leichtfertig vergeben wird. Viele Menschen, die unter negativen Gefühlen wie Niedergeschlagenheit, Trauer und Ängsten leiden, fühlen sich von der Diagnose Depression angesprochen und wenden sich mit ihrer Selbsteinschätzung an einen Psychiater. Dieser übernimmt meist die Einschätzung des Patienten, ohne sie zu überprüfen. In den meisten Fällen wird dann eine medikamentöse Therapie empfohlen. Aber nur wenige Patienten profitieren von einer Standardbehandlung nach der Leitlinie. Viele Patienten vertragen die Medikamente nicht. Eine mögliche Wirkung lässt sich nicht vorhersagen. Die Medikamente können die Menschen so schwächen, dass sie ihre Probleme nicht mehr aktiv angehen können. Eine Medikamentierung kann auch dazu führen, den Patienten von der Bewältigung seiner Schwierigkeiten abzulenken. Sie suggeriert ihm, mit der Medikamenteneinnahme sei genug gegen die Krankheit getan.

Unter Psychiatern und Psychotherapeuten gibt es immer wieder Vertreter, die provokant behaupten: *»Depression ist keine Krankheit«*.[234] Bei diesen Ansätzen soll das Leiden der Menschen nicht verharmlost werden. Die Autoren gehen davon aus, das Leid habe eine Ursache und sei nicht krankheitsbedingt. Das kann insofern tröstlich sein, weil dabei den leidenden Menschen nicht zusätzlich das Gefühl vermittelt wird, sie seien psychisch krank.

Auch die Forderung nach einer Individualdiagnose wird

schon seit vielen Jahren immer wieder gestellt.[235] Die Verfechter dieser Methode gehen davon aus, dass jeder Mensch andere Probleme hat, die eine individuelle Behandlung erfordern. Vorgegebene Diagnoseschemata würden der Komplexität menschlichen Verhaltens nicht gerecht und schränkten die Handlungsentscheidungen der Psychiater ein.

In Finnland gibt es eine staatliche Klinik, in der die Patienten mindestens ein halbes Jahr lang keine Diagnose erhalten.[236] Oftmals wird gar keine Diagnose vergeben. Dieses innovative Konzept heißt »Offener Dialog«. Es sieht jeden Fall als einmalig an und verzichtet auf standardisierte Vorgaben. Jeder Patient wird individuell behandelt. Die Angehörigen werden in den Heilungsprozess einbezogen. Dieses psychiatrische System wurde in den 80er Jahren entwickelt und erzielt weltweit die besten Langzeitergebnisse bei psychiatrischen Patienten.[237] Die Patienten erhalten weniger bis gar keine Medikamente, die Krankenhausaufenthalte werden vermieden oder sind deutlich kürzer, und ein hoher Anteil der Patienten erreicht wieder die volle Erwerbsfähigkeit.

Diagnosen sind immer subjektiv gefärbt und abhängig von Kultur, Zeit, Mode und Gesellschaftsordnung. Aus diesem Grund erhält ein Patient bei verschiedenen Ärzten unterschiedliche – bisweilen sogar widersprüchliche – Diagnosen. Der finnische Ansatz, zunächst auf eine Diagnose zu verzichten, erscheint sinnvoll.[238] Er wird dem Umstand gerecht, dass es mit unserem heutigen Wissen unmöglich ist, exakte psychiatrische Diagnosen zu stellen. Genauso unpräzise wie die Diagnosestellung erfolgt auch die Auswahl des »richtigen« Medikaments.

Die Auswahl des passenden Antidepressivums

In Deutschland waren im Jahr 2016 mehr als 26 verschiedene Wirkstoffe als Antidepressiva zugelassen.[239] Sie werden in neun verschiedene Substanzklassen unterteilt. Für die medikamentöse Behandlung von Depressionen stehen dem Psychiater zusätzlich Neuroleptika, Tranquilizer und Schlafmittel zur Verfügung.

Am häufigsten werden SSRIs verschrieben. Fast die Hälfte aller Rezepte gehen auf diese Substanzgruppe zurück. In der anderen Hälfte dominieren Trizyklika, SNRIs, Alpha2-Antagonisten (früher Tetrazyklika) und MAOs. Es gibt noch weitere Stoffgruppen, die jedoch eine untergeordnete Rolle spielen. In der Wirksamkeit unterscheiden sich diese Stoffe nur geringfügig. Alle zielen auf die Veränderung der Botenstoffe Noradrenalin, Dopamin und Serotonin, obwohl es keinen Beleg dafür gibt, dass diese Botenstoffe an einer Depression beteiligt sind. Es ist unmöglich vorherzusagen, was ein Antidepressivum beim einzelnen Menschen bewirkt.

Die Stoffe unterscheiden sich in ihrer Wirkung auf eine Depression kaum, aber es gibt chemische Unterschiede. Jedes Medikament hat innerhalb derselben Substanzklasse seine eigene Entstehungsgeschichte und wird unterschiedlich vermarktet:

SSRI

SSRI ist die Abkürzung für »selective serotonin reuptake inhibitor«. Das bedeutet, es handelt sich um selektive Serotonin-Wiederaufnahmehemmer. Im Nervensystem gibt es einige wenige Zellen, die Serotonin enthalten. Werden sie aktiviert, schütten sie Serotonin in den Zellzwischenraum aus. Über ein Recyclingsystem wird Serotonin von einem Transportmolekül wieder aufgenommen und in eine andere Zelle transportiert. Diese Moleküle werden von den SSRIs blockiert. So verbleibt mehr Serotonin im Zellzwischenraum.

Das Wort selektiv im Namen der SSRIs soll die Besonderheit dieser Substanzklasse betonen. Die Medikamente wurden damit beworben, ausschließlich auf die Serotonintransportermoleküle zu wirken. Anders als bei den älteren Medikamentengruppen sollen der Dopamin- und der Noradrenalinspiegel unverändert bleiben. Lange glaubte man, die Medikamente würden wegen ihrer angeblichen Spezifität weniger Nebenwirkungen verursachen als ihre Vorgänger. Heute weiß man, die SSRIs reagieren keinesfalls nur mit den Serotonintransportern, und es gibt auch nicht nur drei Neurotransmitter. Gut erforscht ist die Funktion von elf anderen Transmittern, insgesamt sind über 100 weitere im Gehirn aktiv[240], die in unterschiedlichem Ausmaß von den Medikamenten beeinflusst werden. An den Nervenzellen befinden sich nicht nur Serotonin-Rezeptoren, sondern wesentlich häufiger cholinerge, adrenerge, glutaminerge, Histamin-, Schmerz-, und Stickoxid-Rezeptoren. Auch mit diesen interagieren die SSRIs.

WIRKSTOFFE: Citalopram, Fluoxetin, Paroxetin, Sertralin, Escitalopram, Vortioxetin, Fluvoxamin

Prozac ist das berühmteste SSRI, jedoch nicht das erste. Das früheste Medikament dieser Art war »Zimeldine«. Es wurde 1969 von dem Nobelpreisträger Arvid Carlsson mitentwickelt. Während die älteren Antidepressiva durch Zufall entdeckt wurden, lag der Entwicklung der SSRIs eine konkrete Idee zugrunde. Carlsson glaubte, über Serotonin ließe sich die Stimmung eines Menschen beeinflussen. Er wollte ein Mittel entwickeln, das gezielt die Konzentration dieses Botenstoffs erhöht. Damit erhoffte er sich, Depressionen effizient beenden zu können, ohne Nebenwirkungen zu erzeugen. Es vergingen zwölf Jahre, bis das Medikament eine Zulassung erhielt. Zimeldine hielt sich nur etwa ein Jahr. Es enttäuschte in der klinischen Erprobung und musste wegen gravierender Nebenwirkungen vom Markt genommen werden. Auch das zweite SSRI »Indalpine« floppte und wurde wegen starker Nebenwirkungen vom Markt genommen. Man hielt dennoch weiter an dem Konzept fest. Das erste Medikament dieser Substanzgruppe, dem die Zulassung nicht entzogen wurde, war Fluvoxamin. Es wurde im Jahr 1983 in der Schweiz zugelassen, fand jedoch keine besondere Beachtung und war weit davon entfernt, die Behandlung von depressiven Patienten zu revolutionieren.

Erst mit dem Markteintritt von Prozac im Januar 1988 gelangten die selektiven Wiederaufnahmehemmer ins Bewusstsein der Öffentlichkeit. Der Erfolg von Prozac inspirierte andere Pharmakonzerne. In den frühen 90er Jahren wurden Paroxetin, Sertralin und Citalopram als weitere SSRI-Wirkstoffe zugelassen und mit groß angelegten Werbekampagnen vermarktet.

SNRI

SNRI ist die Abkürzung für »serotonin noradrenalin reuptake inhibitor«; das bedeutet Serotonin- und Noradrenalin-

Wiederaufnahmehemmer. Diese Medikamente blockieren die Transportermoleküle beider Botenstoffe. Die Wiederaufnahme in die Zelle wird verhindert, dadurch steht der extrazellulären Flüssigkeit zunächst mehr Serotonin und Noradrenalin zur Verfügung.

WIRKSTOFFE: Venlafaxin, Duloxetin

Während es durch aufwendige Werbemaßnahmen gelang, sogar Gesunde zur Einnahme von Antidepressiva zu bewegen, waren die Ärzte in den Kliniken vom Therapieerfolg der SSRIs nicht begeistert. Weil die Wirkung der Medikamente enttäuschte, erinnerten sich die Wissenschaftler an frühere Theorien, nach denen Noradrenalin den Antrieb steigert. So kamen sie auf die Idee, neuartige Antidepressiva nach einem alten Rezept zu entwickeln. Es sollten wieder gleichzeitig der Serotonin- und der Noradrenalinspiegel angesprochen werden, wie bei den alten Trizyklika. Bei der Erprobung erzielten die SNRIs jedoch keine besseren Ergebnisse. Unterschiede zeigten sich dafür im Nebenwirkungsprofil. Im Verzeichnis für unerwünschte Arzneimittelwirkungen fallen auf die SNRIs die meisten Einträge. Sie lösen direkt nach der Einnahme starke Übelkeit aus. Die Gefahr einer Vergiftung durch Überdosierung ist bei ihnen wesentlich höher als bei den SSRIs. Bei bis zu 30 Prozent der bipolaren Patienten wird durch die Medikamente eine manische Episode ausgelöst. Den SNRIs wurde von den Pharmafirmen angedichtet, sie würden nicht nur gegen Depressionen wirken, sondern auch gegen alle Arten von Schmerzzuständen. Dies konnte von namhaften Forschern nicht bestätigt werden.[241] In den USA sind dennoch einige dieser Präparate als Schmerzmittel zugelassen. In Deutschland darf Duloxetin gegen Schmerzen bei diabetischer Polyneuropathie eingesetzt werden.

Das duale Wirkprinzip der SNRIs brachte nur zwei Wirkstoffe hervor. Zuerst wurde 1994 Venlafaxin entwickelt. Wegen der starken Übelkeit, die dieses Medikament verursacht, konnte es erst drei Jahre später in Form eines Retard Präparats nennenswerte Marktanteile erzielen. Retard bedeutet, der Wirkstoff wird verzögert freigesetzt. So war der Stoff besser verträglich, und es musste nur eine Tablette pro Tag eingenommen werden. Auch die Firma Eli Lilly interessierte sich für den kombinierten Mechanismus. Das Patent für ihren Kassenschlager Prozac war im Jahr 2001 ausgelaufen und die Einnahmen sanken. Drei Jahre später gelang es dem Konzern, ein Antidepressivum zuzulassen, das auf diesem dualen Wirkprinzip beruht. Lilly hatte bereits Prozac zu einem Blockbuster gemacht und nutzte diese Erfahrung bei der Vermarktung von Duloxetin. Trotz seiner zahlreichen Nebenwirkungen ist Duloxetin nach wie vor das teuerste Antidepressivum auf dem deutschen Markt. Obwohl die Substanzklasse der SNRIs nur von zwei Wirkstoffen vertreten wird, sind diese sehr erfolgreich. Sie machen zusammen 18 Prozent der Gesamtverordnungen aus.

NaSSA (auch Alpha2-Antagonisten oder Tetrazyklika)

Das steht für »noradrenergic and specific serotonergic antidepressant« und bedeutet noradrenerges und spezifisch serotonerges Antidepressivum. Diese Stoffe setzen nicht an den Transportermolekülen an, sondern direkt an bestimmten Noradrenalinrezeptoren, den sogenannten Alpha2-Rezeptoren. Sie blockieren diese Rezeptoren. Obwohl die Medikamente lediglich an noradrenergen Rezeptoren ansetzen, werden sie zusätzlich als »spezifisch serotonerges« Antidepressivum bezeichnet und vermarktet. Während die verwandten SSRIs und SNRIs die Konzentration der Botenstoffe durch Blockierung erhöhen, sollen die NaSSAs die

Produktion der Transmitter anregen. Zusätzlich hemmen diese Medikamente den Histamin-H1 Rezeptor. Dies erklärt die sedierende Wirkung der Substanzgruppe.

WIRKSTOFFE: Mirtazapin, Mianserin, Maprotilin

Die Alpha2-Antagonisten stellen mit 16 Prozent Marktanteil die nächstgrößere Gruppe der Antidepressiva dar. Der wichtigste Vertreter dieser Klasse ist Mirtazapin. Es wurde 1996 als neuartiges Antidepressivum zugelassen und vermarktet. Tatsächlich handelt es sich bei Mirtazapin um einen alten Bekannten. In chemischer Hinsicht ist dieses Medikament ein Tetrazyklikum und somit ein Abkömmling von Maprotilin, das bereits in den 70er Jahren zugelassen wurde. Die Tetrazyklika haben den Namen von ihrer Vierringstruktur erhalten und sind identisch mit den Alpha2-Antagonisten. Sie wurden in den 60er Jahren entwickelt. Aus Marketinggründen wurde der Name Tetrazyklika Mitte der 90er Jahre in den moderneren Begriff NaSSA geändert. Zu den Tetrazyklika gehört Mianserin, das bereits seit 35 Jahren auf dem deutschen Markt ist. Obwohl Mirtazapin und Mianserin chemische Zwillinge sind, verschwand Mianserin in der Bedeutungslosigkeit. Mirtazapin dagegen wurde später als Neuentwicklung vermarktet und ist derzeit das am zweithäufigsten verschriebene Antidepressivum.

Trizyklika

Trizyklika haben den Namen von ihrer chemischen Struktur erhalten. Sie basiert auf drei Ringen. Nach der Zulassung war der biochemische Mechanismus dieser Stoffe noch zehn Jahre lang ungeklärt. Seit 1968 weiß man, diese Medikamente setzen an den Transportermolekülen an. Genau wie die SNRIs hemmen sie die Wiederaufnahme von Serotonin und Noradrenalin, in manchen Fällen auch von Dopamin. Die Trizyklika wirken nicht nur auf die Transportermoleküle, sondern auch auf zahlreiche andere Neurotransmitter. Sie beeinflussen auch Histamin- und Acetylcholinrezeptoren. Die Wirkung und die Nebenwirkungen der einzelnen Medikamente variieren stark.

WIRKSTOFFE: Amitriptylin, Doxepin, Trimipramin, Amitriptylinoxid, Clomipramin, Opipramol

Trizyklika sind die ältesten antidepressiven Medikamente. Sie entstanden Ende der 1950er Jahre. Das waren Goldgräber-Zeiten für Medikamentenentwickler. Jeder Hersteller konnte damit rechnen, seine Produkte ohne umfangreiche Prüfung kurzfristig auf den Markt zu bringen. Von der ersten Erprobung im Labor bis zum Verkauf in der Apotheke vergingen damals nur wenige Monate. Das änderte sich erst nach dem Contergan-Skandal. In Deutschland wurde daraufhin auf Bundesebene ein Gesundheitsamt eingerichtet, das die Prüfauflagen für Medikamente nach und nach verschärfte. Als weitere Folge dieses Skandals wurde ein Heilmittelwerbegesetz erlassen, das die Arzneimittelwerbung auf Fachzeitschriften einschränkte.

Imipramin wurde als erstes Antidepressivum in dem »Goldenen Jahrzehnt« der Psychopharmakologie entwickelt. Vier Jahre später folgte das zweite trizyklische Antidepressivum Amitriptylin. Dieses unterscheidet sich in chemischer Hinsicht nur so geringfügig von Imipramin, dass es zu einem Patentstreit kam. Heute ist Amitriptylin das umsatzstärkste Medikament der Trizyklika. Es gibt jedoch noch ein paar weitere Vertreter, die auf dieser Struktur basieren: Doxepin, Trimipramin, Clomipramin und Opipramol. Obwohl alle diese Medikamente auf einer Dreiringstruktur beruhen und in den 60er Jahren entwickelt wurden, fallen die klinischen Ergebnisse sehr unterschiedlich aus.

MAOs

MAO steht für MonoAminoOxidase-Hemmer. Die Monoaminooxidase ist ein Enzym, das unter anderem Noradrenalin, Serotonin und Dopamin abbaut. Die MAO-Medikamente blockieren dieses Enzym, so dass weniger Neurotransmitter abgebaut werden.

WIRKSTOFFE: Tranylcypromin, Moclobemid

Die MAO-Inhibitoren werden nur selten eingesetzt. Sie haben eine wechselhafte Geschichte hinter sich. Erst viele Jahre nach ihrer Entwicklung wurden sie als Antidepressiva bezeichnet und angewendet. Ursprünglich handelte es sich bei diesen Stoffen um Hydrazine, ein explosives Gemisch, das im Zweiten Weltkrieg als Raketentreibstoff verwendet wurde. Forscher kamen nach dem Krieg auf die Idee, mit diesem Stoff den Tuberkulose-Erreger zu vernichten. Als Ärzte entdeckten, wie einige Tuberkulose-Patienten trotz ihrer schweren Erkrankung euphorisch wurden, probierten sie dieses Mittel bei psychiatrischen Patienten aus.[242]

Das bereits als Tuberkulose-Medikament zugelassene Marsilid durfte ab 1957 auch zur Bekämpfung von Depressionen eingesetzt werden. Es wurde in den USA als »psychic energizer« verbreitet. Energizer waren Amphetamine wie Speed, Ecstasy und Ritalin, mit denen man seit den 40er Jahren psychiatrische Patienten behandelte. Die Ärzte gingen davon aus, damit eine Verbesserung des »Energiedefizits« ihrer Patienten bewirken zu können. Für die Vermarktung von Marsilid als antriebsteigerndes Mittel half dessen Herkunft als Raketentreibstoff. Wegen schwerer

Leberschäden mit Todesfällen wurde das Medikament 1961 vom Markt genommen. Unter Hochdruck entwickelten die Pharmaforscher zahlreiche Nachfolgepräparate, die alle auf die Monoaminooxidase zielten. Sämtliche Präparate hemmten dieses Enzym stärker als Marsilid, aber keine Substanz hatte eine überzeugende Wirkung auf Depressionen. MAOs werden fast ausschließlich in Kliniken eingesetzt und gelten als Mittel der letzten Wahl.

NDRI

NDRI steht für »norepinephrine-dopamine reuptake inhibitor«; das heißt Noradrenalin-Dopamin-Wiederaufnahmehemmer. In chemischer Hinsicht ist dieser Stoff ein Phenethylamin, eine Vorstufe der Amphetamine. Er soll die Konzentration der beiden Neurotransmitter im Zellzwischenraum erhöhen. Zusätzlich handelt es sich um einen Dopaminagonisten, der die Ausschüttung von Dopamin aktiviert.

WIRKSTOFF: Bupropion

Dieses Arzneimittel wurde erstmals 1966 synthetisiert. Damals sollte ein Antidepressivum entwickelt werden, das nicht wie ein Trizyklikum aussieht, die MAO nicht hemmt und keine anticholinerge Wirkung hat. Herausgekommen ist Bupropion, eine amphetaminähnliche Substanz. 1985 bekam es seine Zulassung in den USA, die jedoch ein Jahr später wieder entzogen wurde. Es war zu tödlich verlaufenden Epilepsien gekommen. Dem Hersteller gelang jedoch im Jahr 1989 die erneute Zulassung. Sie war mit der Auflage versehen, das Medikament nicht höher als 450 mg pro Tag zu dosieren. In Deutschland heißt dieses Antidepressivum Elontril und ist wegen der Epilepsiegefahr nur als Retardpräparat erhältlich.

Zur Unterstützung einer antidepressiven Therapie wird manchmal der Wirkstoff Buspiron verschrieben. Er soll angstlösend wirken. Sein Wirkmechanismus ist unbekannt. Man vermutet, dass das Mittel den Dopamin-D2-Rezeptor blockiert. Auch dieses Medikament ist schon länger auf dem Markt. Es wurde 1986 erstmals zugelassen.

»*Und noch ein typisches Beispiel ist zu nennen: die seltsame Erfolgsgeschichte von Buspiron (Buspar), das einer der Überraschungsbestseller aller Zeiten wurde, obwohl die Wirksamkeit des Medikaments gering bis inexistent ist. Als Buspar auf den Markt kam, sagte ich dem zuständigen Manager der Pharmafirma, ich sei überzeugt, das Medikament werde ein Reinfall, denn es sei völlig wirkungslos. Er gab keine Antwort und lächelte nur wissend – er hatte längst begriffen, was meinen naiven Verständnishorizont damals noch überstieg: Der vermeintlich große Nachteil der geringen (oder nicht vorhandenen) Wirksamkeit wird von der überaus angenehmen Begleiterscheinung, dass Buspar praktisch keine Nebenwirkungen hat, mehr als aufgewogen. Als perfektes, verbraucherfreundliches, kostspieliges Placebo ist das Medikament das Rezept für großartige Gewinne*«[243], schrieb Allen Frances in »Normal«.

Obwohl der Markt für antidepressive Medikamente stetig wächst, gelingt es der Pharmaindustrie nicht, neuartige Antidepressiva hervorzubringen. In den letzten zehn Jahren wurden nur zwei neue Präparate zugelassen. Das eine ist Vortioxetin, ein weiteres, typisches SSRI. Das andere ist Agomelatin, das in Deutschland, Österreich und der Schweiz als Valdoxan verkauft wird. Es ähnelt in seiner Struktur dem körpereigenen Hormon Melatonin und wird als solches beworben. Melatonin reguliert den Tag-Nacht-Rhythmus und beeinflusst die Hautfärbung. Ursprünglich sollte Agomelatin ein Jetlag-Mittel werden, konnte dabei jedoch nicht überzeugen. Auch der Versuch, es als Schlaf-

und Antimigränemittel herauszubringen, scheiterte. Der erste Zulassungsantrag als Antidepressivum wurde wegen fehlendem antidepressiven Effekt ebenfalls abgelehnt.[244] Im Jahr 2009 gelang die Zulassung bei der Europäischen Arzneimittelagentur. Es gilt als das Antidepressivum mit der geringsten Wirksamkeit.[245]

Heute weiß man im Gegensatz zur Entstehungszeit, an welchen Rezeptoren die Medikamente ansetzen. Daraus lässt sich jedoch nicht ableiten, wie eine antidepressive Wirkung zustande kommen soll, erklärt der Fachverband der Psychiater und Psychotherapeuten: »*Über die Mechanismen, durch welche die Wirkung der Antidepressiva zustande kommt, besteht weiterhin Unklarheit. Daher ist es bis heute nicht möglich, verlässlich vorauszusagen, ob und wann ein bestimmter Patient auf ein bestimmtes Antidepressivum ansprechen wird.*«[246]

Der Psychiater hat, wie aufgeführt, die Wahl zwischen SSRI, SNRI, NaSSA, TZA, MAO, NDRI und weiteren Mitteln. Es existiert aber keine Behandlungsempfehlung, welches Mittel für welche Personengruppe geeignet ist. Die Leitlinie Unipolare Depression von 2015 ist dem Arzt keine Hilfe: »*Aufgrund dieser Uneinheitlichkeit der Datenlage und Interpretation verzichtet auch diese Leitlinie auf die generelle Empfehlung eines oder weniger spezifischer Antidepressiva.*«[247]

Dadurch steht der Psychiater bei jedem Patienten vor einer neuen Herausforderung. Der amerikanische Psychiatrieprofessor Daniel Carlat beschreibt dies in seinem Bestseller »Unhinged: The Trouble with Psychiatry«: »*In hohem Maß erfolgt unsere Wahl der Medikamente rein subjektiv, sogar zufällig. Vielleicht befindet sich Ihr Psychiater an diesem Morgen in einer Escitalopram Stimmung, weil er Besuch von einer attraktiven Escitalopram Pharmareferentin hatte. Oder vielleicht ist er in einer Prozac Stimmung, weil einer seiner Verwandten es kürzlich einnahm und es ihm gutgetan hat. In Wahrheit spielt es keine Rolle, welches Antidepressivum ich auswähle, weil alle ziemlich gleich auf die Symptome wirken.«*[248]

Viele Psychiater orientieren sich bei der Wahl des passenden Medikaments an Studien der Pharmahersteller. Bei diesen wird ein Wirkstoff gegen ein Placebo getestet. Dadurch erfährt der Psychiater, ob das Medikament besser wirkt als Placebo. Er erhält jedoch keinen Hinweis, bei welchen Symptomen und Personengruppen dieses Mittel angewendet werden sollte. Der Psychiater ist auch allein gelassen, wenn das gewählte Medikament keine Wirkung erzielt. Es existieren keine Empfehlungen, wie die Mittel effektiv kombiniert werden können.

Aus diesem Grund hat die amerikanische Gesundheitsbehörde ab 2004 die größte und teuerste Studie über Antidepressiva, die es je gab, in Auftrag gegeben. Allein die Vorarbeiten dauerten fünf Jahre. Die Studie umfasste 4041 depressive Patienten und kostete den Staat 35 Millionen Dollar. Das Besondere an dieser Studie war, dass die depressiven Patienten unter naturalistischen Bedingungen behandelt wurden. Das bedeutet, es gab keine Placebogruppen, die Patienten wurden sowohl ambulant als auch in Kliniken betreut, und es durften Zusatzmedikamente verabreicht werden. Im Gegensatz zu den Pharmastudien, bei denen es um die Wirksamkeit des eigenen Medikaments geht, wurden bei dieser Studie über zehn unterschiedliche Wirkstoffe verschiedener Hersteller eingesetzt und miteinander kombiniert. Die Patienten waren informiert, dass keiner ein Placebo erhielt. Dadurch erhoffte man sich mehr Vertrauen in die Behandlung und weniger Therapieabbrüche. Ziel der Studie war, bei allen Teilnehmern eine Symptomfreiheit zu erzielen, die mindestens ein Jahr andauern sollte. Auch das ist ein großer Unterschied zu den künstlichen Studien der Pharmaindustrie. Sie sind häufig nur über sechs Wochen konzipiert. Man nannte diese außergewöhnliche Studie STAR*D, übersetzt bedeutet dies: »Aufeinanderfolgende Behandlungsschritte zur Linderung von Depressionen«. Da Psychiater seit Jahren beklagen, die Medikamente würden bei vielen Patienten keine Wirkung zeigen, lautete die Kernfrage von STAR*D: Welches ist der beste nächste Schritt, wenn durch die medikamentöse Erstbehandlung keine Besserung erzielt wird?

Die beteiligten Psychiater hatten einen Behandlungsplan entworfen, bei dem der Patient nach erfolgloser Medikamenteneinnahme in eine nachfolgende Stufe aufgenommen wurde. Bei erfolgreicher Behandlung wechselte der Patient in eine zwölfmonatige Beobachtungsgruppe. In dieser Zeit wurde der Patient individuell weiterbehandelt. Insgesamt gab es vier Therapiestufen. Anfangs wurden sämtliche der 4041 Patienten mit Citalopram behandelt. Bei Nichtanschlagen der Therapie durften die Patienten selber entscheiden, in welches Stufenprogramm sie als nächstes aufgenommen werden wollten. In früheren Studien hatte man die Erfahrung gemacht, dass über die Hälfte der Patienten wegen starker Nebenwirkungen die Studien abbrachen. Um einen Anreiz zu schaffen, bekamen die Teilnehmer von STAR*D bei jeder Evaluation 25 Dollar bezahlt. Die Evaluationen erfolgten anhand eines Fragebogens und wurden regelmäßig durchgeführt. Trotzdem brachen 1367 Patienten die Behandlung ab. Das ist mehr als ein Drittel. Die meisten Abbrüche erfolgten bereits im ersten Therapieschritt unter Citalopram.

Den Aufbau der Studie kann man am besten anhand einer fiktiven Patientin beschreiben. Wir nennen sie Susanne Schneider. Im ersten Schritt würde Susanne 12 bis 14 Wochen lang mit Citalopram behandelt werden. Sollten sich bei Susanne in dieser Zeit die Symptome zurückbilden, käme sie in eine 12-monatige Beobachtungsgruppe. Bei Susanne ist dies nicht der Fall. Im nächsten Schritt hat sie fünf verschiedene Behandlungsalternativen. Sie kann entscheiden, ob sie weiter mit Citalopram behandelt werden will und zusätzlich entweder Bupropion oder Buspiron einnehmen möchte. Oder sie kann zu einem anderen Medikament wechseln. Hier hat sie die Auswahl zwischen der Monotherapie mit Sertralin, Venlafaxin oder Bupropion. Ihren Therapieschritt muss Susanne nun weitere 12 Wochen beibehalten. Nach Ablauf dieser Zeit wird der Behandlungserfolg überprüft. Hat sich die depressive Symptomatik zurückgebildet, wechselt Susanne für ein Jahr in eine Beobachtungsgruppe. Stellen wir uns vor, die Symptome von Susanne bestehen weiterhin, so wie das auch bei 748 Patienten in dieser Stufe der Fall gewesen ist. Dann stehen ihr in dieser Stufe jetzt vier Behandlungsoptionen zur Verfügung. Entweder wechselt sie auf Nortriptylin oder Mirtazapin. Sie kann sich aber auch entscheiden, ihr vorheriges Medikament weiter einzunehmen und es mit Lithium oder einem Schilddrüsenhormon zu kombinieren. Wieder wird 12 Wochen abgewartet. Die Ergebnisse zeigten, dass mit jeder Stufe die Wahrscheinlichkeit auf eine Besserung sank. Im vierten Schritt kann Susanne zwischen Tranylcypromin und einer Medikamentenkombination aus Venlafaxin und Mirtazapin wählen. Wenn jetzt bei Susanne eine Gesundung erreicht wird, würde sie noch weitere zwölf Monate beobachtet werden. Eine weitere Therapieoption stand nicht zur Verfügung.

Die erste Auswertung der STAR*D-Studie erfolgte nach zwölf Wochen. Man hatte sich vorab geeinigt, die Hamilton-Skala als Maßstab zu verwenden. Nach dieser hatten nur 27 Prozent aller Teilnehmer eine Besserung durch die Behandlung mit Citalopram erfahren. Das war ein niederschmetterndes Ergebnis, das niemand erwartet hatte. Denn in sämtlichen Studien der Pharmaindustrie erzielten die Placebos eine deutlich höhere Quote. Durchschnittlich erreichen 37 Prozent der Patienten in Placebogruppen eine Besserung.[249] Um die Quote der Besserung durch Antidepressiva-Gabe etwas ansehnlicher zu machen, wurde nachträglich eine andere Depressions-Skala herangezogen, die das Ergebnis auf 33 Prozent verbesserte. Manche Fachleute haben die Ergebnisse beider Skalen gemittelt und kamen dadurch auf 30 Prozent. Dies ist das offizielle Endergebnis über die Effizienz der Antidepressiva über einen Zeitraum von drei Monaten.

Die Ernüchterung wurde noch größer, als man den Blick auf die Langzeitgruppe richtete. In der zwölf-monatigen Beobachtungszeit wollte man prüfen, wie lange die medikamentös verursachte Besserung anhielt. Das gehörte zu den Hauptfragen der STAR*D Studie. Die Antwort lautete: Von den 1475 Patienten, die im ersten Schritt eine Besserung erfahren hatten, blieben nur 108 im ersten Jahr stabil.[250] Die anderen erlitten Rückfälle. Zusammen mit den Menschen, die die Therapie abgebrochen hatten und denen, die in diesem Schritt keinen Behandlungserfolg erlebten, ergibt sich eine erschütternde Bilanz. Demnach konnten 97 Prozent der depressiven Patienten nicht von einer Erstbehandlung mit Antidepressiva profitieren. Mit jeder Behandlungsstufe sank kontinuierlich der Anteil derer, die Symptomfreiheit erreichten.

Eine andere Aufgabe der Studie war, Anhaltspunkte zu finden, welches Medikament bei bestimmten Gruppen am besten wirkte. Daher wurden vorab von allen Teilnehmern sämtliche demografischen Merkmale erfasst. Dazu gehörten Geschlecht, Alter, Beruf, Bildung, Vermögensstand, Familie, ethnische Herkunft und vieles mehr. Man stellte fest, es gab in der Tat Voraussetzungen, die eine Heilung begünstigten.

Besonders hilfreich schien ein gesichertes Einkommen, eine gute Bildung und eine befriedigende Arbeit zu sein. Das legte den Forschern den Schluss nahe, dass die Zurückbildung der Symptome eher an stabile Lebensverhältnisse gekoppelt war als an die Einnahme von Tabletten.

Ursprünglich versprach man sich von STAR*D, wirksame Behandlungsstrategien zu entdecken. Man hatte angenommen, ein Medikament oder eine Medikamentenkombination würde sich als besonders erfolgreich erweisen. Umgekehrt hätte sich auch ein Medikament als besonders wirkungslos zeigen können, so wie manche das von dem Mittel Buspiron erwartet hätten. Nichts davon ist auch nur ansatzweise eingetreten. In der wichtigsten Zusammenfassung der STAR*D Ergebnisse ist zu lesen: »*Wenn man das Medikament wechselt, spielt es eine Rolle, welches man gibt? Nein.*« – »*Wenn man ein zusätzliches Medikament verabreicht, spielt es eine Rolle, welches das ist? Wieder nein.*« – »*Lässt sich aussagen, ob es besser ist das Medikament zu wechseln oder ein zusätzliches Medikament zu geben? Nein.*«[251]

Der Sinn der größten und teuersten Studie über die Therapie von Depressionen war es, eine Behandlungsempfehlung auszusprechen. Das konnte nicht erreicht werden. Der Wunsch, Psychiatern bei der Auswahl des passenden Antidepressivums zu helfen, ließ die Forscher auch nach STAR*D nicht los. Sie versuchten diese Frage mit genetischen Untersuchungen zu beantworten. Im Jahr 2010 untersuchten britische Forscher das Genmaterial von 706 Menschen. Sie wollten wissen, ob es eine genetische Veranlagung gibt, nach der bestimmte Menschen eher auf TZAs oder auf SSRIs ansprechen.[252] Die Daten der STAR*D Studie waren ebenfalls für diese Untersuchungen gut geeignet. Knapp die Hälfte der Teilnehmer hatte einer genetischen Erfassung zugestimmt. Man erhoffte sich Informationen zu erhalten, welcher Gentyp am besten auf die Behandlung mit Citalopram ansprach.

In Deutschland versuchten Forscher des Max-Planck-Instituts für Psychiatrie ebenso herauszufinden, ob sich bei Patienten, die schnell auf eine medikamentöse Therapie ansprachen, ein bestimmter Gentyp feststellen ließ.[253]

Obwohl alle aufgeführten Ansätze sehr vielversprechend sind, konnte keine genetische Variante entdeckt werden, die die Effektivität von Antidepressiva vorhersagbar macht.[254]

Schon vor 100 Jahren standen die Psychiater vor der Qual der Wahl. Eugen Bleuler gilt als einer der Väter der modernen Psychiatrie. Im Jahr 1908 beschrieb er das Dilemma der Psychiater:

> *»Wir verschreiben den Patienten auf Rezepten und den Ärzten in unseren Lehrbüchern eine Menge Mittel, von denen wir nicht wissen, ob sie nötig oder nützlich, ja oft nicht recht, ob sie schädlich sind und stellen sie häufig nebeneinander, ohne den relativen Wert derselben zu kennen. Und was das Schlimmste ist, wir tun nicht alles Erdenkliche, um aus diesem Zustande herauszukommen.«*[255]

Heute kann man nicht mehr behaupten, die Forscher hätten nicht alles Erdenkliche getan, um herauszufinden, welches Mittel bei welchen Patienten anzuwenden ist. Gelungen ist das bis heute nicht. Bleuler empfahl einen Ausweg, die sogenannte Udenustherapie. »Ouden« kommt aus dem Altgriechischen und bedeutet »Nichts«, also: »Nichtstherapie«. Er empfahl seinen Kollegen, dass die beste Therapie mitunter im Abwarten liegt.

Pillenhistorie

Die Erfindung des ersten Antidepressivums

In einem Hotelzimmer in Zürich trafen sich im März 1955 der Schweizer Provinzpsychiater Roland Kuhn und Robert Domenjoz.[256] Domenjoz war der Chefpharmakologe der Firma J. R. Geigy aus Basel. Es sollte ein neues, möglichst erfolgreiches Medikament entwickelt werden. Die beiden hatten erlebt, wie zwei Jahre zuvor das erfolgreichste neuartige Medikament der Psychiatriegeschichte erfunden wurde, das erste Neuroleptikum: Megaphen (Chlorpromazin). Dieses Medikament hat die Behandlung von psychisch kranken Menschen auf der ganzen Welt revolutioniert. Kuhn war von Megaphen begeistert, und dem Schweizer Pharmakonzern schwebte die Entwicklung eines eigenen Neuroleptikums vor. Dass in diesem Hotelzimmer der Grundstein für das erste Antidepressivum der Welt gelegt wurde, ahnten die beiden Schweizer damals nicht.

150 Jahre zuvor war Deutschland die federführende Kraft der Psychiatrie. Der kanadische Historiker Edward Shorter beschreibt in seiner »Geschichte der Psychiatrie« die Zeit von 1800 bis 1900 als das »deutsche Jahrhundert«, in dem die Deutschen dieses Fachgebiet »absolut dominierten«.[257] Die Geburt der Psychiatrie als Wissenschaft wird allgemein

auf das Jahr 1811 datiert. In diesem Jahr wurde erstmals an der Leipziger Universität das Fach »Seelenheilkunde« unterrichtet. Fünf Jahre später, 1816, entstand in Halle der weltweit verwendete Begriff »Psychiatrie«. Die deutschen »Irrenärzte« haben sich erstmals systematisch mit psychischen Erkrankungen beschäftigt und sich für eine menschenwürdige Betreuung eingesetzt. In dieser Zeit wurde der Gedanke geboren, man könne psychisch Kranke nicht nur verwahren, sondern auch heilen. Aus den »Tollhäusern« wurden »Heil-Anstalten«. Deutschland entdeckte seine Fürsorge für psychisch kranke Bürger. Für sie wurden schlossartige, herrschaftliche Gebäude erbaut, die von großen Parks umgeben waren. Damals entstanden die »mustergültigen« Heilstätten Sonnenschein bei Sachsen, die Siegburg im Rheinland und die Illenau in Baden. In dieser Atmosphäre fand ein reger Austausch statt, aus dem zahlreiche berühmte Ärzte hervorgingen. Einer von ihnen war Wilhelm Griesinger. Er hatte sich mit Immunologie beschäftigt, bevor er sich den psychischen Erkrankungen widmete. Sein Anliegen war es, die Psychiatrie auf eine naturwissenschaftliche Basis zu heben. Er prägte die Ansicht, psychische Krankheiten seien Gehirnerkrankungen und als solche zu behandeln. Griesinger begründete die naturwissenschaftlich geprägte Psychiatrie und verfasste ein viel beachtetes Standardwerk: »Die Pathologie und Therapie der psychischen Krankheiten«. Als bedeutendster Psychiater des 20. Jahrhunderts gilt Emil Kraepelin. Er wird von Historikern als »Vater der modernen Psychiatrie« bezeichnet. Er führte die statistischen Methoden ein und betrieb systematische Forschung. Dafür beobachtete er die Symptome, den Krankheitsverlauf sowie den Krankheitsausgang der Patienten. Aus seinen Beobachtungen entstand die bis heute gültige Trennung zwischen depressiven und schizophrenen Patienten. Vor Kraepelin galten die meisten psychischen Krankheiten als voranschreitende Einheitspsychose, an deren Ende die Verwahrlosung des Patienten stand. Kraepelin befreite die Depressiven von dieser Last. Er beschrieb die Erkrankung als gut heilbar. Kraepelin führte die psychologische Führung durch Pfleger ein. In seiner Klinik wurden aus den ehemaligen »Wärtern« psychiatrische Pfleger. Die Reformanstalten in Deutschland wurden Jahrzehnte später von der gesamten Welt kopiert. Die theoretischen Ansätze dieser Zeit sind bis heute prägend. Doch mit der Entwicklung der Antidepressiva hatte Deutschland nichts zu tun.

Kuhn und Domenjoz dachten bei ihrem Treffen auch nicht an die Entwicklung eines Antidepressivums. Eine solche Substanzklasse existierte zu diesem Zeitpunkt nicht. Der Chefpharmakologe von Geigy legte Kuhn die Strukturformeln von 40 Iminodibenzylen vor. Dabei handelte es sich um chemische Verbindungen, die seit der Jahrhundertwende im Archiv von Geigy schlummerten und für die der Konzern bislang keine Verwendung gefunden hatte. Der hoch motivierte Kuhn sollte auswählen, mit welcher Variante er seine Anstaltspatienten in der Schweiz behandeln wollte. Kuhn war damals 43 Jahre alt und bereits seit 16 Jahren an derselben Klinik tätig. Er wollte Teil der Neuroleptika-Revolution sein und hatte sich aktiv an den Schweizer Konzern gewendet. Bei dem Treffen wählte er eine Verbindung aus, die auf drei Ringen basierte und die gleiche Seitenkette besaß wie Chlorpromazin, das berühmte Neuroleptikum. Die Testsubstanz hieß G22335. Das neue Medikament sollte sich chemisch von Chlorpromazin unterscheiden, von der strukturellen Ähnlichkeit erhoffte Kuhn sich eine gleichartige Wirkung. Mehrere Monate behandelte Kuhn ausschließlich schizophrene Patienten mit dem Mittel und legte kurze Zeit später seine Berichte vor.

Bei der Auswertung dieser Testphase ließen sich viele Nebenwirkungen, aber keine neuroleptische Wirkung feststellen. Den Mitarbeitern der Firma Geigy waren jedoch die Notizen einiger Krankenschwestern aufgefallen. Diese beschrieben, wie zuvor ruhige Patienten nach der Einnahme aufgedrehter als vorher waren. Ein Patient war aus der Klinik ausgebrochen und, nur mit einem Nachthemd bekleidet, laut singend auf einem Fahrrad ins Nachbardorf gefahren. Ein Manager der Firma regte deshalb an, das Mittel bei sämtlichen psychiatrischen Patienten zu testen. Am 12. Januar 1956 begann Kuhn, mit dem neuartigen Mittel die depressive Patientin Paula J. F. zu behandeln. Sechs Tage später war die Patientin symptomfrei. Daraufhin behandelte er zwei weitere depressive Patientinnen, die ebenfalls innerhalb weniger Tage gesundeten. Kuhn war sich sicher, das erste antidepressive Medikament der Welt entdeckt zu haben. Im Februar schrieb er einen euphorischen Bericht an die Firma Geigy: »*Die Wirkung von G22335 auf depressive Zustände tritt bei bestimmten Fällen schlagartig nach einer Behandlung von 2–3 Tagen ein und ist dann gleich voll ausgeprägt, so daß man sagen muß, die ganze Depression sei verschwunden.*«[258]

Doch die Firma Geigy reagierte nicht. Es dauerte ein ganzes Jahr, bis es zu einem weiteren Treffen mit Kuhn kam. Dieses verlief für ihn unbefriedigend, denn der Pharmakonzern hatte intern über Kuhns Ergebnisse diskutiert. Ohne sich mit ihm zu besprechen, hatten sie das Mittel zahlreichen anderen Psychiatern für die klinische Erprobung überlassen. Kein anderer Psychiater hatte eine stimulierende Wirkung bei diesem Medikament festgestellt. Deshalb glaubten die Manager nicht an einen vermeintlichen »antidepressiven« Effekt. Kuhn war sichtlich enttäuscht und pries dem Konzern immer wieder sein neues Wundermittel an. Anfangs fragten sich die Manager, ob sie etwas übersehen hätten.

Sie luden externe Berater ein, um die Unterlagen erneut zu prüfen. Aber keiner dieser kostspieligen Experten konnte sich vorstellen, aus Kuhns Testsubstanz könnte jemals ein marktfähiges Medikament werden.

Das Aus für G22335 war bereits beschlossen, als am 7. April 1957 in der Sonntagsausgabe der New York Times ein großer Bericht über ein Tuberkulose-Mittel erschien, das erfolgreich gegen Depressionen wirkte.[259] In der Schweiz, bei den Managern von Geigy, löste dieser Artikel Überraschung aus. Der Konzern erkannte die Zeichen der Zeit und erinnerte sich an den insistierenden Psychiater Kuhn. Die Manager beauftragten ihn, die Substanz noch einmal an 300, diesmal ausschließlich depressiven Patienten zu testen. Der Entschluss, das Medikament zuzulassen, war damit getroffen. Es sollten lediglich Nebenwirkungen ausgeschlossen werden. Kuhn fertigte einen Bericht an und bescheinigte dem Mittel eine herausragende Wirkung. Er war der Erste, der dieses Mittel als »Anti-Depressivum« bezeichnete und dadurch den Begriff prägte. Der Konzern blieb skeptisch. Die Manager entschieden, das Medikament vorsichtshalber nicht als »Anti-Depressivum« zu vermarkten, wie Kuhn vorgeschlagen hatte, sondern als »Thymoleptikum«. »Thymoleptisch« bedeutet stimmungshebend. Geigy nannte den Wirkstoff »Imipramin« und verkaufte das Medikament unter dem Handelsnamen »Tofranil«. Wegen seines sonderlichen Charakters entband der Konzern Kuhn kurze Zeit später von den Vermarktungsschritten und setzte auf andere, überzeugendere Psychiater. Kuhn gilt bis heute als Erfinder des ersten Antidepressivums.

Diesen Titel hätte ihm nur der amerikanische Psychiater Nathan S. Kline streitig machen können. Er war die Hauptfigur in dem Artikel der New York Times, der die Wende in der Schweiz herbeigeführt hatte. Kline gehörte zu den einflussreichsten Psychiatrieforschern der 50er und 60er Jahre. Als einziger Forscher der Welt wurde er zweimal mit dem Lasker Award für klinische Forschung ausgezeichnet. Das ist Amerikas bedeutendster Preis für Mediziner. Kline begann seine psychiatrische Tätigkeit 1952 am Rockland State Hospital in unmittelbarer Nähe von New York City. Die Anstalt hatte zu diesem Zeitpunkt einen schlechten Ruf. Sie war der Handlungsort des ersten psychiatriekritischen Films »The Snake Pit« (Die Schlangengrube) von 1948. Um das Renommee und die darniederliegende Arbeitsmoral der Mitarbeiter zu heben, wurde der charismatische 36-jährige Kline eingestellt. Für ihn wurde der Posten eines Forschungsleiters geschaffen, eine Investition, die sich auszahlte. Innerhalb kurzer Zeit baute Kline ein multinationales Netzwerk auf, dem wichtige Mediziner, Pharmaunternehmer, Banker und Journalisten angehörten. Kline verhalf der Klinik zu weltweitem Ansehen und etablierte ein bedeutendes Forschungsinstitut, unter seiner Leitung standen zeitweilig 300 Mitarbeiter. Kline hatte von Versuchen mit Tuberkulosepatienten auf Staten Island, einer kleinen Insel vor New York, gehört. Dort waren die Patienten nach der Einnahme eines neuen Tuberkulosemittels euphorisch geworden. Er wollte dieses Mittel an den Patienten seiner Klinik testen. Beim Pharmakonzern Hoffman-La Roche, der das Mittel vertrieb, stieß Kline zunächst auf verschlossene Türen. Roche hatte zu diesem Zeitpunkt kein Interesse an einer weiteren klinischen Erprobung. Dem Unternehmen lagen Daten über schwere Nebenwirkungen vor. Kline war zu diesem Zeitpunkt ein einflussreicher Forscher, und die Substanz hatte bereits seit 1952 eine Marktzulassung als Tuberkulosemedikament. Roche gab nach, und Kline konnte mit seiner Testreihe beginnen.

Er verabreichte die Testsubstanz insgesamt 17 Patienten.

Acht litten unter Schizophrenie, die anderen galten als depressiv. Seine Arbeitsgruppe bescheinigte dem Mittel eine sehr gute, aktivierende Wirkung. Das allein war keine Meldung wert, weil das Medikament bereits seine Zulassung als »Energizer« hatte. Auch andere Psychiater hatten mit dieser Substanz Testreihen angefertigt. Das Besondere an Klines Arbeitsgruppe war, dass sie den Wirkmechanismus des Stoffes aufdecken konnte. Er hemmt die Monoaminooxidase, ein Enzym, das im Körper die Botenstoffe Noradrenalin, Dopamin und Serotonin abbaut. Diese Nachricht war eine Sensation. Zum ersten Mal hatten Forscher bei einem psychiatrischen Medikament einen biochemischen Mechanismus entdeckt.

Jedoch bei dem falschen Medikament. Das Mittel, das seinerzeit die ausgelassene Stimmung auf Staten Island verursacht hatte, war Rimifon. Der Pharmakonzern hatte jedoch für Klines Testreihe das verwandte Marsilid ausgehändigt. Das hatte interne Gründe. Rimifon war erstmals 1911 in Prag hergestellt worden, daher konnte kein Patentschutz angemeldet werden. Somit war es finanziell uninteressant für den Pharmakonzern. Roche entschied sich für alle weiteren Schritte auf das verwandte Marsilid zu setzen, auf das sie ein Patent besaßen. Obwohl in der chemischen Strukturformel der beiden Medikamente nur ein geringer Unterschied besteht, unterscheiden sie sich in ihrer Wirkung im Gehirn. Nur Marsilid wirkt auf die Monoaminooxidase. Rimifon, das Wundermittel von Staten Island, hat keine Auswirkung auf dieses Enzym.[260]

Es ist unklar, ob Kline wusste, dass der Pharmakonzern ihm nicht Rimifon zur Testphase überlassen hatte, sondern Marsilid. Kline war damals ein hoch dotierter Forscher mit starker Überzeugungskraft. Es gelang ihm, Marsilid berühmt zu machen. Innerhalb von kurzer Zeit bekamen

400 000 depressive Patienten seinen »Energizer«. Die Vermarktung als »Seelenkraftverstärker« mit Ursprung als Raketentreibstoff wirkte so überzeugend, dass auch eine Nachfrage bei gesunden Menschen entstand. Im Jahr 1961 nahm die FDA das Medikament wegen schwerer Leberschäden mit vielen Toten vom Markt.[261] Trotzdem bekam der Psychiater Nathan Kline drei Jahre später »*für die Einführung und die Verwendung von Marsilid für die Behandlung von schweren Depressionen*« seinen zweiten Lasker Award verliehen.[262] Für diese Auszeichnung musste Kline einen hohen Preis zahlen. Ihr folgte ein 17 Jahre andauernder Rechtsstreit, an dessen Ende Kline den Preis mit einem Kollegen teilen musste und auf den gesamten Gerichtskosten in Höhe von 20 000 Dollar sitzen blieb. Kline starb im Alter von 66 Jahren an den Folgen einer Herzoperation. Kuhn blieb Zeit seines Lebens enttäuscht von der fehlenden Anerkennung für die Entdeckung von Imipramin. Er verbrachte sein gesamtes Arbeitsleben in derselben Klinik und wurde 93 Jahre alt. Obwohl er als Entdecker des ersten Antidepressivums gilt, scheint er nicht an dessen spezifische Wirkung geglaubt zu haben. Er setzte Imipramin in seiner Klinik für nahezu jede psychiatrische Erkrankung ein.

In Amerika wurde ein »psychic energizer« entwickelt und in der Schweiz ein Thymoleptikum, trotzdem glaubte in jenen Jahren kaum ein Arzt, man könne mit einem Medikament Depressionen heilen. Das sollte sich erst durch die Entwicklung und die geschickte Vermarktung von Amitriptylin ändern. Amitriptylin entstand als geringfügig abgewandelte Kopie von Imipramin. Ursprünglich sollte es, genau wie Imipramin, ein Neuroleptikum werden. Dies verhinderte der amerikanische Psychiater Frank Ayd. Er war einer der wenigen Zuhörer eines Konferenzbeitrags von Roland Kuhn, als dieser in der Schweiz Imipramin vorstellte.

Ayd hatte zahlreiche depressive Verwandte und war von der Idee eines Antidepressivums sehr angetan. Als er von der Firma Merck mit der Strukturformel von Amitriptylin konfrontiert wurde, schlug er eine Prüfung des Medikaments als Antidepressivum vor.[263] Merck willigte ein und machte ihn zum leitenden Forscher dieser klinischen Prüfung. Bis zur Zulassung im Jahr 1961 vergingen nur wenige Monate.

Um Amitriptylin erfolgreich zu vermarkten, beschloss die Firma, die Krankheit Depression ins Bewusstsein der Öffentlichkeit zu bringen. Sie beauftragte Ayd, das passende Lehrbuch zum Medikament zu verfassen. Dieses Werk sollte Allgemeinärzten und Psychiatern helfen, eine Depression zu erkennen. Es trug den Titel »Recognizing the Depressed Patient«,[264] wurde in großer Auflage gedruckt und kostenlos an Arztpraxen verteilt. Auch am Bewusstsein des Patienten wurde gearbeitet. Dem Patienten sollte vermittelt werden, er leide an einer Erkrankung, für die es ein Medikament gibt. Die Marketingstrategen verfielen einer Idee, die ihresgleichen sucht: Sie brachten eine Schallplatte mit Bluesballaden heraus. Während des Genusses der Musik von Duke Ellington, Louis Armstrong und Nat »King« Cole konnte sich der Zuhörer im Inlett der Platte über die Vorzüge von Amitriptylin informieren. Die mehrgliedrige Kampagne hatte Erfolg. Amitriptylin ist bis heute eines der meistverkauften Antidepressiva.

Die Idee, man könne die Ursachen einer Depression chemisch behandeln, war in der Welt. Dennoch sollten weitere 26 Jahre bis zum Siegeszug der Antidepressiva vergehen, denn die 60er und 70er Jahre waren das Zeitalter von Valium.

Der Siegeszug der Antidepressiva

»Mother's little Helper« heißt ein berühmtes Lied der Rolling Stones. Es geht um eine überforderte Mutter, der eine kleine gelbe Tablette helfen soll, ihren Alltag zu bewältigen. Die kleine gelbe Tablette ist Valium. Diese Pille veränderte das Lebensgefühl der 60er Jahre. Sie wirkte entspannend und angstlösend. Für angetriebene Zeitgenossen war sie ein effizientes und unverzichtbares Schlafmittel. Die Wirkung setzte unmittelbar nach der Einnahme ein. Im Vergleich dazu waren die Antidepressiva chancenlos. Mit Valium verfügte man über ein effektives Mittel gegen Angst. Das hatte zur Folge, dass man damals fast alle psychischen Krankheiten als Angststörungen diagnostizierte. Man vermutete, Angst sei auch der Grund für die Ausbildung einer Depression. Bis in die 80er Jahre waren Tranquilizer wie Valium, Librium und Tavor Mittel der ersten Wahl für depressive Patienten. Lange Zeit war Valium das erfolgreichste Medikament der Welt. Im Jahr 1979 wurden 2,3 Milliarden Tabletten verkauft, damit hätte die halbe Menschheit behandelt werden können.

Das Jahr 1979 markiert zugleich den Höhepunkt wie auch den Wendepunkt des Valiumzeitalters. Die erfolgreiche Fernsehproduzentin Barbara Gordon veröffentlichte in diesem Jahr einen schonungslosen Bericht über ihre Valiumsucht: »Ich tanze so schnell ich kann«.[265] Die Resonanz auf das Buch war groß. Es wurde später verfilmt. Viele Menschen konnten sich mit Gordons Darstellung identifizieren.

Die Medien nahmen sich des Themas an, und es häuften sich Horrorgeschichten von Süchtigen. Der Ruf von Valium begann zu bröckeln. Auch in der Wissenschaft begann man umzudenken. Forscher beklagten, Tranquilizer würden Patienten in Zombies verwandeln und warnten vor der massenhaften Verschreibung.[266] Zuletzt intervenierte die Politik. In den USA kam es zu Anhörungen im Senat, und in Deutschland wurde 1981 ein neues Betäubungsmittelgesetz verabschiedet.

Dabei waren die Probleme von Valium von Beginn an bekannt. Bereits in dem Lied der Rolling Stones aus dem Jahr 1966 wurden sie thematisiert. Die überreizte Hausfrau bittet ihren Arzt in diesem Song um immer mehr Tabletten, am Ende des Liedes stirbt sie an einer Überdosis. Die kleine gelbe Pille hatte gravierende Nachteile. Sie erzeugte eine Sucht, und die Persönlichkeit veränderte sich. Eine Überdosierung der Tabletten konnte tödliche Atemlähmung verursachen.

Die Nachteile von Valium wurden zum Motor einer neuen Tablettengeneration. Es sollte ein Wirkstoff gefunden werden, von dem man behaupten konnte, er würde keine Sucht erzeugen, die Persönlichkeit nicht verändern und bei Überdosierung nicht tödlich wirken. Mit einem solchen Mittel wollten die Pharmakonzerne die Lücke füllen, die durch den Einbruch der Verkaufszahlen von Valium entstanden war.

Die Produkteigenschaften waren also bekannt, bevor sich der Konzern Eli Lilly im Jahr 1979 auf die Suche nach einem passenden Wirkstoff machte. Die berühmte Werbeagentur Interbrand gestaltete den zweckdienlichen Namen. Das Mittel sollte für Aktivität sorgen: PRO ACtivity. Das »Z« in der Mitte von »ProZac« fügte die Agentur für den dynamischeren Klang hinzu. Doch das »Goldene Zeitalter« der schnellen Zulassungen war vorüber. Bis der Konzern seinen neuen

Wirkstoff auf den Markt bringen konnte, sollten noch acht Jahre vergehen. Damit hatten die Macher nicht gerechnet. Prozac ist jahrelang von allen staatlichen Prüfinstanzen abgelehnt worden. Die Behörden in den USA, in Schweden, in Norwegen und in Deutschland hielten das Medikament für wirkungslos und schlecht verträglich.

Doch der Entschluss war gefasst. Die Manager waren durch den unglaublichen Erfolg von Valium inspiriert und fest entschlossen, einen ähnlichen Blockbuster auf den Markt zu bringen. Während die Produktmanager an allen Fronten um die Zulassung von Prozac kämpften, nutzten die Marketingstrategen die Zeit, um die größte Kampagne für ein Medikament zu entwickeln, die es je gab. Das führte zu einer absurden Situation. Die Patienten verlangten nach Prozac, bevor das Mittel überhaupt im Handel war. Das Medikament war bereits ein Erfolg, bevor es zugelassen war.

Die Manager des Konzerns überließen nichts dem Zufall. Sie hatten die erfolgreiche Vermarktung von Amitriptylin beobachtet. Nicht nur das Medikament, sondern auch die zugehörige Krankheit musste vermarktet werden. Depressionen sollten eine salonfähige Krankheit werden. Dazu mussten sie aus dem Dunstkreis der Angststörungen, in die sie in den 70er Jahren gerutscht waren, befreit werden. Lilly investierte Millionen in die »Depressionsforschung«. Der Konzern unterstützte unter anderem ein Programm, mit dem Hausärzte lernen sollten, eine Depression von einer Angsterkrankung zu unterscheiden. Das Programm hieß DART (Depression, Awareness, Recognition, Treatment).

Lilly brachte eine Broschüre über die Erkrankung heraus mit dem Titel: »*Depression: What you need to know about it*«. Sie erschien in einer Auflage von acht Millionen Exemplaren und wurde kostenlos verteilt. Lilly druckte 200 000 Poster, die für Arztpraxen vorgesehen waren. Das war ein beispielloser Aufwand für ein verschreibungspflichtiges Arzneimittel. Und Lilly dachte auch an die Konsumenten. Der Konzern unterstützte mehrere Patienteninitiativen mit finanziellen Mitteln, er sorgte für die Räumlichkeiten, verteilte Broschüren und stellte Ansprechpartner zur Verfügung. Mit diesen Anstrengungen gelang Lilly der Traum eines jeden Konzerns. Sie bearbeiteten einen unentdeckten Markt und bauten ihn systematisch aus.

Nur wenige Jahre nach dem Markteintritt von Prozac gab es kaum einen Fachmann, der Depressionen nicht für eine der größten Heimsuchungen der Menschheit hielt.[267] Lilly konnte die Welt überzeugen, Depressionen seien eine Erkrankung, für die es Medikamente gibt. Früher wusste man, insbesondere leichte Depressionen enden von allein, ohne dass Medikamente nötig sind. Über Jahrhunderte hinweg standen depressive Patienten nicht im Fokus der öffentlichen Wahrnehmung. Heute gilt weltweit jeder fünfte Mensch als depressiv.[268]

Die Überzeugungsarbeit von Lilly fiel auf fruchtbaren Boden. Jahrelang hatten die Tranquilizer süchtige Menschen hervorgebracht. Der Konzern versprach nun ein Medikament, das nicht abhängig machte und dabei nicht einmal Nebenwirkungen haben sollte. Während allen bewusst war, dass Valium die Ursache einer psychischen Erkrankung nicht bekämpfen konnte, versprach Lilly, Prozac werde die Wurzel der Depression beseitigen. Der Konzern erschuf das Gespenst einer Chronifizierung, die drohte, wenn man dem Patienten die chemische Behandlung vorenthielt. Dass Prozac nebenbei auch noch schlank machen sollte, half bei der Vermarktung.

Der irische Professor David Healy stellte später fest, eine zuverlässige öffentliche Forschung hätte den Erfolg der SSRIs verhindern können. Doch in den 80er Jahren wurden

90 Prozent aller klinischen Studien von den Pharmaunternehmen beauftragt und ausschließlich positive Ergebnisse veröffentlicht.[269] Die tatsächlich extrem niedrige Effektstärke der Medikamente und ihre vielen Nebenwirkungen blieben so jahrelang verborgen.

Aber die eigentliche Revolution stand noch bevor. Lilly hatte aus den Erfahrungen mit Valium gelernt, ein Medikament konnte nur zu einem Blockbuster werden, wenn es auch gesunde Menschen einnehmen. Als nach langem Ringen die Zulassung von Prozac gelang, war dies der Startschuss für eine neue Epoche. Vor 1987 wäre kein Mensch auf die Idee gekommen, freiwillig Antidepressiva einzunehmen. Lilly veränderte diese Einstellung. Aus einem Medikament, das wegen seiner Wirkungslosigkeit jahrelang keine Zulassung erhalten hatte, wurde eine Lifestyle-Droge. Es gab Prozac auf T-Shirts, auf Basecaps und als Modestil. Man konnte Sticker mit einem gelben Smiley kaufen, auf denen stand: »I took my Prozac today!« Jeder zehnte Amerikaner soll Prozac ausprobiert haben. Hier wirkte Pharmamagie.

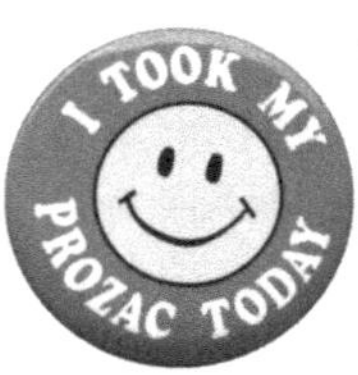

Sicherlich spielten auch gesellschaftliche Zwänge eine Rolle. Angesagt war, wer schlank, erfolgreich und aktiv war. Die westliche Welt hatte in den Jahren des kriegslosen Wohlstandes vergessen, dass Leiden zum Leben dazugehört. Man war nicht mehr bereit, leidvolle seelische Zustände zu akzeptieren. Es entstand der Zwang, glücklich zu sein. Für eine Gesellschaft, die sich fast alles kaufen kann, war der Gedanke nicht fremd, Glück kaufen zu können.

Benzin in den Marketingmotor goss der New Yorker Psychiater Peter Kramer. Er schrieb 1993 über den »Unheimlichen Erfolg der Glückspille Prozac«, so der Untertitel seines Buches »Listening to Prozac«.[270] Darin beschreibt er die unglaubliche Wandlung und Begeisterung seiner Patienten nach der Einnahme von Prozac: »*Ich halte mich immer zurück, wenn ich einen Patienten an einem öffentlichen Ort treffe, weil ich nicht immer weiß, ob es dem Patienten recht ist, wenn ich ihn grüße. Ich hatte auch das Gefühl, dass mich diese Frau, so lange ihre chronischen Depressionen anhielten, am liebsten gemieden hätte. Jetzt aber ging die Frau auf mich zu, gab mir die Hand und grüßte mich. ›Hallo‹. Ich grüßte sie auch, und sie sagte: ›Wissen Sie, dass ich meinen Namen geändert habe?‹ Das wusste ich nicht. ... Mir fiel auf, dass sie eine strahlende und offene Art hatte ... ›Ja‹ fuhr sie fort, ›ich nenne mich jetzt Frau Prozac.‹ Es gibt keine Frau Valium und keine Frau Haloperidol. Auch diese Medikamente wirken hervorragend – auch sie befreien Menschen von ihren Depressionen. Aber von ihnen bekommt man nicht diese Art spezielle Begeisterung und dieses Selbstvertrauen, das Prozac-Patienten haben.*«

Das Buch wurde weltweit ein Bestseller. Niemand störte sich daran, dass ein Arzt die Werbekampagne eines Pharmakonzerns derart anheizte. Kramer erschuf mit seinem Buch den Prozac-Slogan »*Better than well*«, weil er beschrieb, wie sich »*ein Patient nach dem anderen*« mit Prozac »*besser als gut*« fühle. In seinem Buch heißt es: »*Prozac schien dem, der normalerweise schüchtern war, Selbstbewußtsein zu verleihen, den Sensiblen dreist zu machen und dem Introvertierten die Fähigkeiten und die soziale Kompetenz eines Geschäftsmanns zu geben. Prozac wirkte auf die Patienten so, wie ein einflussreicher Beichtvater oder eine wirkungsvolle Gruppentherapie massive Veränderungen bewirken kann – die Patienten wollen über ihre Erfahrungen berichten.*«

Damit überzeugte Kramers Beitrag auch Gesunde, ein Antidepressivum einzunehmen. Er schrieb über »*Patienten, denen es besser als gut ging, Patienten, die plötzlich Energiebündel waren und ein ausgeprägtes Sozialleben hatten.*« Er nannte diese Wirkung »*kosmetische Psychopharmakologie*«. Diesen Begriff prägte er in Anlehnung an die plastische Chirurgie. Auch hier lassen sich Menschen, die kein medizinisches Problem haben, von Ärzten behandeln, um eine Veränderung zu erzielen.

Eine weitere New Yorkerin verhalf dem Medikament zu großer Popularität, vor allem bei jungen Menschen. Mit 26 Jahren verfasste Elisabeth Wurtzel ein autobiografisches Buch mit dem Titel »Prozac Nation« (»Verdammt schöne Welt – Mein Leben mit der Psychopille«).[271] Es wurde 2001 mit Christina Ricci in der Hauptrolle verfilmt. Die Musikjournalistin Wurtzel berichtet darin über die Trennung ihrer Eltern und Schwierigkeiten beim Heranwachsen. Bereits mit zwölf Jahren unternahm sie ihren ersten Selbstmordversuch. Erst mit Prozac, schrieb sie, begann sie sich gut zu fühlen. Auch ihr Buch wurde ein Bestseller.

Dem Konzern Eli Lilly gelang es sogar, die Medien auf ihre Seite zu ziehen. Journalisten bezeichneten Prozac gerne als »bottled sunshine«, was so viel bedeutet wie »konservierter Sonnenschein«.[272] Das Medikament schaffte es auf die Titelseite des »New York Magazine« und auf das Cover des landesweit erscheinenden Nachrichtenmagazins »Newsweek«. Peter Kramer verbreitete seine Glücksbotschaft in sämtlichen Talkshows. Selbst die Talkshow-Königin Oprah Winfrey ließ sich von dem Hype um Prozac anstecken. Ihre Sendung ist die Talkshow mit den weltweit höchsten Einschaltquoten. Im Jahr 1994 ließ sich der Psychologe James Goodwin per Satellit in ihre Sendung schalten. Er befand sich in einem Raum voller ›überglücklicher‹ Menschen, zu denen auch ein zwölfjähriges Mädchen gehörte, das erklärte, Prozac habe sein Leben gerettet. Auch in Deutschland wurde über Goodwin berichtet. Im Nachrichtenmagazin »Der Spiegel« war zu lesen, Goodwin habe aus dem kleinen Ort »*Wenatchee und Umgebung mithilfe der Psycho-Pille«* ein »*Tal des Glücks«* gemacht.[273] Zu diesem Zeitpunkt hatte Goodwin rund 700 seiner Patienten empfohlen, Prozac einzunehmen.

Die New York Times kreierte Prozac-Cartoons. Auf ihnen war ein zufriedener Karl Marx auf Prozac zu sehen, dem plötzlich sogar der Kapitalismus gefiel. In England entstand eine BBC-Dokumentation namens »Prozac Diaries«, in der gezeigt wurde, wie blockierte Schriftsteller unter Prozac wieder schreiben und ausgebrannte Musiker wieder komponieren konnten.

Die Medien berichteten so bereitwillig über das Medikament, weil der Konzern viele Millionen in Zeitungsannoncen investierte und zahlreiche Fernsehspots in Auftrag gab. In der Werbung von Prozac wurden Erwachsene gezeigt, die mit Prozac endlich wieder glücklich wurden. Die Hersteller des SSRIs Sertralin, das als Zoloft verkauft wird, gingen noch einen Schritt weiter. Sie wendeten sich mit TV-Spots an ein jugendliches Publikum. Pfizer beauftragte dazu den Illustrator Pat Smith, der für den Musiksender MTV arbeitete. Smith erschuf einen sehr einfach gezeichneten Tropfen, den »Zoloft Blob«. Trübsinnig und traurig streift der Blob unter einer Regenwolke umher, bis er auf Zoloft stößt. Das Mittel verwandelt ihn so, dass er innerhalb von wenigen Sekunden fröhlich auf und ab hüpft.

Zoloft hatte eine zusätzliche Zulassung für Angsterkrankungen erhalten und bewarb diese Indikation in einem anderen Spot. Diesmal war der traurige Zoloft Blob auf einer Party eingeladen, auf der viele andere Tropfen ausgelassen feierten. Der Zoloft Blob fühlte sich sichtlich unwohl und blieb einsam in der Tür stehen. Sein Schamgefühl zeigte sich an seiner rötlichen Färbung. Alle anderen Tropfen waren weiß und fröhlich. Erst durch die Einnahme von Zoloft veränderte sich seine Farbe. Er wurde weiß wie die anderen und nahm glücklich an der Party teil. Die Cartoons waren so erfolgreich, dass die Zuschauer sich den Zoloft Blob als Kuscheltier wünschten.

Die Firma GlaxoSmithKline setzte für die Vermarktung ihres Antidepressivums Paroxetin auf Stars aus dem Sport.[274] Sie hatten die nationale Footballlegende Terry Bradshaw unter Vertrag. Der ehemalige Quarterback hatte mit seiner Mannschaft vier Mal den Superbowl gewonnen. Später erkrankte er an Depressionen. Bradshaw war das populäre Aushängeschild der Firma, bis der Firma mit der Verpflichtung des aktiven Sportlers Ricky Williams ein Marketing-Geniestreich gelang. Williams war schwarz, stark und im Jahr 2002 der beste Spieler der Profi-Footballliga NFL. Kein anderer Spieler war mit dem Rugby-Ball weiter gelaufen und keiner hatte dabei mehr Touchdowns erzielt. Williams galt als wertvollster Spieler der Liga und Ausnahmesportler, der auf dem Feld jeden Gegner besiegte. Aber Williams hatte ein Problem: seine Schüchternheit. Er verabscheute Interviews mit Reportern und ging seinen Fans aus dem Weg. Genau wie Sertralin ist Paroxetin nicht nur für Depressionen, sondern auch für Angststörungen zugelassen. Für die Werbung von Paroxetin war Williams der perfekte Werbeträger. Mit ihm und Bradshaw startete der Konzern seine landesweite »Informationskampagne« über Depressionen und Angststörungen. In einer Pressemitteilung der Firma erklärte Williams, Paroxetin habe ihm geholfen, seine Angststörung zu überwinden. »*Es gab einen Punkt, an dem ich nicht in der Lage war, ein Flugzeug zu besteigen oder mit drei Leuten zu sprechen. Heute freue ich mich darauf, durch das gesamte Land zu reisen und großen Menschenmengen zu berichten, welche ersten Schritte unternommen werden müssen, um ein besseres Leben zu führen.*«[275]

Nur ein Jahr später folgte der Absturz. Williams wurde

mehrfach positiv auf Marihuana getestet. Als er in einem Zeitungsinterview erklärte, Marihuana habe ihm zehnmal mehr geholfen als Paroxetin, seine Schüchternheit zu überwinden, fiel er in Ungnade bei den Firmenmanagern. Er wurde aus allen Werbeverträgen der Pharmabranche entlassen. Die Homepage »terryandricky.com« ging sofort vom Netz. Ricky Williams verließ die USA und beschäftigte sich in Indien mit Ayurveda und Yoga.

Als 2001 das Patent für Prozac auslief, ersannen die Macher eine neue Marketingidee. Sie gaben der Pille ein neues, feminines Aussehen. Die grün-weiße Kapsel färbten sie in zartrosa und lila und nannten das Ganze »Sarafem«. Es handelte sich um denselben Wirkstoff, in genau derselben Konzentration. Jetzt aber wurde behauptet, dieses Medikament würde gegen das »Prämenstruelle Syndrom« wirken. Sarafem sollte Frauen helfen, die kurz vor ihrer Monatsblutung unter Schmerzen, schlechter Laune und Gereiztheit litten. Lilly erklärte, *Sarafem mache die Frau wieder zu der Frau, die sie eigentlich ist (»more the woman you are«).*[276] Als Antidepressivum benötigt Prozac ungefähr 14 Tage, bis eine Wirkung eintreten soll. Der Wirkeintritt von Sarafem hingegen sollte innerhalb weniger Stunden erfolgen.

Auch Pfizer erweiterte im Verlauf der Jahre die Anwendbarkeit seines Antidepressivums Sertralin. Es sollte nicht nur die Wurzel einer Depression beseitigen können, sondern auch bei Zwangsstörungen, Panikattacken, Posttraumatischem Stress Syndrom, »Prämenstruellem Syndrom« und Sozialer Angststörung eingesetzt werden.

Im Nachrichtenmagazin »Newsweek« bewarb der dritte große Pharmaanbieter GlaxoSmithKline sein Medikament auf einer Doppelseite. In der Anzeige war eine Menschenmenge zu sehen, und in verschiedenen Schriftarten waren die Symptome zu lesen, gegen die Paroxetin wirken soll: Müdigkeit, Schlafstörungen, Sorgen, Unruhe, Muskelanspannungen, Angst und Ablenkbarkeit. Die Werbemaßnahmen erfüllten ihren Zweck. Paroxetin ist bis heute das am häufigsten verschriebene Medikament bei der Diagnose »Generalisierte Angststörung«.

In Deutschland waren die SSRIs genauso siegreich wie in den USA. Die Marketingkampagnen mussten jedoch deutlich subtiler verlaufen, da in Europa Werbung für verschreibungspflichtige Medikamente nur in Fachzeitschriften erlaubt ist. Dass es jedoch bis heute gängige Praxis ist, dieses Werbeverbot zu umgehen, zeigten die ZDF-Redakteure Astrid Randerath und Christian Esser in ihrer Dokumentation »Das Pharmakartell – Wie wir als Patienten betrogen werden«.[277] Die Autoren wurden für diesen Beitrag im Jahr 2009 als beste Wirtschaftsjournalisten ausgezeichnet. Sie mieteten ein Büro in einem Firmengebäude und gaben vor, die deutschen Vertreter des fiktiven amerikanischen Konzerns »Agen Pharmaceutical« zu sein. Sie hatten eine Hochglanzbroschüre angefertigt, die ein neuartiges Antidepressivum anpries: »*Volazin: Das erste Medikament, das weniger verspricht – weniger Nebenwirkung*«. Sie luden die Anzeigenberater von drei großen Verlagen ein, um die Möglichkeiten einer Werbung in deren Publikumszeitschriften zu besprechen, was eigentlich gesetzlich verboten ist. Alle eingeladenen Anzeigenberater erschienen.

Die erste Vertreterin bot einen positiven redaktionellen Artikel an, wenn eine ganzseitige Firmenwerbung geschaltet werden würde. Diese Anzeige sollte 57 400 Euro kosten, da die Zeitschrift in einer Millionenauflage erschien. Im Preis inbegriffen wäre ein positiver redaktioneller Bericht des Magazins über die herausragende Wirkung des Antidepressivums, in dem auch die hauseigenen Wissenschaftler von »Agen Pharmaceutical« zu Wort kommen würden. Sie erzählte, dies sei ein übliches Vorgehen und andere Pharmakonzerne hätten ebenfalls »ihre Wissenschaftler« mit zum Redaktionsgespräch gebracht.

Die zweite Anzeigenverkäuferin empfahl, einen Artikel zu schreiben, der ganz im Stil der Zeitschrift layoutet ist und über dem ganz klein und kaum lesbar »Promotion« stehen würde. Sie erklärte: *»Die Leute merken das nicht, lesen es wie einen normalen Artikel.«*

Der dritte Anzeigenberater kam von einem der größten Zeitschriftenverlage Europas. Von den vermeintlichen Pharmarepräsentanten auf das Werbeverbot in Publikumszeitschriften angesprochen, wusste auch er Rat. Er schlug ein Schwerpunktthema Gesundheit in seinen Zeitschriften vor, das dann tatsächlich eine Auftragsarbeit der Pharmafirma wäre. Auf die Frage, ob über dem Artikel das Wort »Anzeige« stehen würde, antwortete er: *»Nee, darauf sollte man lieber verzichten. Es wird kein Wort erscheinen, dass Sie nicht freigegeben haben, weil es für uns quasi eine Auftragsarbeit ist, die wir auch in Rechnung stellen würden.«*

Neben der indirekten Beeinflussung in Publikumszeitschriften und anderen Magazinen schlugen die Werbekampagnen aus den USA hohe Wellen in Deutschland. In den 90er Jahren galten die USA als bedeutendste Nation der Welt. Alles, was dort Erfolg hatte, wurde in Europa, besonders in Deutschland, sofort kopiert. So ist auch Peter Kramers Buch über Prozac sehr schnell auf Deutsch erschienen und auch hierzulande ein Bestseller geworden.

Da sich die öffentliche Werbung für die Konzerne in Europa schwieriger gestaltete, konzentrierten sie sich auf die Beeinflussung von Hausärzten und Psychiatern. Sie investierten Millionen in die Forschungsabteilungen und förderten dabei »ausgesuchte Wissenschaftler«, die sie zu »Meinungsführern« aufbauten. Der ehemalige Marketing-Chef und Lilly-Aussteiger John Virapen schreibt darüber in seinem Buch »Nebenwirkung Tod«: *»Diese Forscher sind die sogenannten Meinungsführer, die wir uns sorgfältig aussuchten und geschickt auf unsere Seite zogen. Nicht etwa, indem wir sie wissenschaftlich von der überlegenen Qualität unserer Produkte überzeugten. Nein, wir bezahlten sie dafür.«*[278] In Deutschland schien dieses System besonders gut zu funktionieren. *»Der Medizinbetrieb in Deutschland ist ein Paradebeispiel für Autoritätshörigkeit.« »... Was der Meinungsführer vorgebe, werde von allen rangniederen Ärzten blind befolgt.«*[279]

Die Kampagnen der Konzerne zahlten sich aus. Lilly gab 2007 bekannt, dass weltweit 54 Millionen Menschen mit Prozac behandelt wurden. Allein im Jahr 1995 nahm der Konzern mit Prozac 1,3 Milliarden Dollar ein. Sechs Jahre später war es doppelt so viel. Von dem Siegeszug der SSRIs profitierten sämtliche beteiligten Pharmakonzerne. Sertralin war im Jahr 2003 eines der zehn Medikamente, die sich weltweit am besten verkauften. Pfizer machte mit Sertralin in dem Jahr einen Umsatz von 3,4 Milliarden Dollar. Das sind branchenunüblich hohe Gewinne. Die Umsatzzahlen von Valium waren um mehr als das Dreifache übertroffen.

Das Vorgehen der Pharmakonzerne gleicht einer systematischen Gehirnwäsche. Bis heute halten sich die mittlerweile mehrfach widerlegten Versprechungen der Pharmakonzerne aus den 90er Jahren. Noch immer glauben Hausärzte, Psychiater und Patienten, es gäbe wirksame Medikamente zur Beseitigung von Depressionen und diese hätten kaum Nebenwirkungen. Dies zeigte ein Experiment des Redakteurs und Autors Frank Wittig für das SWR-Wissenschaftsmagazin Odysso.[280] Alarmiert durch die weiter ansteigenden Verordnungen von Antidepressiva unternahm sein Team im Dezember 2015 den Praxistest. Sie engagierten eine Frau, die in der Stadt Koblenz mehrere Allgemeinärzte aufsuchte. Sie sollte erzählen, dass sie sich von ihrem Mann getrennt habe und deswegen sehr traurig und antriebslos sei. Sie bat die Ärzte um Hilfe. Von allen sechs Ärzten, bei denen sie sich vorstellte, erhielt sie ein Rezept für Antidepressiva in die Hand gedrückt. Obwohl die Ärzte die vermeintliche Patientin noch nie zuvor gesehen hatten, verordneten die meisten die Psychopharmaka bereits nach wenigen Minuten.

Das war nicht immer so.

Therapien von Hippokrates bis heute

Depressionen behandelt man bereits seit mehr als 2500 Jahren.[281] Kaum eine andere Krankheit hat eine derart lange Therapiegeschichte und gehört so sehr zum Menschsein dazu. Sie wurde erstmals 400 Jahre vor Christus im Corpus Hippocraticum erwähnt. Damals hieß die Erkrankung Melancholie, von melan = schwarz und cholie = Galle. Über die Jahrtausende hinweg ersannen Ärzte immer wieder neue Methoden, dieses Leiden zu behandeln. In jeder Epoche der Therapiegeschichte waren die Ärzte felsenfest von ihren Methoden überzeugt. Alle eingesetzten Therapien mussten jedoch irgendwann fallengelassen werden. Es ist eine Geschichte von Versuchen und Scheitern. Sie zeigt, wie sich Medizinirrtümer über Tausende von Jahren halten können, obwohl die zugrunde liegende Theorie längst widerlegt ist.

Durch die Therapiegeschichte der Depression wollen wir jetzt die fiktive Person Hilde schicken. Hilde könnte blond und etwa 50 Jahre alt sein. Hilde neigt zu Depressionen, und sie ist unsterblich. Ihre Figur ist erfunden, alle anderen Personen und Ereignisse in diesem Kapitel sind historisch belegt.

Die Odyssee von Hilde beginnt 400 Jahre vor Christi Geburt. Hier begegnet sie dem ersten Irrtum der Medizingeschichte. Er heißt »Viersäftelehre« und hält sich mehr als 2000 Jahre. Nach diesem System basiert die Gesundheit des Menschen auf dem harmonischen Gleichgewicht von vier

Körpersäften: Schleim, Blut, gelbe Galle und schwarze Galle. Diese Theorie hält sich in Europa bis etwa 1750.

Hilde befindet sich in Griechenland. Sie erfährt von dem Arzt Hippokrates, dass ihre Erkrankung Melancholie heißt und die Ursache ein Zuviel an schwarzer Galle ist. Hippokrates kocht ihr einen Sud aus den Wurzeln der Nieswurz und nachdem der Wurzelextrakt lange genug gezogen hat, gibt er ihr das bittere Gebräu zu trinken. Kaum hat sie den Becher geleert, entwickelt sie starken Brechdurchfall. Dieser dauert mehrere Tage an. Hippokrates erklärt: »Auf diese Weise wird die schwarze Galle ausgeleitet.« Hilde ist froh, als sie sich von dieser kräftezehrenden Therapie erholt und fasst neuen Lebensmut.

500 Jahre später lebt die unsterbliche Hilde noch immer in Griechenland. Nach wie vor therapieren die Ärzte nach der Viersäftelehre. Sie sucht den Arzt Rufus von Ephesos auf. Er hat zwei bedeutende Schriften »Über die Melancholie« verfasst und gilt als bedeutendster Spezialist für diese Krankheit. Auf Hildes Frage, wie die Melancholie entstehe, erklärt auch er dies mit dem Vorliegen von Zuviel an schwarzer Galle. »*Das ist so, wie Sie das von Früchten kennen. Wenn zum Beispiel Weintrauben zu lange in der Sonne liegen, werden sie schwarz. Das gleiche passiert mit den Körpersäften, wenn sie austrocknen.*« Er empfiehlt ihr spezielle Nahrungsmittel, die er in seinen Schriften aufgelistet hat und eine Kräutermischung, die er selber hergestellt hat.

Ein paar Jahrzehnte später hört Hilde von Galenos, dem berühmtesten Arzt der Antike. Voller Hoffnung macht sie sich auf den Weg nach Rom, um Galenos aufzusuchen. Sie findet ihn am Hof des Kaisers, hier arbeitet er als Leibarzt der kaiserlichen Familie. Galenos weiß mehr als alle anderen über die schwarze Galle. Sie sei nicht nur verantwortlich für die Erkrankung Melancholie, sondern stelle auch einen unverzichtbaren Bestandteil des harmonischen Gleichgewichts dar. Er erklärt ihr sein Stufensystem der Melancholie. »Die Melancholie beginnt mit Magenblähungen.« Und wirklich erinnert sich Hilde daran, in der Vergangenheit häufiger unter Magenschmerzen gelitten zu haben. Bei ihr, erklärt Galenos weiter, sei es zur Krankheit gekommen, weil das in der Magengegend angesammelte dicke, schwarzgallige Blut in Form von rauchartigen Ausdünstungen ins Gehirn aufgestiegen sei. Zum Erschrecken von Hilde erwähnt er, dass es noch eine schlimmere Stufe der Melancholie gäbe. Sie tritt ein, wenn das gesamte Blut im Körper schwarzgallig geworden ist. Er rät, Speisen zu vermeiden, die das Blut schwarzgallig machen. Das sind vor allem dunkle und scharfe Nahrungsmittel, dunkles Fleisch, rote und schwere Weine sowie alter Käse. Da sie nun mal in Rom sei, empfiehlt er zusätzlich eine Bäderkur. Sollte sich ihr Zustand verschlimmern und ihr gesamtes Blut schwarzgallig werden, könne nur noch der Aderlass helfen. Das war lange ein weitverbreitetes Heilverfahren, bei dem den Patienten durch Schnittwunden große Mengen Blut entnommen wurden. Hilde hofft inständig, dass bereits die Diät und die Bäder Erfolg haben werden. Die warmen Thermen in Rom bringen Hildes Verstimmung wieder ins Gleichgewicht. Sie bleibt eine lange Zeit, erst als die Stadt dem Untergang geweiht ist, macht sich Hilde wieder auf den Weg. Sie hat genug über die schwarze Galle erfahren, ohne dass sich ihr Leiden aufgelöst hat.

Es ist Mitte des neunten Jahrhunderts, als Hilde von einem berühmten arabischen Mediziner hört, der eine Abhandlung über die Melancholie geschrieben hat. Es ist Hunain ibn Ishāq, ein Gelehrter aus Bagdad. Nach einer beschwerlichen Überfahrt über das Mittelmeer empfindet Hilde die neue, bunte Welt des Orients als sehr belebend. Allerdings ist ihre

Enttäuschung groß, als sie vor Ishāq steht und von ihm die altbekannte Theorie über die schwarze Galle hört. Auch in diesem weit entfernten Kulturkreis glauben die Ärzte an die »Viersäftelehre«. Hilde erfährt von ihm, die Melancholie sei ein großer Makel, weil sie ein gefährliches Hindernis für die Erkenntnis der ewigen Wahrheit darstelle. Seine Therapieempfehlungen richten sich auf die Reinigung des Körpers. Er empfiehlt das Waschen des frisch rasierten Kopfes mit warmer Milch. Ansonsten unterscheiden sich seine Ratschläge nicht von denen der griechischen Ärzte. Die negative Betrachtung ihrer Krankheit betrübt Hilde und in ihr wächst der Wunsch, sich von einer Frau behandeln zu lassen. Wenige hundert Jahre später reist sie zu Hildegard von Bingen, einer christlichen Nonne in Deutschland. Von Hildegard erfährt sie, dass die schwarze Galle ohne das Zutun des Teufels nicht in den menschlichen Körper gelangt wäre. Hilde ist verwirrt. Von Galenos hatte sie gelernt, die schwarze Galle sei für die menschliche Gesundheit notwendig. Doch die Äbtissin hat eine andere Auffassung. Sie sieht in der schwarzen Galle eine der Todsünden, die ihren Ursprung nahm, als der biblische Adam den verbotenen Apfel im Paradies aß. »*Von jenem Essen an hat sich die Schwarzgalle in Adam und seinem ganzen Geschlecht entwickelt und ist eine Ursache jeder schweren Krankheit des Menschen. Traurigkeit und Verzweiflung aber erwachsen aus dieser Melancholie, die Adam bei seiner Übertretung empfand*«, predigt Hildegard. Um sich von ihrer schweren Erbschuld zu reinigen, entschließt sie sich für ein Dasein als Nonne.

Nach mehreren Jahrhunderten zieht es sie zurück in den Süden, in das lebendige Italien. Hilde vermutet, es sei ihrem Dienst als Nonne geschuldet, dass sie nun in Florenz im Zeitalter der Renaissance ihre beste Zeit erlebt. Dort hat der italienische Philosoph Marsilio Ficino einen illustren Kreis von Gelehrten und Künstlern um sich versammelt. Ficino hatte Medizin studiert, ohne jedoch einen Abschluss zu erreichen. Als Hilde ihm von ihrem wiederkehrenden Leiden erzählt, erlebt sie eine Überraschung. Ficino ist hellauf begeistert. Er hatte sich mit den antiken Philosophen beschäftigt und ist überzeugt, nur die außergewöhnlichsten Menschen seien von der Melancholie befallen. »Melancholiker zu sein, bedeutet ein Genie zu sein«, verkündet er mit weit ausholenden Gesten. »Sie müssen anderen Menschen beibringen, wie man melancholisch ist. Hier wollen alle melancholisch sein.« Hilde fühlt sich plötzlich so gut wie noch nie.

Die bedeutendste Erfindung der Neuzeit verändert auch Hildes Leben. Johannes Gutenberg erfindet in Deutschland den Buchdruck. Von nun an muss Hilde nicht mehr um die Welt reisen, um etwas über ihre Krankheit zu erfahren. Während sie ihre Seele mit italienischer Küche, der Bäderkultur und den Avancen der Männer in Florenz stärkt, fällt ihr ein bedeutendes Werk über die Melancholie in die Hände. Der englische Gelehrte und Mönch Robert Burton hat sich auf über 1300 Seiten mit dieser Erkrankung befasst. Sein Werk heißt »The Anatomy of Melancholy« und ist weltberühmt. Burton hatte das gesammelte Wissen der Antike zusammengetragen und mit einer Rahmenhandlung versehen. Da Hilde zu ihrer Betrübnis trotz des beträchtlichen Buchumfangs nichts wirklich Neues erfährt, beschließt sie den Gelehrten aufzusuchen. Einer ihrer Verehrer hat beruflich in Oxford zu tun und bietet Hilde an, ihn zu begleiten. Burton lebt sehr bescheiden in Oxford, obwohl er durch sein Buch Ansehen und Reichtum erworben hat. Hilde trifft auf einen dürren, blassen Feingeist, der sich zunächst wortkarg gibt. Ihm gefällt jedoch Hildes lebendiges Wissen über die Antike, sodass sich seine Zunge langsam lockert: *»Ich komme, falls das zugestanden ist, zu dem Ergebnis, dass die ganze Welt* *melancholisch, verrückt und aus dem Häuschen ist und zwar in allen Teilen.«* Nachdenklich betrachtet Burton Hildes edle, italienische Kleidung und ihren kostbaren Schmuck: »*Für die Melancholie ist die Entfernung des Menschen von Gott verantwortlich. Der Mensch war anfangs göttlich, vollkommen und glücklich. Dann hat er sich von Gott abgewendet. Jetzt ist er elendig und verflucht.*« Hilde fühlt sich plötzlich in dem kargen Turmzimmer des Gelehrten unwohl und beginnt, ihre Rückreise herbeizusehnen. Zum Abschied überreicht er ihr eine King-James-Bibel und rät ihr, sich zur Überwindung der Melancholie an erbauliche Literatur zu halten oder selber zu schreiben.

Als Hilde nach einer monatelangen Reise wieder nach Italien zurückkehrt, wird sie Zeugin der größten Umwälzung in der Medizingeschichte. Italienische Ärzte hatten sich dem Verbot der Leichensezierung widersetzt und die menschliche Anatomie ergründet. Das antike Körperkonzept erweist sich als falsch. Die Viersäftelehre wurde von dem italienischen Professor Marcello Malpighi widerlegt. Malpighi entdeckt auch die Galle und die Gallengänge. Hilde hatte es bereits geahnt: Die schwarze Galle hat nie existiert! Doch obwohl das antike Konzept der Schwarzgalligkeit widerlegt war, ändert sich die nächsten 100 Jahre nichts an der Therapie der Melancholie. Auch der Name bleibt erhalten.

Abgelöst wird die Viersäftelehre von einem einfachen Krankheitssystem des schottischen Forschers John Brown. Seine Theorie teilt alle Krankheiten in zwei Gruppen ein. Es gibt die sthenischen Krankheiten (sthenie = Kraft), bei denen zu viel Kraft vorliegt und die der Beruhigung bedürfen. Und es gibt die asthenischen Krankheiten (asthenie = keine Kraft), die einen Stimulus benötigen. Da man beobachtet hat, wie sich Muskeln zusammenziehen und lockern, ging man davon aus, derselbe Prozess würde sich auch im

Gehirn ereignen. Ähnlich wie große, schwere Seile, die miteinander verbunden sind, hält man das Nervengefüge im Gehirn für gespannt oder lose. Bei den Melancholikern sollen die Seile zu locker vertaut sein. Durch äußere Reize sollen sie wieder in Spannung gebracht werden. Aus dieser Annahme entsteht die leidvolle Stimuli-Therapie. Ziel dieser Therapie ist die Umstimmung des melancholischen Patienten durch einen geeigneten Reiz. Die Ärzte der Seelenheilkunde sind sehr erfinderisch. Sie konstruieren verschiedene Apparaturen, den sogenannten Drehstuhl und die Drehmaschinen, in denen die armen Patienten so lange hin und her geschleudert werden, bis sie das Bewusstsein verlieren. Oder die Ärzte versuchen das »geschwächte« Gehirn durch Überschütten des kahlrasierten Kopfes mit eiskaltem Wasser zu stimulieren. Es werden auch Methoden entwickelt, mit denen der Patient durch Erschrecken aus seinem Trübsinn befreit werden soll. Der Patient soll dazu beispielsweise die Nacht in einem dunklen Keller verbringen und in unvorhersehbaren Abständen Schläge aus galvanischen Batterien erhalten. Auch vom Untertauchen im Meer verspricht man sich eine Gesundung. Als harmlosere »Ermunterungsmittel« gelten die Reizung der Haut durch Brennnesseln, Blutegel und künstliche Geschwüre.

Hilde bleibt von diesen schrecklichen Behandlungsmethoden verschont. Nachdem sie monatelang von einer heftigen Schwermut erfasst ist, hört sie von einem Arzt in Bremen. Dieser soll von der fernen Insel Java ein Wundermittel gegen Melancholie mitgebracht haben. Sie entschließt sich, seine »Privatanstalt für Gemüthskranke« bei Bremen aufzusuchen. Dr. Friedrich Engelken senior hat das Konzept der Familienpflege bei geistig Kranken entwickelt. Er sucht Bauernfamilien aus und bringt seine Patienten auf deren Höfen unter. Hilde wird bei einer solchen Familie einquartiert. Einmal am Tag kommt Engelken sie besuchen, um sich nach ihrem Befinden zu erkundigen. Bei dieser Gelegenheit streut er eine individuell abgestimmte Dosis seines Wunderpulvers in ihre Suppe. In der restlichen Zeit kümmert sich die Bauernfamilie um Hildes Wohlbefinden. Bereits nach kurzer Zeit fühlt sich Hilde entspannter und kann besser schlafen. Als sie sich bei Engelken über Verstopfung beklagt, hat er sofort ein passendes Mittel parat. Er ist jedoch nicht gewillt, Hilde etwas über sein Wundermittel zu verraten, das als »Engelkensches Pulver« über die deutsche Grenze hinaus bekannt ist. Erst 80 Jahre später sollte sein Enkel das Geheimnis lüften: Bei dem geheimen Pulver handelt es sich um Opium. Unzählige Patienten wurden nach dieser Therapie behandelt, die als »Opiumkur der Melancholischen« in die Geschichte eingeht und 200 Jahre lang praktiziert wird. Erst als man nachweist, dass Opium die Dauer einer Melancholie nicht verkürzt und zudem Sucht erzeugen kann, wird die Methode fallen gelassen. Als Hilde das Angebot des Bauernvaters erhält, auch nach ihrer Erkrankung auf dem Hof zu verbleiben und die große Familie bei der Arbeit zu unterstützen, nimmt sie gerne an. Sie lebt nun eine lange Zeit in Norddeutschland. Das Engelkensche Konzept der Familienpflege findet auch heute noch Anwendung.

Als der König von Hannover die bürgerlichen Freiheiten einschränkt, begegnet Hilde den Veränderungen im Land mit Widerstand. Sie schließt sich der intellektuellen Bewegung um die Gebrüder Grimm in Göttingen an. Ihr Leben wird ein Kampf. Jeden Morgen muss sie sich aufs Neue für das Leben motivieren. Als drei ihrer Gefährten aus dem Land verbannt werden, verschlimmert sich ihr Leiden derart, dass sie das Bett nicht mehr verlassen kann. Hilde hat Glück, da die meisten Ärzte bereits von ihren quälenden

Praktiken abgelassen haben. Die »heroischen Kuren« hatten keinerlei Erfolge erzielt.

Stattdessen keimt in Deutschland der Gedanke, man könne psychisch Kranke nicht nur verwahren, sondern heilen. Deutschland gibt den Impuls für fortschrittliche Reformkliniken, die menschlichere Therapien für psychisch Kranke anbieten. Das, was man früher als Tollhaus bezeichnete, heißt nun Heilanstalt. Der im Land verbliebene Wilhelm Grimm bringt Hilde in eine dieser Einrichtungen, der Siegburg am Rhein. Wilhelm nimmt erstaunt die Schönheit der Anlage wahr. Er betrachtet das herrschaftliche Gebäude, das auf einer Anhöhe am Fluss gebaut wurde und die malerische Parkanlage. Mit einem guten Gefühl überlässt er Hilde den Ärzten. Ihr Gesundheitszustand ist jedoch so bedenklich, dass sie zunächst nichts von der prächtigen Umgebung wahrnimmt. Es soll mehrere Wochen dauern, bis sich in Hilde ein Gefühl der Dankbarkeit für die angenehme Behandlung breitmacht. Niemand verlangt etwas von ihr. Jeden Tag erhält sie einen kurzen Besuch vom leitenden Arzt Dr. Jacobi. Er ist überzeugt, ihr Leid werde bald vorüber sein und empfiehlt ihr, an den Angeboten der Klinik teilzunehmen. Es dauert Monate, bis sie ihren ersten, zaghaften Spaziergang durch die weitläufigen Obst- und Gemüsegärten unternimmt. Die Mahlzeiten lässt sie oft ausfallen, da sie die Einsamkeit vorzieht. Unruhig beklagt sie sich bei Dr. Jacobi über die fehlende Besserung ihrer Symptome. Jacobi erklärt ihr, die Therapie der Melancholie bestehe im Abwarten. Inständig bettelt Hilde bei seinen nächsten Besuchen, ob es denn nicht doch irgendetwas gäbe, was sie einnehmen könne. Doch Jacobi ist von seiner Methode überzeugt. Und tatsächlich, nach ein paar Monaten ist Hilde in der Lage, immer längere Spaziergänge zu unternehmen. Sie bemerkt, wie sie die Gesellschaft der anderen bei den Mahlzeiten wieder zu schätzen beginnt. Immer noch geschwächt, empfindet sie langsam Freude an der Natur, an Büchern und am Schreiben. Eines Tages wird sie beim Schreiben von einem der jungen Assistenzärzte beobachtet. Es ist Bernhard von Gudden, sie kommen miteinander ins Gespräch. Aus diesen Gesprächen entsteht eine Freundschaft. Ein paar Jahre später, als Gudden Professor in München wird, erinnert er sich an Hilde. Er engagiert sie als Privatlehrerin für seine neun Kinder. Guddens Ehefrau Clarissa ist die Enkelin des Arztes Jacobi, dem Direktor der Siegburg. Beide Arbeitgeber schätzen Hildes Gelehrtheit und ihre liebevolle Geduld im Unterrichten der Kinder. Sie wissen um Hildes Erkrankung und haben Verständnis für Hildes Schwankungen, die in dieser Zeit aber nur sehr selten auftreten.

Hildes Jahre im Hause Gudden sind für alle Beteiligten von großem gegenseitigem Einfluss. Hier lernt sie einen der bedeutendsten Psychiater der Weltgeschichte kennen. Es ist Emil Kraepelin. Er ist in den Jahren 1878 bis 1882 in München Assistenzarzt unter Bernhard von Gudden. Hilde ist oft Zeuge, wie sich zwischen den beiden heftige Diskussionen entwickeln. Von Gudden ist überzeugt, durch die Erforschung der Anatomie Hinweise auf die Geisteskrankheiten zu erhalten. Kraepelin setzt seine Hoffnungen eher auf psychologische Methoden, mit denen er sich in seiner Studienzeit in Leipzig beschäftigt hat. Er ist häufiger Gast im Hause von Gudden. Clarissa ist eine großzügige Gastgeberin, und Kraepelin nutzt jede Gelegenheit, um Hilde zu befragen. Er ist fasziniert von ihrer Geschichte. Hildes Siegburger Schwermutsphase hatte mehrere Jahre angedauert. Dennoch hat sie sich davon vollständig erholt. Für Kraepelin ist dies ein Beweis, dass die Melancholie ein vorübergehendes Leiden ist und nicht, wie seine Lehrer behaupten, unbedingt mit dem Niedergang des Erkrankten enden muss.

Hilde wendet sich an Kraepelin, als ein schwerer Schlag die Familie von Gudden trifft. Bernhard von Gudden hatte einen großen Fehler begangen, für den er mit dem Tod bezahlen muss. Als Hilde bemerkt, dass sie den Verlust ihres Gönners nur schwer verkraften kann, bittet sie Kraepelin um Hilfe. Er ist mittlerweile zum Leiter der »Universitäts-Irrenklinik« in Heidelberg ernannt worden. Kraepelin hat die Vision, seine Patienten nicht von Wärtern, sondern von psychologisch geschulten Pflegern betreuen zu lassen. Er bietet Hilde die Leitung seiner Pflegeschule in Heidelberg an. An der Seite von Kraepelin beginnt für Hilde eine arbeitsreiche Zeit.

Kraepelin ist vermutlich der Psychiater in der Weltgeschichte mit den meisten Patientenkontakten. In seiner Klinik in Heidelberg werden jährlich 400 Patienten aufgenommen. Systematisch räumt er auf mit dem Gewirr von schwarzer Galle, loser Vertauung von Nerven und religiöser Schuld. Er unterteilt seine Patienten in Schizophrene und diejenigen, die zu Manie und Depressionen neigen. Alle Formen der Melancholie fasst er in der Bezeichnung »manisch-depressives Irresein« zusammen. Damit löst er nach 2500 Jahren den Begriff Melancholie ab. Von nun an heißt die Krankheit Depression. Kraepelin überzeugt Hilde von der guten Prognose ihrer Krankheit: *»Die Anfälle des manisch-depressiven Irreseins enden niemals in tiefer Verblödung, wie alle sagen, selbst wenn sie das ganze Leben fast ohne Unterbrechung ausfüllen. Gewöhnlich pflegen sogar alle Krankheitserscheinungen völlig zu verschwinden.«* Hilde folgt der positiven Einschätzung von Kraepelin. Sie hält viel von den Therapien, die Kraepelin bei seinen depressiven Patienten anwendet. Zu der Etablierung seiner wichtigsten Therapieform hat sie ihn selber inspiriert. In ihren langen Gesprächen hat sie immer wieder erwähnt, wie wohltuend die warmen Thermen in Italien auf sie wirkten. Kraepelin experimentiert mit dieser Behandlung, indem er seinen Patienten warme Badewannen zur Verfügung stellt. Er ist von dem beruhigenden Effekt der Bäder angetan und entwickelt daraus die Heilbehandlung: Dauerbäder. Diese konnten Tage bis Wochen andauern. Den Patienten wurde empfohlen, in dem körperwarmen Wasser so lange auszuharren, bis ihre Symptome sich linderten. In akuten Phasen der Krankheit verabreichte Kraepelin chemische Mittel wie Bromsalze, Schlafmittel und gelegentlich Opium zu Hilfe. Da Kraepelin beobachtet, wie die Depression immer wieder von selbst verschwindet, aber dennoch wiederkommen kann, beginnt er sich für das Thema Vorbeugung zu interessieren. Als erster Psychiater fertigt er klinische Studien an. Dabei findet er heraus, dass es Vorsichtsmaßnahmen gibt, die das Risiko eines Rückfalls verringern. Eine gleichmäßige Lebensweise in geschützten Verhältnissen, unter Vermeidung von Alkohol scheint eine vorbeugende Wirkung zu haben. Seinen Berechnungen zufolge sind die meisten depressiven Patienten nach dem Durchleiden ihrer Erkrankung sechs Jahre lang beschwerdefrei. Kraepelin nahm der Depression für einen langen Zeitraum ihren Schrecken. Sein Lehrbuch der Psychiatrie gilt über viele Jahrzehnte als Bibel der Psychiatrie, obwohl Kraepelin darin eingesteht, die Ursache der Depression nicht gefunden zu haben. *»Eine ursächliche Behandlung des depressiven, tief in der Persönlichkeit wurzelnden Irreseins, gibt es nicht.«*

Hilde hat unterdessen ihr eigenes Heilmittel entwickelt. Sie hat festgestellt, wie positiv es sich auf ihre Gesundheit auswirkt, wenn sie sich um andere Menschen kümmert. Deswegen wehrt sie sich auch nicht gegen die drastischen Veränderungen, die der Erste Weltkrieg mit sich bringt. Sie wird als Krankenschwester in ein Lazarett an die Front gerufen. Doch von der Behandlung der schwer verletzten Soldaten ist sie überfordert. Der Krieg scheint nicht enden zu wollen und Hildes Hilfe nur ein Tropfen auf dem heißen Stein. Eines Tages besucht ein junger Arzt Hildes Lazarett, es ist Kurt Schneider. Sie kommen miteinander ins Gespräch. Der philosophisch interessierte Schneider ist beeindruckt von Hildes liebevollem Umgang und ihrem Mitgefühl mit den Schwerkranken. Schneider arbeitet in Köln als Oberarzt und ist zusätzlich mit dem Verfassen einer philosophischen Doktorarbeit beschäftigt. Diese thematisiert die *»psychologische Phänomenologie von Liebe und Mitfühlen«*. Da ihm die Zeit für die Ausarbeitung fehlt, bittet er die vom Kriegsdienst erschöpfte Hilde, ihm bei der Fertigstellung zu helfen. Sie nimmt dankend an und zieht kurze Zeit später nach Köln. Hilde haben die Kriegsereignisse traumatisiert, nach langer Zeit ereignet sich ein Wiedersehen mit der Depression. Sie hatte geglaubt, mit Emil Kraepelin wäre die Zeit der Foltertherapien für psychisch Kranke endgültig besiegelt. Doch der Krieg hatte die Hemmschwelle der Ärzte gesenkt und die sogenannten »Schocktherapien« hervorgebracht. Der Berliner Arzt Manfred Sakel macht bei der Behandlung von suchtkranken Schauspielern eine Entdeckung, die die Ära der Schocktherapien einleitet. Eines Tages spritzt er einer morphiumsüchtigen Schauspielerin versehentlich eine Überdosis Insulin. Die Frau fällt um und verliert das Bewusstsein. Sakel rettet sie mit einer Zuckerlösung. Als sie wieder zu sich kommt, ist sie von ihrer Morphiumsucht befreit. Sakel versetzt nun einen Süchtigen nach dem anderen ins Insulinkoma und berichtet von großartigen Erfolgen beim Kurieren von Suchterkrankungen. Er kennt den Leiter der Universitätsklinik Wien und kann diesen überzeugen, die Methode auch bei schizophrenen Patienten anzuwenden. Die Testreihe verläuft vielversprechend. Die kostspielige und personalaufwendige Insulin-Therapie wird mehrere Jahrzehnte praktiziert. Nur etwa zehn Jahre lang hält sich ein weiteres Schockverfahren, das auch von einem Deutschen entdeckt wurde: der Cardiazolschock. Der in Ungarn lebende Ladislaus von Meduna war der Ansicht, Schizophrenie und Epilepsie würden niemals gemeinsam auftreten. Daher glaubte er, man könne schizophrene Patienten heilen, wenn man bei ihnen epileptische Krämpfe auslöse. Diese induzierte er zunächst mit einer Kampferlösung und später mit einer Cardiazol-Spritze ins Gesäß. Es ist den Verwirrungen des Zweiten Weltkriegs geschuldet, dass der Insulin- und der Cardiazolschock bei depressiven Patienten kombiniert angewendet wird und die Ärzte sogar noch eine dritte Schockmethode ersinnen. Diesmal von Ärzten aus Italien. Der römische Professor Ugo Cerletti ist begeisterter Anhänger der Schocktherapien von Sakel und Meduna. Immer wieder prüft er mit seinen Assistenten neue Methoden, um Krampfanfälle auszulösen. Eines Tages führte ihn sein Weg an einem Schlachthof vorbei. Cerletti beobachtet, wie dort Schweine mit Stromstößen betäubt werden, bevor ihnen die Kehle durchgeschnitten wird. Die Tiere bekommen zunächst starke Krampfanfälle, fallen dann zu Boden und sind dem Schlachter gegenüber wehrlos. Cerletti ist inspiriert und unternimmt zunächst mehrere Versuche mit elektrischem Strom und Hunden. Nach zwei Jahren ist die Methode so perfektioniert, dass er sie der Öffentlichkeit vorstellen kann. Er nennt sie Elektrokrampftherapie (EKT). Abgestumpft durch die vielen Kriegsopfer sieht man lange Zeit über die Behandlungsschäden der EKT hinweg. Es kommt bei dieser Methode zu Wirbelsäulenbrüchen, Brüchen an den Gliedmaßen, zu Zahnfrakturen, irreversiblem Gedächtnisverlust, Atemstillständen und Hirnblutungen.

Schneider hält nichts von diesen Methoden, da sie grausam sind und es den meisten Patienten nach sechs Wochen genauso schlecht geht wie vorher: »*Ich halte es für existenzwidrig, auf ein Schicksal, das stets Aufgabe ist und Sinn hat, derartig einzuwirken. Das gilt auch wenn man damit einen Menschen aus seinem Lebenskonflikt herausreißen kann.*« Seine Ansicht sollte sich durchsetzen, und Hilde kann beobachten, wie eine Schockmethode nach der anderen fallen gelassen wird. Die Insulinkomatherapie scheitert an den Toten, die die Methode trotz größter Sorgfalt immer wieder fordert. Der Cardiazolschock konnte keine Erfolge verbuchen und wurde von den Patienten abgelehnt. Wegen ihrer starken Nebenwirkungen wurde auch die Elektrokrampftherapie über viele Jahrzehnte nicht praktiziert.

Als Ende der 50er Jahre die Antidepressiva aufkommen, weiß Hilde, dass auch diese Ära enden wird.

Perspektive

Weshalb die Ära der Antidepressiva endet

Die Zukunft der Antidepressiva lässt sich am ehesten am Verhalten der Pharmaindustrie ablesen. Ein Konzern nach dem anderen hat sich aus der Antidepressiva-Forschung zurückgezogen. Den Anfang machte im Jahr 2010 das Unternehmen GlaxoSmithKline. Es entschied, seine Antidepressiva-Forschung endgültig einzustellen und schloss zwei seiner neurowissenschaftlichen Zentren. GlaxoSmithKline erklärte dem Wall Street Journal, künftig »*den Fokus auf Krankheiten zu richten, wo es mehr Chancen auf die Entwicklung hilfreicher neuer Medikamente gibt*«.[282] Im selben Jahr entschied auch die Firma AstraZeneca, ihren Forschungszweig Depressionen, Angst und Bipolare Störung zu schließen. AstraZeneca gab mehrere Gehirnforschungszentren sowohl in den USA als auch in Europa auf.[283] Nur kurze Zeit später verabschiedeten sich Pfizer, Merck und das französische Unternehmen Sanofi aus der Antidepressiva-Forschung. Sogar der Branchenprimus Novartis lagerte sein neurowissenschaftliches Vorzeigeinstitut am Unternehmensstammsitz in Basel aus und strich Stellen. Zuletzt erklärte 2013 das Traditionsunternehmen Bristol-Myers Squibb seinen Depressionszweig für geschlossen.[284] »*Hier tut sich ein wahrer Friedhof auf,*«[285] kommentierte Siegfried Thom, der deutsche Geschäftsführer forschender Arzneimittelhersteller, diese Entwicklung.

Seit Jahrzehnten ist es nicht gelungen, eine Innovation auf den Markt zu bringen. Alle Konzerne haben versucht, ein schnell wirksames, effizientes Antidepressivum mit wenigen Nebenwirkungen zu entwickeln. Ein solches Mittel würde einschlagen wie vor Jahren Viagra. Denn die Anzahl der depressiven Patienten wächst weltweit stetig an, und fast alle Antidepressiva Patente sind ausgelaufen. Dadurch sinken die Medikamentenpreise. Damit die Gewinne nicht in den Keller rutschen, müssen immer mehr Menschen dazu gebracht werden, die vorhandenen Antidepressiva zu konsumieren. Das ist eine weitere Erklärung für den explosionsartigen Anstieg von Antidepressiva-Verordnungen in der Welt. Zumindest die Massenverschreibungen konnten die Pharmakonzerne forcieren. Mit geschicktem Marketing haben sie es geschafft, Antidepressiva sogar in Tierarztpraxen zu etablieren. Mehrere Antidepressiva sind mittlerweile in Form von Kautabletten für Hunde zugelassen.[286]

Die Entwicklung einer dritten Generation von Antidepressiva ist den Konzernen jedoch nicht geglückt. Sie scheinen eingesehen zu haben, dass sich eine Depression nicht gezielt medikamentös beeinflussen lässt. Die Pharmaindustrie hat aufgegeben, nach einem effizienten Antidepressivum zu suchen. Nach Gründen befragt, erläutert der Vorstandschef von Glaxo, Andrew Witty: »*Es ist überaus schwierig, zu beweisen, dass ein Depressionsmedikament wirkt, da die Besserungen der Patienten mit subjektiven Einschätzungsfragebögen gemessen werden und nicht mit eindeutigen Bluttests oder anderen biologischen Messwerten, wie bei anderen Krankheiten.*«[287]

Fehlende Biomarker und Bluttests sind die zentralen Schwierigkeiten der Depressionsforschung. Zum einen gibt es keinen Botenstoff, keinen Blutwert, keinen Hormonstatus und auch sonst keine körperliche Entsprechung, die eine Depression anzeigen. Zum anderen ist es in jahrzehntelanger Forschung nicht gelungen, einen Parameter zu finden, der an die Besserung einer Depression gekoppelt ist. Die Hersteller testen ihre Medikamente in fragwürdigen Tierversuchen. In der Regel werden die Tiere dafür in eine lebensbedrohliche Situation gebracht. Beispielsweise werden sie am Schwanz aufgehängt oder in einen Bottich mit Wasser geworfen. Die Forscher messen die Zeitspanne, bis das Tier aufhört, um sein Leben zu kämpfen. Je schneller die Maus aufgibt, als umso depressiver wird sie eingestuft. Mit den Medikamenten soll die Zeitspanne des Überlebenskampfes verlängert werden. »*Wegen diesen blöden Tests, die mit Depressionen gar nichts zu tun haben, sind vermutlich unzählige Substanzen in die Binsen gegangen*«[288], kommentiert Florian Holsboer die Schwierigkeiten der Depressionsforschung. Andere Forscher halten Tierversuche generell für ungeeignet, um Erkenntnisse über Depressionen zu gewinnen.[289]

Nicht nur der fehlende Modellorganismus hat die Konzerne zum Rückzug aus der Antidepressiva-Forschung bewogen. Es hat sich im Lauf der Jahre herausgestellt, dass alle antidepressiven Medikamente gleichartig wirken und sich ihre Wirkung kaum von der Reaktion auf Placebo unterscheidet. Das gilt sowohl für die Antidepressiva der ersten als auch der zweiten Generation. Hohe Preise kann ein Pharmahersteller für ein Medikament nur verlangen, wenn seine Substanz besser wirkt als die der anderen Hersteller. Genau dieser Nachweis gelingt bei Antidepressiva nicht. Konnten die Hersteller der SSRIs mit groß angelegtem Marketing noch einen Hype erzeugen, erschweren heute Wirksamkeitsprüfungen und neue Gesetze diese Strategie.

Die Pharmakonzerne in den USA werden seit 2013 durch den »Physician Sunshine Act« gezwungen, ihre Zahlungen an Ärzte und Forscher offenzulegen. Journalisten erstellten daraus die Datenbank »Dollars for Docs« und deckten auf, dass ärztliche Topverdiener mehr als eine halbe Million Dollar für Vertragshonorare und Beraterverträge pro Jahr kassieren.[290] Jeder Verbraucher kann diese Daten im Internet abrufen. So wird es schwierig für die Konzerne, ihre Meinungsführer als unabhängig zu verkaufen.

Durch sorgfältige öffentliche Forschung haben sich weitere Schwierigkeiten aufgetan. Die Effizienz der Medikamente musste immer weiter nach unten korrigiert werden. Spätestens seit den Veröffentlichungen von Irving Kirsch, David Healy, Jan Fawcett, Erick H. Turner sowie der STAR*D-Studie ist es für die Pharmakonzerne nahezu unmöglich geworden, eine hohe Wirksamkeit ihrer Medikamente zu behaupten. Gleichzeitig wird es immer schwieriger, das hohe Abhängigkeitspotenzial und die zum Teil lebensbedrohlichen Absetzerscheinungen von Antidepressiva zu leugnen. Genau wie bei Valium wurde versucht, die Abhängigkeitsgefahr über Jahre hinweg zu ignorieren, kleinzureden oder durch Studien zu vertuschen. Auch bei Entzugserscheinungen von Tranquilizern nahm man lange an, es handele sich um einen Rückfall des Patienten. Erst als sich das Abhängigkeitsrisiko der Tranquilizer nicht mehr verheimlichen ließ, ging die Ära von Valium zu Ende. Das gleiche Schicksal steht jetzt den Antidepressiva bevor. Allerdings spielt die starke Zeitverzögerung der Entzugsproblematik bei Antidepressiva – oft bis zu einem Jahr – dem Antidepressiva-Zeitalter in die Hände. Meist werden nach so langer Zeit die Symptome nicht mehr mit dem Absetzen in Verbindung gebracht. Obwohl die Entzugserscheinungen von Valium viel schneller auftreten, dauerte es 25 Jahre, bis das Suchtrisiko ins Bewusstsein der Öffentlichkeit gelangte. Da Entzugssymptome von Antidepressiva immer noch hartnäckig geleugnet werden, kann bis zur Abschaffung der massenhaften Verschreibung von Antidepressiva noch einige Zeit vergehen.

Versuche, zumindest den Begriff »Antidepressiva« abzuschaffen, gibt es schon länger. Bereits Mitte der 1980er Jahre äußerte der Psychiatrie Professor Thomas Detre in einer Sitzung der Arzneimittelkommission seine Bedenken: »*Ich bin ein bisschen besorgt, das klingt wie ein Anti-biotikum und suggeriert eine Spezifität, die die ganze Anti-Depressiva-Kategorie nicht erfüllt.*«[291]

Wurde in den 80er Jahren die geringe Spezifität der Antidepressiva angeprangert, sind durch zahlreiche Langzeitstudien noch größere Probleme der Antidepressiva-Behandlung deutlich geworden. Mittlerweile existieren zahlreiche längerfristige Beobachtungen, die das Behandlungsergebnis von medikamentierten Patienten mit dem von nicht-medikamentierten Patienten vergleichen. Das Resultat ist immer dasselbe: Patienten, die dauerhaft keine Medikamente erhielten, haben längere gesunde Phasen, erleiden seltener Rückfälle und verlieren im Gegensatz zu den medikamentierten Patienten seltener ihren sozialen Status.[292] Die Ergebnisse der Langzeitstudien blieben auch den deutschen Kranken- und Rentenversicherungskassen nicht verborgen. Die Fehltage wegen psychischer Erkrankungen stiegen innerhalb von 12 Jahren um 165 Prozent. Fast die Hälfte aller Krankschreibungen erfolgt wegen Depressionen. Noch alarmierender sind die Zahlen der gesetzlichen Rentenversicherung. Sie beschreiben eine Verdreifachung der Frühberentungen aufgrund von Depressionen in den vergangenen 20 Jahren.[293] Gleichzeitig wurden noch nie so viele Antidepressiva verordnet wie in dieser Zeit. Die Krankenkassen überprüfen derzeit ihre Daten auf einen Zusammenhang zwischen der massenhaften Verschreibung von Antidepressiva und den Anträgen auf Frühberentungen.[294] In Zukunft könnte auch von dieser Seite ein eisiger Wind in Richtung Pharmaindustrie wehen.

Aufwind dagegen erhalten derzeit die Psychotherapien und weitere Ansätze. In Langzeitstudien wurden nicht nur medikamentierte mit nicht-medikamentierten Patienten verglichen,[295] sondern auch alternative Methoden mit der standardisierten Medikamententherapie.[296] Forscher teilten dazu depressive Patienten in drei Gruppen auf. Die einen unterzogen sich einer Verhaltenstherapie und nahmen keine Medikamente ein. Die zweite Gruppe wurde mit SSRIs behandelt. In der dritten Gruppe wurden beide Methoden miteinander kombiniert. Nach vier Monaten wurde der Zustand der Patienten aller Gruppen verglichen. Sämtliche Patienten zeigten eine ähnliche Besserung. Allein das ist schon eine Überraschung, da der öffentlichen Meinung zufolge die Kombination von Medikamenten und Psychotherapie die besten Ergebnisse erzielen müsste. Das war eindeutig nicht der Fall, alle drei Therapien erzielten zunächst gleichartige Ergebnisse. Nach zwölf Monaten veränderte sich das Bild. Die Patienten, die mit Psychotherapie behandelt wurden, hatten deutlich weniger Rückfälle als die unter SSRI. Je länger der Beobachtungszeitraum ausgedehnt wurde, desto deutlicher zeigte sich die Überlegenheit der Psychotherapie.[297] Keinesfalls erreichte man mit der propagierten Kombinationstherapie die besten Ergebnisse. Die Gabe von Medikamenten schwächte in der Langzeitbehandlung die Wirkung von Psychotherapie ab.[298] Der Psychiater Joachim Bauer hat eine Erklärung für diese überraschenden Ergebnisse: *»Die Depression ist eine komplexe, seelisch-körperliche Erkrankung. Auslöser bei einer erstmaligen Erkrankung sind* *in der Regel Veränderungen im Lebensumfeld, die beim Erkrankten Gefühle der Angst, Überforderung und Hoffnungslosigkeit auslösen und die oft im Zusammenhang mit befürchteten oder tatsächlichen Verlusten stehen. Das Problem bei der Behandlung mit Psychopharmaka ist deren Unspezifität. Im Gegensatz zur Psychotherapie, welche die individuellen Fähigkeiten des einzelnen verbessert und zwischenmenschliche Beziehungsprobleme zu lösen sowie den eigenen Aktionsradius zu erweitern vermag, wirken Psychopharmaka dadurch, dass sie im Gehirn die Ausschüttung von Botenstoffen verändern und auf diese Weise Symptome lindern. Aus diesen Gesichtspunkten ist die Schlussfolgerung zu ziehen, dass der Einsatz von Psychopharmaka auf Notfälle und auf die Behandlung schwerer, seelischer Gesundheitsstörungen beschränkt bleiben sollte.«*[299]

Genauso erfolgreich in der Behandlung von Depressionen erweist sich der Einfluss eines Sportprogramms. Mit dem gleichen Versuchsaufbau wurden Teilnehmer anstelle von Psychotherapie diesmal mit einem Bewegungskonzept behandelt. Wieder wurde nach vier und nach zehn Monaten die Situation der Patienten überprüft. Das Ergebnis bestätigte die positive Wirkung von Sport auf depressive Patienten. Nach vier Monaten hatte der Sport genauso effektiv gewirkt wie die Tabletten. Die eigentliche Sensation erlebten die Forscher nach zehn Monaten. Die Patienten, die das Sportprogramm absolviert hatten, erlitten nicht nur signifikant weniger Rückfälle, sondern erlebten auch häufiger Symptomfreiheit. Diesmal wurde das Ergebnis des Sportprogramms durch die zusätzliche Gabe von Medikamenten deutlich nach unten nivelliert. In der Langzeitstudie von James Blumenthal waren nach zehn Monaten in der Sportgruppe nur noch 30 Prozent depressiv.[300] In der Antidepressiva-Gruppe jedoch noch über 50 Prozent. Die größte Überraschung war jedoch das Ergebnis der kombinierten

Therapie. Auch hier waren nach zehn Monaten mehr als die Hälfte der Patienten depressiv. Die Gabe von Medikamenten schwächte in der Langzeitbehandlung die gute Wirkung des Sportprogramms ab.

Die Wirkung von Psychotherapie und Sport auf depressive Patienten ist gut belegt. Neu sind Untersuchungen über Selbsthilfeansätze. Ein Arzt in Edinburgh behandelte 52 seiner depressiven Patienten mit einem Selbsthypnoseprogramm auf CD.[301] Er veröffentlichte seine Ergebnisse im Jahr 2009 mit einer überraschend hohen Besserungsquote, die es mit den Psychotherapie- und Sporterfolgen aufnehmen kann. Ganz vereinzelt kommen diese Informationen bei den Behandlern an. Einzelne psychiatrische Kliniken versuchen bereits den Gebrauch von Antidepressiva zu verringern und verstärken stattdessen ihr Alternativprogramm. Die Patienten werden nicht vorrangig zum Pillenschlucken, sondern zur Teilnahme an Bewegungs-, Physio-, Kunst- und achtsamkeitsbasierter Therapie motiviert.

Die Geschichte der Depression zeigt, dass es sehr lange dauern kann, bis widerlegte Medizintheorien aufgegeben werden. Noch länger dauert es, bis die dazugehörigen Therapien fallengelassen werden. Weil es in jahrzehntelanger Forschung nicht gelungen ist, eine bessere Theorie hervorzubringen, werden die Mittel, die auf der Serotonintheorie basieren, noch immer massenhaft verschrieben. Nachdem die »Serotonin-Theorie der Depression« 2001 endgültig widerlegt war, gab es viele ambitionierte Versuche, eine neue chemische Vision zu etablieren. Auch vor 2001 gab es einige interessante Ansätze. Florian Holsboer wendete sich bereits in den 80er Jahren von der Serotonin-Theorie ab. Er entdeckte, dass viele depressive Patienten einen ausgesprochen hohen Stresswert aufwiesen und entwickelte daraus die »Stresstheorie der Depression«. Bei der Überprüfung an

Patienten scheiterte diese Theorie jedoch.[302] Nicht alle Kranken hatten erhöhte Stresswerte. Medikamente, die nach dieser Theorie entwickelt wurden, konnten eine Depression nicht bessern und gelangten nicht über eine Testphase hinaus.

Eine andere Idee beschrieb die Depression als Entzündungsreaktion.[303] Forscher hatten bei Menschen mit Multipler Sklerose häufiger Depressionen festgestellt. Da Multiple Sklerose eine entzündliche Erkrankung des Nervensystems ist, folgerten die Forscher, eine Depression sei an entzündliche Prozesse im Körper gekoppelt. Entzündungswerte sollten als Biomarker für Depressionen dienen. Aus dieser Theorie entwickelte man eine Therapie. In Testversuchen wurden Depressive mit dem Antibiotikum Minocyclin behandelt. Auch diese Vision wurde weitgehend aufgegeben. Die Wirkung des Antibiotikums war nicht einheitlich.[304] Wenn es gelang, die Entzündungswerte zu senken, besserte sich dadurch nicht unbedingt die Depression.

Längere Zeit wurde ein Ansatz aus der Schweiz diskutiert.[305] Diesmal sollte der Wachstumsfaktor BDNF im Blut das Vorliegen einer Depression anzeigen. BDNF ist ein Hormon, das bereits in geringer Menge Nervenzellen vor dem Zelltod schützt, die Neubildung von Nervenzellen anregt und kognitive Prozesse verbessert. Die Forscher brachten einen niedrigen BDNF-Wert mit einer Depression in Verbindung. Diese Theorie erwies sich als zu unspezifisch, da der BDNF-Wert bei einer ganzen Reihe von Krankheiten herunterreguliert ist und das Hormon BDNF nicht nur im Gehirn, sondern auch in der Netzhaut, der Niere, der Prostata und dem Speichel vorkommt.[306]

Es gab Ideen, mangelndes Sonnenlicht mit der Entstehung einer Depression in Verbindung zu bringen.[307] Das Hormon Melatonin steuert den Hell-Dunkel-Rhythmus des

Menschen und sollte helfen, »Herbstdepressionen« zu lindern. Das aus dieser Theorie entstandene Medikament Agomelatin zeigte sich dabei jedoch als völlig wirkungslos.[308]

Sämtliche Versuche, eine Depression chemisch zu beschreiben, sind gescheitert. Die Pharmaforschung hat aufgehört zu suchen. Es ist an der Zeit zu erkennen, dass die Depression keine reine Gehirnerkrankung ist oder dass Prozesse beteiligt sind, von denen man heute noch nichts weiß.

Wenn es sich ausschließlich um eine organische Erkrankung handeln würde, müsste es Menschen, die Antidepressiva erhalten, langfristig besser gehen als Menschen, die keine bekommen. Und weil genau dieser Nachweis nie gelungen ist, haben sich nahezu alle großen Konzerne aus der Antidepressiva-Forschung zurückgezogen. Jede Depression ist eng mit der Biografie des Patienten verknüpft. Mit chemischen Methoden lässt sich menschliches Leid nicht auflösen, die Schwierigkeiten bleiben bestehen. Es gilt bei der Behandlung einem verminderten Selbstwertgefühl, Traurigkeit, Antriebslosigkeit, Entscheidungsschwäche und Hoffnungslosigkeit entgegenzuwirken. Dafür gibt es keine chemischen Entsprechungen.

Im persönlichen Horrorfilm eines depressiven Menschen können Medikamente das Bild abschwächen oder sogar ausschalten. Sie können die Lautstärke herunter- oder heraufregulieren, aber sobald die Wirkung nachlässt, läuft wieder derselbe alte Horrorfilm.

Mit den richtigen Methoden können die Menschen lernen, diesen Horrorfilm als das zu betrachten, was er ist: nämlich ein Film, der irgendwann zu Ende ist. Die guten Resultate von Alternativbehandlungen sind jedoch im Propagandarausch des Effizienzmärchens von Antidepressiva untergegangen.

Lügen haben kurze Beine

Das Effizienzmärchen der Antidepressiva wird seit dem Markteintritt von Prozac erzählt. Viele Irrtümer über Antidepressiva werden heute noch verbreitet und halten die Patienten davon ab, sich nach Alternativen zur medikamentösen Therapie umzusehen. Die folgenden Behauptungen stehen auf wackligen Beinen, die auf lange Sicht zum Fall führen werden.

LÜGE: Antidepressiva sind das Ergebnis moderner Wissenschaft

Die am häufigsten eingesetzten antidepressiven Wirkstoffe sind Citalopram und Mirtazapin. Sie wurden erstmals im Jahr 1975 synthetisiert und in den folgenden Jahren geprüft. Die Entwicklung sämtlicher gebräuchlicher SSRIs ist bereits seit 1980 abgeschlossen. Zu diesem Zeitpunkt existierte noch keine moderne Hirnforschung. Alle Substanzen wurden anhand von fragwürdigen Verhaltenstests an Ratten und Mäusen entwickelt. Heutzutage stehen den Hirnforschern moderne bildgebende Verfahren zur Verfügung. Die wichtigsten Methoden sind fMRT (funktionelle Magnetresonanztomografie) und PET (Positronen-Emissions-Tomografie). Mit diesen Techniken wird das lebendige Gehirn »bei der Arbeit« untersucht. Es lassen sich Unterschiede in der Durchblutung sichtbar machen, und es können Stoffwechselvorgänge abgebildet werden. Seit 2005 werden beide

Technologien kombiniert und liefern aussagekräftige Daten über die Vorgänge im Gehirn.

Hirnforscher können beobachten, wie die Medikamente ins Gehirn gelangen, dort die Serotonintransporter-Moleküle blockieren und so mehr Serotonin verfügbar wird.[309] Dieser Vorgang beginnt nach 15 Minuten und ist meist nach drei Stunden abgeschlossen. Eine Wirkung wird jedoch frühestens nach fünf bis sieben Tagen erwartet. Für diese starke Verzögerung wurde nie eine Erklärung gefunden. Bei der Mehrzahl der Patienten bleibt eine antidepressive Wirkung ganz aus. Kein Antidepressivum wurde unter Zuhilfenahme von modernen bildgebenden Verfahren entwickelt. Stattdessen halfen die neuen Techniken, die Serotonin-Hypothese der Depression zu widerlegen.

LÜGE: Antidepressiva beseitigen ein biochemisches Ungleichgewicht

Ein Arzt, der sich die Zusammensetzung von Serotonin, Noradrenalin und Dopamin in der Gehirnflüssigkeit eines Menschen anschaut, kann nicht sagen, ob dieser Mensch depressiv oder gesund ist. Jeder Mensch hat unterschiedliche Neurotransmitterkonzentrationen. Ein niedriger Wert ist kein Anzeichen für eine Depression und ein Anstieg beendet sie nicht. Da Neurotransmitter bei depressiven Erkrankungen keinen Aussagewert haben, gibt es keinen therapeutischen Grund, ihre Konzentration zu erhöhen. Anders als bei Blutwerten existieren keine Normwerte für Neurotransmitter. Lässt der Arzt ein Blutbild anfertigen, erhält er dadurch Informationen über Mangelerkrankungen, Infektionen, Blutbildungsstörungen oder Entzündungen. Weichen die Blutwerte des Patienten ab, liefert dies Informationen über seinen Gesundheitszustand.

Da es keine Normwerte für Serotonin, Noradrenalin und Dopamin gibt, existiert kein biochemisches Gleichgewicht und folglich auch kein biochemisches Ungleichgewicht.

LÜGE: Antidepressiva sind Placebo deutlich überlegen

Die Behauptung einer Überlegenheit von Antidepressiva gegenüber Placebo hat die Pharmaindustrie aufgestellt. In groß angelegten Zeitungsanzeigen, auf Kongressen, in Infomaterial und von bezahlten Rednern wurde diese Botschaft verbreitet. Die Angaben wurden in sorgfältigen Analysen später überprüft. Dies geschah auf Basis der für die Zulassung eingereichten Daten der Pharmaindustrie. Obwohl den Herstellern unendlich viele Möglichkeiten zur Begünstigung des Ergebnisses zur Verfügung stehen, schnitten die Antidepressiva immer nur geringfügig besser ab als Placebos.[310] In therapeutischer Hinsicht ist kein Unterschied bemerkbar.[311] Niemand will heute mehr wahrhaben, dass nahezu alle Antidepressiva in den ersten Zulassungsversuchen wegen ihres schlechten Abschneidens gegenüber Placebos gescheitert sind. Bücher über die tatsächliche Effektstärke der Antidepressiva wurden kaum zur Kenntnis genommen.[312] Die Botschaft der Überlegenheit hält sich bis heute.

Es liegt vielleicht an der guten Vorstellungskraft von psychisch Erkrankten, dass sie so stark auf Placebos ansprechen. Dieses Phänomen zu therapeutischen Zwecken weiterzuentwickeln, erscheint vielversprechend. Doch mit Placebos lässt sich kein Geld verdienen.

LÜGE: Antidepressiva beseitigen eine Depression

Die Krankheitsstatistiken beschreiben eine andere Realität. Die Zahl der Rückfälle, die Anzahl der Fehltage und die

Frühberentungen wegen Depressionen sind explosionsartig angestiegen.[313] Bei Frühberentungen ist die Depression mittlerweile Hauptursache. Einer WHO-Prognose zufolge sollen bis zum Jahr 2030 Depressionen die weltweit häufigste Erkrankung werden.[314] Das sind deutliche Hinweise auf ein Versagen der medikamentösen Therapie, die eine ganz andere Frage aufwerfen: Machen Antidepressiva depressiv?

In den Fachinformationen findet sich mittlerweile der Hinweis, dass Antidepressiva eine Depression verursachen können. Menschen, die Antidepressiva aus anderen Gründen einnehmen sowie gesunde Menschen in Testgruppen erkranken signifikant häufiger an Depressionen.

Mitgliedsländer der OECD haben Statistiken über den Antidepressiva-Gebrauch angefertigt. Dafür wurden Daten aus 23 Ländern der Erde gesammelt.[315] Demnach hat sich der Konsum von Antidepressiva in den vergangenen zehn Jahren verdoppelt. Gleichzeitig stieg die Zahl der chronischen Depressionen von 10 bis 15 auf 40 Prozent.[316] Der mehrfach ausgezeichnete Psychiater Rif S. El-Mallakh sieht einen Zusammenhang zwischen diesen Zahlen. Er ist überzeugt, dass die Medikamente einen depressiven Zustand chronifizieren können. Dafür prägte er den Begriff »Tardive Dysphorie«.[317] In seiner Klinik hatte er häufig beobachtet, wie aus einem anfänglich guten Ansprechen auf Antidepressiva später eine Art Dauerdepression wurde.

Studien haben immer wieder gezeigt, Antidepressiva können eine Depression nicht dauerhaft beseitigen,[318] stattdessen gibt es immer mehr Belege für eine Chronifizierung der Erkrankung unter Antidepressiva.

LÜGE: Antidepressiva helfen allen Menschen

Obwohl in sorgfältigen Analysen die Wirksamkeit von Antidepressiva immer weiter nach unten korrigiert werden musste, hält sich der Irrglaube, wir würden über wirksame Medikamente gegen Depressionen verfügen. Ohne zu prüfen, ob der Patient an Sorgen des Lebens oder an einer behandlungsbedürftigen Depression leidet, werden sofort Medikamente verschrieben. Egal ob wegen Rückenschmerzen, Altersbeschwerden oder Schüchternheit, der Arzt stellt ein Rezept aus und damit ist die Sache für ihn erledigt. Er muss sich nicht weiter mit dem Patienten beschäftigen. Falls das Medikament nicht wirkt, wird es gegen ein anderes Antidepressivum ausgetauscht. Den meisten Patienten wird keine Alternative zur medikamentösen Therapie angeboten. Manche Ärzte weigern sich Patienten zu behandeln, die keine Antidepressiva einnehmen wollen. Dabei existieren ärztliche Richtlinien, die bei leichten und mittelschweren Depressionen von Medikamenten abraten. Der Psychiater Peter Breggin lehnt auch bei schweren Depressionen Medikamente ab. Er stellt den Nutzen von Psychotherapie über den von Tabletten.[319]

Die wahllose Verschreibung von Antidepressiva basiert auf einer Überschätzung des Nutzens und einer Unterschätzung der Schäden, die diese Medikamente anrichten.

LÜGE: Antidepressiva wirken genauso wie Insulin

Immer wieder erklären Fachleute, Antidepressiva seien genauso unentbehrlich wie Insulin, und wer nicht umgehend diese Medikamente verschreibe, verhalte sich verantwortungslos. Diabetes ist eine klar umrissene Erkrankung, bei der ein definierter biochemischer Prozess unterbrochen ist. Kann der Körper kein Insulin produzieren, verbleiben die Zuckermoleküle ungenutzt im Blut und können Schäden im Körper anrichten.

Die Biochemie der Depression ist unbekannt. Forscher wissen weder, wie eine Depression entsteht noch wie sie endet. Einen Zuckerkranken mit einem Depressiven zu vergleichen, ist genauso unsinnig, wie die Behauptung: »Kopfschmerzen werden durch Aspirinmangel hervorgerufen«. Nur weil es Antidepressiva gibt, bedeutet das nicht, dass Depressionen eine Serotoninmangelerkrankung sind.

LÜGE: Antidepressiva wirken spezifisch auf Depressionen

Seit der Marketingoffensive in den 90er Jahren hält sich der Glaube an eine hohe Spezifität der modernen Antidepressiva. Im Gegensatz zu den älteren Mitteln sollten sie selektiv lediglich die Serotonin-Rezeptoren beeinflussen. Dieses Motto spiegelt sich in der Namensgebung wieder. Sie werden »selektive« Serotonin-Wiederaufnahmehemmer (SSRI) genannt. Die Hersteller erklärten durch diese Spezifität, Nebenwirkungen vermeiden zu können. Heute, gut 25 Jahre später, weiß man, die SSRIs haben eine gleichartige Wirkung auf die Dopamin- und Noradrenalin-Transportermoleküle und beeinflussen auch viele andere Neurotransmitter.[320] Entgegen Behauptungen der Hersteller sind im Register des Bundesinstituts für Arzneimittel für alle Antidepressiva zahlreiche Nebenwirkungen gemeldet. Antidepressiva werden bei vielen unterschiedlichen Anwendungsgebieten eingesetzt. Unter anderem sollen die Medikamente bei Zwangsstörungen, Generalisierter Angststörung, Panikattacken, Posttraumatischer Belastungsstörung, Essstörungen, Brustschmerzen, stressinduzierter Blasenschwäche, vorzeitigem Samenerguss, prämenstruellen Beschwerden und Schmerzzuständen eingesetzt werden. Die Fülle der Anwendungsgebiete führt die Spezifität ad absurdem.

LÜGE: Antidepressiva haben kaum Nebenwirkungen

Bei 70 Prozent der mit Antidepressiva behandelten Patienten helfen die Medikamente nicht, ihre Depression zu lindern. Das bedeutet jedoch nicht, die Mittel hätten keine Auswirkungen auf den Gehirnstoffwechsel. Jeder Mensch verfügt über eine individuelle Gehirnbiochemie. Es lässt sich daher nicht vorhersagen, wie ein Mensch auf einen Eingriff in diese empfindlichen Strukturen reagieren wird. Als besonders quälend werden Sexualstörungen, Gewichtszunahme, Schlaflosigkeit und Selbstmordgedanken empfunden. Bei etwa 15 Prozent der Patienten stellt sich eine starke innere Unruhe (Akathisie) ein, die lebensbedrohliche Folgen haben kann. Manchmal verändert sich die Persönlichkeit derart, dass der Betroffene plötzlich den Wunsch verspürt, sich oder andere zu töten.[321]

Wie jedes Medikament, das die Blut-Hirn-Schranke passieren kann, haben Antidepressiva viele Nebenwirkungen, deren Ausprägung sich nicht vorhersagen lässt.

LÜGE: Antidepressiva machen nicht abhängig

Der Langzeitgebrauch von Antidepressiva nimmt unaufhörlich zu. In den USA stieg der Anteil der Menschen, die dauerhaft Antidepressiva einnehmen innerhalb von zehn Jahren von drei auf sieben Prozent.[322] Diese starke Zunahme ist ebenfalls in den europäischen Ländern erfolgt. Für jedes Antidepressivum sind Entzugssyndrome registriert worden. Der Forscher Peter Gøtzsche wertete finnische Daten von Sozialversicherungsbehörden aus. Er fand heraus, dass von 260 322 Menschen, die SSRI-Antidepressiva einnahmen, fünf Jahre später noch knapp die Hälfte nicht von diesen Medikamenten losgekommen war.[323]

Eine Erklärung dafür liefert die hartnäckig geleugnete Abhängigkeit, die vor allem bei Langzeitgebrauch auftritt. Der Entzug von Psychopharmaka gehört zu den grausamsten Dingen, die ein Mensch erleben kann. Bei mehreren zuvor nur ambulant behandelten Patienten ist durch das Auftreten von Absetzsyndromen ein Krankenhausaufenthalt notwendig geworden. Zu den zahlreichen psychischen Symptomen, die dabei auftreten, gesellen sich meist auch schwere körperliche Beschwerden. Menschen, bei denen sich Absetzsymptome einstellen, sind völlig auf sich gestellt. Sie erhalten keine Unterstützung. Wegen Nebenwirkungen oder Wirkungslosigkeit wollen sie ihre Medikamente absetzen, aber der Hausarzt, der Psychiater oder die besorgten Angehörigen drängen weiter zur Einnahme. Entzugssymptome können so stark ausgeprägt sein, dass die Betroffenen diese ohne Hilfe nicht aushalten. Die Medikamente weiter einzunehmen, scheint für sie das kleinere Übel zu sein. Die starke Zeitverzögerung von bis zu einem Jahr, mit der Absetzsymptome auftreten können, hat dazu geführt, dass der Irrtum von nicht abhängig machenden Antidepressiva weiterhin verbreitet ist.

LÜGE: Antidepressiva senken die Suizidrate

In den USA werden mehr Antidepressiva verschrieben als in jedem anderen Land der Erde. Lag der Antidepressiva-Konsum der Bevölkerung im Jahr 2000 bei 6,5 Prozent, ist er 2010 bereits auf 10,4 Prozent gestiegen.[324] Im selben Zeitraum stieg auch die Zahl der Suizide kontinuierlich an.[325] Die Pharmakonzerne vermarkten ihre Antidepressiva auf der gesamten Welt. Dennoch zeigt sich keine Antidepressiva bedingte Senkung von Selbstmorden. Eine Auswertung der 23 ökonomisch erfolgreichsten Länder der Welt für die

Jahre 1995 bis 2008 zeigte: In den Ländern, in denen am meisten Antidepressiva verschrieben wurden, ereigneten sich auch die meisten Suizide. Jede Packung Antidepressiva muss mittlerweile einen Warnhinweis über das »erhöhte Risiko für suizidales Verhalten« enthalten. Die aktuelle Leitlinie unipolare Depression warnt in diesem Zusammenhang: »*Zur speziellen akuten Behandlung der Suizidalität sollten Antidepressiva nicht eingesetzt werden.*«[326]

Antidepressiva können Suizidalität nicht nur verstärken, sie können sie sogar auslösen. Dieses Phänomen wird seit 1990 immer wieder beschrieben. Eine von der US-Regierung beauftragte Expertengruppe bestätigte diese Verbindung.[327] Im Jahr 2016 wurde die umfangreichste Analyse zu diesem Thema angefertigt.[328] Die Forscher fanden heraus, Antidepressiva verdoppeln das Suizidrisiko bei unter 18-Jährigen und erhöhen bei Erwachsenen die Wahrscheinlichkeit auf suizidales oder aggressives Verhalten.

Der Nachweis einer Senkung der Suizidrate ist nie gelungen. Heute gehen Forscher eher von einer Erhöhung der Rate durch Antidepressiva aus.

LÜGE: Antidepressiva helfen Schlafstörungen zu beseitigen

Zu den häufigen Symptomen, unter denen depressive Patienten leiden, gehört ein gestörter Schlaf. Die Patienten liegen nachts stundenlang wach oder sie erwachen noch vor Ablauf der Nacht. Schlaflosigkeit ist nicht nur ein Symptom der Depression, sie ist auch gleichzeitig eine Ursache. Sie versetzt den Patienten in einen Teufelskreis. Diesen hoffen sie, mit Medikamenten zu durchbrechen. Die wenigsten wissen, dass die gängigen SSRIs und SNRIs bei Schlaflosigkeit nicht eingesetzt werden sollten. Weit oben im Beipackzettel ist bei den häufigsten Nebenwirkungen Schlaflosigkeit aufgeführt.

Die meisten Antidepressiva sind bei Schlafstörungen ungeeignet und können diese sogar verstärken.

LÜGE: Antidepressiva sind eine individuelle Therapie

Die Gründe, die zu einer Depression führen, sind sehr vielfältig. Ein Betroffener leidet vielleicht unter einem Nachlassen der Kräfte im Alter. Einen anderen belastet eine schwierige Mutter-Kind-Beziehung. Wieder ein anderer hat Probleme, eine dauerhafte Beziehung zu führen und ist gerade verlassen worden. Auch Stress im Job, Prüfungsangst, Umzüge, körperliche Erkrankungen und viele andere Gründe können Depressionen auslösen. Jeder Patient hat eine andere depressive Problematik, die eine individuelle Therapie erfordert. Diese ist mit Medikamenten nicht möglich, da sich Antidepressiva in ihrer Wirkung kaum unterscheiden. Sämtliche Antidepressiva zielen lediglich auf eine Veränderung der Neurotransmitter.

Die Illusion einer individuellen medikamentösen Behandlung führt auf das Terrain der Polypharmazie, das bedeutet die Verschreibung von verschiedenen Medikamenten zur gleichen Zeit. Oft wird dem Patienten suggeriert, es müsse nur die individuelle Mischung und Dosierung gefunden werden, um ihn von seinen Beschwerden zu befreien. Er erhält eine Komposition von mehreren Antidepressiva, Neuroleptika oder Lithium und bekommt das Gefühl, die persönliche Zusammenstellung sei eine individuelle Therapie.

Doch mit der Polypharmazie beginnen häufig die wirklichen Probleme. Wechselwirkungen sind nicht erforscht und unmöglich vorherzusagen. Wenn starke Beschwerden auftreten, weiß man nicht, welches Medikament verantwortlich ist. Die Kombinationsgabe ist nachweislich verantwortlich für schwerste Komplikationen[329] und zahlreiche Todesfälle. Aus therapeutischer Sicht machen ein häufiger Wechsel von Antidepressiva und eine zusätzliche Gabe von anderen Medikamenten keinen Sinn. Forscher raten davon ab.[330]

Polypharmazie ist keine individuelle Behandlung, sondern das Ergebnis von Hilflosigkeit.

LÜGE: Antidepressiva müssen zur Vorbeugung eingesetzt werden

Die dauerhafte Einnahme von Antidepressiva nutzt vor allem der Pharmaindustrie, die an jeder Tablette verdient. Dem Psychiater verschafft sie einen aufwandsarmen Dauerpatienten, dem er lediglich einmal im Quartal ein Rezept ausstellen muss. Viele Psychiater raten auch deshalb zur dauerhaften Einnahme, weil sie bereits zahlreiche schlechte Erfahrungen gemacht haben, wenn Patienten Medikamente absetzen.

Das menschliche Gehirn ist hochanpassungsfähig. Nach einem anfänglichen Effekt reagiert das Gehirn auf die veränderte Situation. Es ist deshalb sehr wahrscheinlich, dass die Wirkung der Medikamente nach ein paar Wochen nachlässt und schließlich aufgehoben wird. Der Patient bemerkt erst wieder etwas von dem Medikament, wenn er es absetzen will.

Es gibt keinen Beleg für die Vermutung, Patienten würden von einer jahrelangen Vorbeugungsdosis profitieren. Bereits nach dem Aufkommen der Antidepressiva in den 60er Jahren wurden Patienten gesucht, die bereit waren, die Medikamente dauerhaft einzunehmen. Nach einem Jahr wurde die Anzahl der Rückfälle in dieser Gruppe mit der von unmedikamentierten depressiven Patienten verglichen. Das Ergebnis war niederschmetternd. In der Medikamentengruppe hatten sich deutlich mehr Rückfälle ereignet. Der damals wichtigste Befürworter von Antidepressiva, Hanns Hippius, riet auf Antidepressiva *»als langfristige Dauermedikation zur Phasenprophylaxe [...] ganz zu verzichten«*. Die Ergebnisse von Hippius wurden immer wieder bestätigt. Der Forscher Paul Andrews überprüfte 2011 in einer Metastudie die Daten von 3454 Patienten.[331] Dabei hatten 44,6 Prozent derer, die ein Antidepressivum erhalten hatten, innerhalb von zwölf Monaten mindestens einen Rückfall. In der Placebogruppe waren es lediglich 24,7 Prozent. Die Medikamentengruppe litt nicht nur unter deutlich mehr Rückfällen, die Patienten wurden zusätzlich von Nebenwirkungen belastet.

Eine dauerhafte Gabe von Antidepressiva schützt nicht vor Rückfällen, sondern verursacht sie.

LÜGE: Antidepressiva sind die beste Therapie

»Vor vielen Jahren, bevor der massive Missbrauch von Psychopharmaka begann, war die Depression eine selbstlimitierende Krankheit, die meist innerhalb weniger Monate vorbei war. Selbst heute dauert eine durchschnittliche, unbehandelte Depression nur drei Monate«[332], schreibt Peter Gøtzsche. Auch wenn Depressionen immer von allein aufhören, ist es besser für Patienten, sich behandeln zu lassen. Die medikamentöse Therapie ist bei weitem nicht die einzige Möglichkeit, die zur Verfügung steht. Die positive Wirkung von Psychotherapie und Bewegung sind sehr gut dokumentiert. Doch es gibt zahlreiche andere Behandlungsmöglichkeiten.

Alternative Behandlungsmöglichkeiten

Jede Depression hat individuelle Ursachen, die bewältigt werden müssen. Bei der ersten depressiven Manifestation sind die Ursachen meist klar erkennbar. Die Menschen werden krank, weil sie zum Beispiel ihren Job verloren, einen Verlust erlitten haben, eine schwierige Kindheit hatten oder mit einem schweren körperlichen Leiden kämpfen. Psychische Erkrankungen sind immer langwierige Erscheinungen.

MARLIES ist 65 Jahre alt und Lehrerin. Sie ist 16, als sie zum ersten Mal psychisch erkrankt. Die Probleme beginnen mit der Versetzung ihres Vaters in ein anderes Bundesland. Ihre Mutter kommt in der neuen Umgebung nicht zurecht, die Ehe kriselt. Während der Vater immer häufiger von zu Hause wegbleibt, beginnt ihre Mutter zu trinken. Marlies beginnende Pubertät verstärkt die Konflikte. Das junge Mädchen reagiert mit Rückzug. Als sie sich weigert, in die Schule zu gehen und eine Woche lang fast nicht schläft, gerät ihre Mutter ernsthaft in Sorge. Sie zieht einen Arzt zurate. Marlies ist nicht zu bewegen, Medikamente einzunehmen. Der Arzt empfiehlt eine Klinikeinweisung. Als sich Marlies Zustand nicht bessert, fahren die Eltern sie ins Krankenhaus der nächst größeren Stadt. Dort gibt es keine psychiatrische Klinik, geschweige denn eine Abteilung für Kinder und Jugendliche. Marlies wird auf die Neurologische Abteilung gebracht und mit Neuroleptika behandelt. Diese verlangsamen nach und nach ihr rasendes Gedankenkarussell und zwingen sie in den Schlaf. Morgens braucht sie lange, um aus dem Bett zu kommen. Marlies nimmt am Therapieprogramm teil. Es gibt eine Kunstwerkstatt, die ihr sogar Spaß macht.

Einmal findet ein Familiengespräch mit einem der Ärzte statt. Er bewertet die Familiensituation als unauffällig, es wird über Entlassung gesprochen. Als sie nach vier Wochen entlassen wird, erhält sie keine Informationen zu ihrer Diagnose, aber auch keine Tabletten, diese wurden gegen Ende ihres Aufenthaltes abgesetzt. Ihre Eltern haben dafür gesorgt, dass niemand von ihrem psychischen Zusammenbruch erfährt. So geht Marlies wieder zur Schule und macht ein paar Jahre später ihr Abitur. Die Konflikte in ihrem Elternhaus bleiben bestehen. Deshalb verlässt Marlies sofort nach dem Schulabschluss ihr Zuhause. Sie schreibt sich an einer Pädagogischen Hochschule ein. Das Studium erweist sich als Glücksgriff. Marlies schätzt die Fächervielfalt, und auch die Praktika in der Schule machen ihr Spaß. Sie fühlt sich befreit und lebendig. Die Erinnerung an ihren Krankenhausaufenthalt kommt erst wieder, als die Zwischenprüfungen anstehen. Marlies hat das Pensum unterschätzt und gerät unter Stress. Außerdem ist sie unglücklich verliebt. Ihre Gedanken kreisen unaufhörlich um einen jungen Medizinstudenten. Sie kann sich kaum auf den Lernstoff konzentrieren. In durchwachten Nächten versucht sie, das Versäumte aufzuholen. Irgendwann vergisst sie zu essen. Sie hat ihren Appetit verloren. Ihr Mitbewohner verbringt die meiste Zeit bei seiner Freundin. Er bekommt jedoch mit, dass es Marlies immer schlechter geht und er versucht, sie zu einem Arztbesuch zu überreden. Marlies weigert sich. Als er sie an einem Wochenende abgemagert und völlig verwirrt inmitten einer verwüsteten Wohnung vorfindet, ruft er den Notarzt. Der weist Marlies sofort in die Geschlossene Psychiatrie ein. Dort wird sie zwangsbehandelt. Sie bekommt Haldol und andere Neuroleptika. Kurze Zeit später wird sie auf eine Offene Station verlegt und erzählt den Ärzten von ihrer Vorerkrankung. Ohne es mit ihr abzusprechen, wird sie daraufhin zusätzlich mit Antidepressiva behandelt.

Diesmal dauert es sehr lange, bis Marlies wieder auf die Beine kommt. Gegen ärztlichen Rat lässt sie sich nach vier Monaten entlassen, ohne wirklich stabil zu sein. Die Ärzte betonen, sie sei ein besonders schwerer Fall und müsse bis an ihr Lebensende Medikamente einnehmen. Auch die Geheimhaltung funktioniert nicht. Ihre Vermieterin erfährt von dem Psychiatrieaufenthalt und kündigt ihr. Ihren Studentenjob ist sie auch los. Marlies zieht vorübergehend zu einem Freund und legt erfolgreich Widerspruch gegen die Mietkündigung ein. Nachdem sie ihr vertrautes Zimmer wieder bezogen hat, begibt sie sich bei einer Psychiaterin in ambulante Behandlung. Diese ist bereit, die neuroleptischen Medikamente zu reduzieren, besteht aber auf der weiteren Einnahme der Antidepressiva. Der Lebensgefährte ihrer Ärztin ist Verhaltenstherapeut. Bei ihm beginnt sie eine Therapie und erhält erstmals Informationen über ihre depressive Erkrankung. Die Medikamente können weiter reduziert werden. Der Therapeut begleitet sie auch, als sie ihr Studium wieder aufnimmt. Das fällt ihr schwer, da die meisten Kommilitonen erfahren haben, was mit ihr passiert ist. Doch bald erwähnt niemand mehr Marlies Auszeit. Sie genießt ihr wiedergewonnenes Leben.

Die Tabletten zwingen sie zu einem regelmäßigeren Lebenswandel. Sie muss morgens und abends Tabletten einnehmen und kann deshalb nicht spontan bei Freunden übernachten. Sie bemerkt, dass sie deutlich weniger belastbar ist. Um das Studium zu bewältigen, muss sie ihre Kraft genau einteilen. Meistens liegt sie um 22:00 Uhr im Bett, damit sie morgens überhaupt hochkommt. Alles ist besser, als im Krankenhaus zu sein, denkt sie. Sie lernt einen jungen Waldorflehrer kennen. Die Beziehung gibt ihr Stabilität. Irgendwann zieht ihr Mitbewohner endgültig zu seiner Freundin. Marlies bietet ihrem Freund das freigewordene Zimmer an. Als die beiden zusammenziehen, ist Marlies sicher, dass sie ihre Krankheit besiegt hat.

Marlies genießt das Zusammenleben mit ihrem Freund und schafft weitere Prüfungen. Sie will sich nicht damit beschäftigen, als ihre Beziehung distanzierter wird, denn ihre Abschlussprüfung steht bevor. Das ist eine schwierige Zeit, in der sie nur wenig Schlaf bekommt. Sie muss für Prüfungen lernen und eine Diplomarbeit anfertigen. In dieser Zeit bekommt sie von ihrer Ärztin zusätzliche Medikamente verschrieben, die sie ruhiger machen, aber auch lähmen. Manchmal hat sie Angst, ihren Abschluss nicht zu schaffen.

In dieser Zeit ist ihr Freund eine wichtige Stütze, obwohl die Liebe erkaltet ist und er sich auch mit anderen Frauen trifft. Marlies schafft ihren Abschluss. Doch der hat viel Kraft gekostet. Es folgt ein Tief. Obwohl Marlies bereits einiges über ihre Krankheit gelernt hat, erkennt sie nicht, dass es sich um eine Depression handelt. Sie schafft es morgens nicht aus dem Bett. Die Tage, an denen sie nicht jobben muss, verbringt sie komplett im Bett. Nach mehreren Wochen kehrt die Kraft langsam zurück, und sie kann sich um ihren Umzug kümmern. Sie hat eine Referendarstelle in einer anderen Stadt bekommen. Zunächst nimmt sie sich nur ein Zimmer zur Untermiete. Sie kann sich nicht an die neue Umgebung gewöhnen. Sie fühlt sich vollkommen allein. Die Besuche von ihrem Freund werden seltener. Er hat kaum noch Zeit für sie. Ihr Zimmer ist klein und muffig. Sie fühlt sich beobachtet. Immer häufiger sucht sie Trost im Alkohol. Ihre Arbeit in der Schule am Vormittag schafft sie, aber abends kann sie nur entspannen und einschlafen, wenn sie mindestens eine Flasche Wein getrunken hat. Nicht selten greift sie auch zu härteren Sachen. Marlies hat in der neuen Stadt einen Psychiater, der ihr die Medikamente verschreibt, zu dem sie aber keinen richtigen Kontakt bekommen hat. Der Alkohol bewirkt, dass sie manchmal einschläft, bevor sie ihre Medikamente nehmen kann. Entzugssymptome machen sich bemerkbar. Zu ihrem seelischen Tief kommen körperliche Symptome, die ihr Angst machen. Zittern, Schwitzen, Albträume und innere Unruhe steigern sich ins Unerträgliche. Ihr Selbstmordversuch führt zu einer Zwangseinweisung in die geschlossene Psychiatrie. Als Marlies dort wieder zu sich kommt, liegt ein richterlicher Beschluss vor. Sie darf die Klinik für mehrere Wochen nicht verlassen. In einem Brief vom Schulamt erfährt sie von ihrer Suspendierung. Für eine Verbeamtung kommt sie nicht mehr in Frage. Sie ist sicher, dass ihr Leben zu Ende ist und wartet auf eine passende Gelegenheit, den Gedanken in die Tat umzusetzen. Zwei Monate bleibt sie in der Klinik. Sie darf diese nur verlassen, weil sie sich in einer anthroposophischen Klinik weiter behandeln lässt. Durch ihren Ex-Freund hat sie viel von der Waldorf-Welt erfahren und sich um Aufnahme in diese Klinik bemüht. Dort beginnt die einsamste Zeit ihres Lebens. Die Klinik ist zu weit entfernt, um Besuche zu erhalten. Am schlimmsten sind die Wochenenden, an denen alle Mitpatienten bei ihren Familien sind. Marlies ist völlig auf sich gestellt und zum Nachdenken gezwungen. Sie zieht Bilanz über ihr bisheriges Leben. Die Klinikabläufe bei den Anthroposophen unterscheiden sich nicht stark von denen anderer Kliniken. Die Atmosphäre ist jedoch freundlicher, und man versucht, mit wenig Psychopharmaka auszukommen. Man setzt auf Kunsttherapien. Die anthroposophische Ärztin ist der Auffassung, Marlies benötige keine Neuroleptika und schleicht diese langsam aus. Auf Marlies wirken die Reduzierungsschritte sehr belebend. Es werden verschiedene Antidepressiva ausprobiert. In den Gesprächen mit der Ärztin geht es oft um Marlies Zukunft. Eine Anstellung im Staatsdienst als Lehrerin kommt wegen ihrer Erkrankung nicht infrage. Ihr Zimmer musste sie aufgeben, ihre wenigen Sachen sind eingelagert. Eine Tagesklinik ist im Gespräch. Doch eine ientin rät ihr dringend ab. »Nur das Leben macht dich '. Die Klinik macht krank.«

Marlies entscheidet sich, nach Norddeutschland zu ziehen, wo sie noch Freunde hat. Eine ihrer Studienkolleginnen vermittelt ihr eine winzige Wohnung. Es dauert einige Zeit, bis sie sich daran gewöhnt hat, wieder für sich selbst zu sorgen. Anfangs ist sie damit überfordert, einzukaufen, zu putzen und zu kochen. Ihr wird eine Sozialarbeiterin zur Seite gestellt, und sie bekommt staatliche Gelder. Diesmal geht sie sehr sorgfältig bei der Auswahl ihrer Psychiaterin vor. Nach einigen Fehlversuchen ist sie zufrieden mit ihrer Wahl. Die Ärztin hat sich gerade frisch niedergelassen, sie macht ihr Mut, und nach jedem Besuch geht es Marlies ein bisschen besser. Sie trifft sich mit alten Freunden und bewirbt sich an verschiedenen Bildungseinrichtungen als Nachhilfelehrerin. Sie hat Glück. Bald hat sie an fast jedem Tag der Woche ein paar Stunden zu tun und kann ihre kleine Wohnung selber finanzieren. Sogar ein kurzer Urlaub in Portugal ist drin. Sie erlebt einen unverhofft unbeschwerten Urlaub. Am Tag ihrer Rückkehr ist sie auf eine Party eingeladen. Die Unbeschwertheit der Urlaubstage wirkt nach, sie fühlt sich leicht und locker. Als sie ein junger Mann anspricht, lässt sie sich auf den Flirt ein.

Aus dem Flirt wird Liebe. Ohne dass Marlies groß darüber nachdenkt, verbringt sie bald jede freie Minute mit dem jungen Mann. Er ist Geologe und hat eine eigene Firma. Sie erzählt ihm von ihrer psychischen Erkrankung. Doch das schreckt ihn nicht ab. Die beiden finden eine gemeinsame Wohnung mit Gartennutzung und heiraten. Marlies übernimmt Büroarbeiten in der Firma ihres Mannes und gibt weiterhin Nachhilfestunden. Die Firma ihres Mannes läuft gut. Die Einkünfte ermöglichen den Kauf einer Doppelhaushälfte am Stadtrand. Den Umzug muss Marlies komplett allein bewältigen, da sich ihr Mann zu diesem Zeitpunkt geschäftlich in China aufhält. Dies führt zu einer erneuten Begegnung mit der Depression. Bald nach dem Umzug bemerkt Marlies beim Aufstehen das vertraute Engegefühl in der Brust. Die Welt erscheint ihr grau. Sie zweifelt daran, das richtige Haus ausgesucht zu haben und findet plötzlich überall Mängel. Als ihr Mann aus China zurückkehrt, findet er statt einer glücklichen Hausbesitzerin eine weinende Marlies vor. Es dauert ein halbes Jahr, bis sie zu Kräften kommt und sich eingewöhnt hat.

Um wieder in Kontakt mit Menschen zu kommen, schreibt sie sich für einen Yogakurs ein. Bald ist sie begeistert von diesen sanften Übungen. Sie beginnt, auch zu Hause zu praktizieren. Erstaunt stellt sie fest, wie sie sich entspannter und wohler fühlt. Marlies beginnt eine Ausbildung zur Yoga-Lehrerin. Dazu gehören neben den Yogahaltungen auch sammelnde Atemübungen, Meditationen und Entspannungstechniken. Wohltuend empfindet sie auch den Austausch mit anderen Frauen. Nicht wenige haben Erfahrungen mit Depressionen. Die Frauen tauschen Tipps aus und spenden sich Trost. Es dauert mehrere Jahre, bis Marlies sich zur Prüfung anmeldet, und es vergehen weitere Jahre, bis sie sich als Yogalehrerin etabliert hat. Auch heute noch leidet Marlies darunter, dass sich ihr Gemüt manchmal längere Zeit verfinstert. Zu einer Krankenhauseinweisung ist es nicht mehr gekommen.

Marlies beschreibt, was ihr bei der Bewältigung ihrer Depression geholfen hat. »Ich würde meine Depression nie als Miststück oder Monster bezeichnen. Sie ist ein Teil von mir. Ohne diese Erkrankung wäre ich nicht der Mensch, der ich heute bin. Sie ist eher mein Kompass. Sie weist mir den Weg zu den Dingen, die mir guttun und zeigt mir, was nicht richtig für mich ist. Wenn die Depression einmal ausgebrochen ist, kann sie immer wieder kommen. Das ist bis heute so. Immer noch reagiere ich mit Niedergeschlagenheit, wenn ich mich gekränkt fühle, mein Leben nicht rund läuft oder ich Ablehnung erfahre. Aber ich weiß das einzuschätzen und ich weiß, dass die Negativität vorbeigeht. Ich nehme meine Tiefen nicht mehr so ernst, sehe sie als vorübergehende Erscheinung. Heute habe ich wirksame Methoden zur Verfügung, die ich sofort einsetze, sobald sich die vertraute Lähmung einstellt. Seit 20 Jahren marschiere ich jeden Vormittag durch den Wald. Ich fühle mich nach den Waldläufen immer belebt und komme besser durch den Tag. Am schwierigsten sind die Vormittage. Am Abend geht es mir meist etwas besser. Gegen negative Stimmungen verwende ich Düfte oder nehme Aromabäder. Damit die Depression sich nicht verfestigt, suche ich Orte auf, an denen ich mich geborgen fühle und nicht wirklich glauben kann, dass die Welt schlecht ist. Dort kann ich mich wieder etwas mit der Welt verbinden. Aber, was ich verändern kann, verändere ich auch. Wenn mich etwas belastet, versuche ich dagegen etwas zu unternehmen und das Problem dauerhaft zu lösen.

Aber ich hatte auch Glück. Ich habe herausgefunden, dass es zwei Faktoren bei mir gibt, die eine Depression begünstigen. Das sind zum einen Stresssituationen und zum anderen unglückliche Beziehungen. Diese beiden Hauptfaktoren haben sich in meinem Leben aufgelöst. Heute bin ich froh, nicht dem Dauerstress einer Lehrerin an einer Schule ausgesetzt zu sein. Als Yogalehrerin kann ich mir einteilen, wie viele Kurse ich geben will und habe nur motivierte Teilnehmer. Für meine Ausbildung habe ich mir sehr viel Zeit genommen und mir eine Schule ausgesucht, in der ich ohne Druck lernen kann. Von unglücklicher Liebe bin ich nun auch schon seit langer Zeit verschont. Ich bin jetzt schon sehr lange verheiratet. Es gibt natürlich auch Streit in meiner Ehe. Aber eine so lange Beziehung gibt wirklich Stabilität und Kraft. Wenn man eine psychische Erkrankung hat, ist ein regelmäßiger Lebenswandel nicht unwichtig. In den letzten Jahrzehnten habe ich an meinen Waldläufen und meinen täglichen Yogaübungen konsequent festgehalten. Ich gehe immer zu einer ähnlichen Zeit ins Bett und trinke keinen Alkohol. Aber am meisten, würde ich sagen, hat mir das Yoga geholfen. Yoga hilft, den eigenen Körper zu spüren und innerlich ruhig zu werden. In der Depression findet ja eine ungeheure Verlagerung der Aktivität in den Kopf statt. Es ist dann, als ob der Körper völlig unwichtig ist. Yoga bringt mich in den Körper zurück. Und die Übungen zeigen mir deutlich, wo meine Grenzen liegen. Man lernt beim Yoga, diese Grenzen zu respektieren. Früher habe ich diese häufig überschritten. Heute sage ich auch mal »Nein«, wenn mir etwas zu viel wird. Man kann lernen, mit einer psychischen Erkrankung zu leben. Ich kann sagen, dass ich trotz meiner bis heute anhaltenden Schwankungen, ein erfülltes Leben habe.«

Die Behandlung einer Depression richtet sich nach ihrer Schwere. Bei schweren Depressionen mit Suizidgefährdung wird meist eine stationäre Aufnahme nötig. Wenn der Schwerkranke sich nicht deutlich dagegen ausspricht, wird er im Krankenhaus mit Medikamenten behandelt. Standardmäßig erhält er Antidepressiva. Es gibt jedoch noch andere Möglichkeiten. Früher hat man eine Depression nach ihren Symptomen behandelt. Neuroleptika können gegen Gedankenrasen und zur Dämpfung eingesetzt werden. Bei Schlaflosigkeit kann man kurzzeitig Schlafmittel anwenden oder angstlösende Mittel zur Beruhigung geben. Nach dem Abklingen der Symptome sollten sämtliche Medikamente ausgeschlichen werden. Je länger die Psychopharmaka eingenommen werden, desto schwieriger gestaltet sich das Absetzen. Wenn die depressive Episode überstanden ist, ist es hilfreich die Gründe für die Depression zu erkennen und zu bewältigen, da eine Depression zurückkehren kann. »*Wenn wir schon einmal depressiv gewesen sind, wird eine niedergeschlagene Stimmung im Laufe der Zeit immer leichter ausgelöst.*

Denn jedes Mal, wenn sie zurückkehrt, bilden die Gedanken, Gefühle, Körperempfindungen und Verhaltensweisen, die sie begleiten, stärkere Verbindungen untereinander aus.«[333]

Sind die Bahnen einmal gelegt, reicht ein kleiner Anlass, manchmal sogar nur ein abwertender Kommentar, um die Abwärtsspirale erneut auszulösen. Daher ist es wichtig, die Lebensbedingungen an die eigenen Bedürfnisse anzupassen und vorbeugende Maßnahmen zu ergreifen.

Im Folgenden sind alternative Behandlungsmethoden und Methoden zur Vorbeugung beschrieben. Sie sind nach persönlicher Erfahrung ausgewählt und keine vollständige Auflistung. Diese subjektive Zusammenstellung soll Mut machen, Alternativen zur medikamentösen Behandlung zu finden.

Psychotherapie

Psychotherapie ist im eigentlichen Sinn keine Alternative, sondern das Mittel der Wahl. Besonders bei schweren Verläufen geht es nicht ohne. In der langfristigen Betrachtung ist diese Methode erfolgreicher als alle anderen. Das Problem liegt in der psychotherapeutischen Versorgung.[334] In der Regel muss ein Patient sechs bis zwölf Monate auf einen Therapieplatz warten. Theoretisch existiert ein breites Spektrum an psychotherapeutischen Schulen. Meist werden Verhaltenstherapien, tiefenpsychologische, systemische oder körperorientierte Verfahren angewendet. Es gibt spezielle Kurzzeittherapien für depressive Patienten, beispielsweise die Interpersonelle Therapie (IPT). Grundsätzlich spielt die Methode jedoch eine untergeordnete Rolle. Für eine erfolgreiche Therapie ist die persönliche Verbindung zwischen Patient und Therapeut entscheidender. Der Patient muss sich sicher fühlen und Vertrauen entwickeln. Die lange Wartezeit auf einen Therapieplatz beschränkt die Auswahlmöglichkeiten. Ein kranker Mensch kann sich nicht den Therapeuten aussuchen, der für ihn am geeignetsten erscheint, sondern muss den wählen, dessen Warteliste am kürzesten ist. Die Zeit bis zum Therapiebeginn muss nicht unbedingt mit Medikamenten überbrückt werden. Auch Freunde, Verwandte oder ein Pfarrer können durch einfühlsames Zuhören und Fürsorge zeitweise einen ähnlichen Effekt bewirken wie ein professioneller Therapeut.

Bewegung

Die positive Wirkung von Bewegungsprogrammen auf das seelische Empfinden ist gut dokumentiert. Leichte Depressionen können ausschließlich mit Sport gebessert werden. Viele Betroffene berichten, wie sie durch die Einhaltung von Trainingsstunden Heilerfolge erzielt haben. Neueste Untersuchungen bewerten Sportprogramme in ihrer Wirkung auf die Besserung einer Depression gleichrangig mit Psychotherapie.[335] Manche Patienten fühlen sich zunächst überfordert. Der Anspruch, sich sportlich zu betätigen, kann zur Vergrößerung ihrer Verzweiflung beitragen. Hier kommt es auf das richtige Augenmaß an. In den psychiatrischen Kliniken werden meist leichte Bewegungsprogramme angeboten, oft gibt es Spazierwege oder ein Schwimmbad. Es ist sicher richtig, den Patienten zu ermuntern, diese Angebote in seinem Tempo zu nutzen. Dabei erfolgt häufig eine Verbesserung der Stimmung und des Nachtschlafs. In der ambulanten Weiterbehandlung hat es sich bewährt, das Bewegungsprogramm kontinuierlich zu steigern und in die alltäglichen Abläufe zu integrieren. Alles, was Bewegung unterstützt, hilft. Das können Spaziergänge im Wald sein, Yoga, Fahrradfahren, Vereinssport, Fitnessstudio oder etwas ganz anderes. Wichtig ist die Kontinuität. Auch an schlechten Tagen sollte man am Programm festhalten. Der Körper hat sich meist schon nach drei Wochen an den Sport gewöhnt. Die Ausübung wird mit der Zeit müheloser. Nach jeder Einheit spürt der Patient eine belebende Wirkung, die ihn motiviert mit dem Training weiterzumachen. Nachdem die Depression überstanden ist, ist es nützlich, an der täglichen Bewegung festzuhalten. So kann ein vorbeugender Effekt entstehen.

Biofeedback

Biofeedback ist eine gut erforschte und effektive Methode, bei der Körperfunktionen auf einem Computerbildschirm sichtbar gemacht werden. Mithilfe von Sensoren am Körper des Patienten werden der Puls, der Hautleitwert oder die Hirnströme gemessen und als Kurvendiagramm akustisch und grafisch dargestellt. Dem Patienten werden dadurch ansonsten unbewusst ablaufende Zusammenhänge vor Augen geführt. Die Messwerte zeigen zum Beispiel, dass Muskeln angespannt sind, der Atem flach ist, die Handflächen schwitzen oder das Herz schnell schlägt, ohne dass dem Betroffenen dies bewusst ist. Die Rückmeldung hilft, sich selber besser kennenzulernen und den Grad von Anspannung und Entspannung zu unterscheiden. Biofeedback dient der Bewusstseinsschärfung für eigene innere Zustände. Der Patient erlebt, wie sich negative Gedanken im Körper auswirken. Sobald er die negativen Gedanken durch schöne Erinnerungen ersetzt, verändert sich das Bild auf dem Monitor. So gewinnt der Patient ein Stück Kontrolle über sein seelisches Befinden zurück. Biofeedback wird meist mit anderen Methoden kombiniert. Hier eignen sich sämtliche Entspannungsverfahren wie autogenes Training, progressive Muskelentspannung und Meditation. Der Erfolg der eingesetzten Methode ist sofort auf dem Monitor sichtbar. Das motiviert den Patienten. Er macht die Erfahrung, selbst etwas gegen negative Gedankenspiralen unternehmen zu können und gewinnt Lebensqualität zurück.

Kräuterextrakte

Pflanzenheilkunde ist die älteste Form der Medizinausübung. Die Heilkraft der Pflanzen wird in Form von Tees, Auszügen, Pulver oder Dragees genutzt. »*Pflanzliche Antidepressiva auf der Basis von standardisierten Johanniskraut-Extrakten gehören heute zu den am häufigsten verwendeten und verschriebenen Heilpflanzen-Produkten. Sie gehören auch zu den wissenschaftlich am besten erforschten pflanzlichen Präparaten, die auf dem Markt erhältlich sind. [...] Sie haben in der Behandlung von leichten bis mittelschweren Depressionen durchaus ihren Stellenwert als Alternative zu synthetischen Antidepressiva*«[336], fasst die Psychiaterin Edith Holsboer zusammen. Zur Beruhigung und zum Anstoßen des Schlafes haben auch die Passionsblume, Hopfen, Melisse und Lavendel Bedeutung erlangt. Das Pulver der Maca-Pflanze aus Peru kann zur Belebung und zur Steigerung der Libido eingesetzt werden. Besonders Menschen, die keine synthetischen Präparate einnehmen, sprechen oft gut auf Naturheilkunde an. Es ist zu beachten, dass auch pflanzliche Heilmittel, insbesondere in hohen Dosierungen, Nebenwirkungen auslösen können. Genau wie bei den Antidepressiva lässt sich bei der Gabe von Pflanzenauszügen die Wirkung nicht genau vorhersagen. Der starke Placeboeffekt tritt auch bei Nutzern von naturheilkundlichen Therapien auf und verstärkt die Pflanzenwirkung.

Massagen

In vielen psychiatrischen Kliniken sind physiotherapeutische Stationen angegliedert. Es besteht die Möglichkeit, depressive Patienten mit Massagen zu unterstützen. An der

Berliner Universitätsklinik wurden innerhalb einer Studie 32 schwer depressive Patienten mit Ganzkörpermassagen behandelt.[337] Dabei wird der Körper eine Stunde lang bei leiser Hintergrundmusik sanft massiert. Alle Patienten empfanden die Massage als wohltuend und waren anschließend weniger angespannt und deutlich besserer Stimmung. *»Wir haben festgestellt, dass diese besondere Art der Massage für eine tiefe Entspannung und Möglichkeiten vielfältiger Selbstwahrnehmung sorgen kann.«*[338] Sagt Professor Bruno Müller-Oerlinghausen, der die Studie leitete.

Nicht nur bei stationären Aufenthalten können Massagen hilfreich sein. Manche Krankenkassen unterstützen ambulante physiotherapeutische Maßnahmen. Auch Angehörige und Freunde können die Behandlung durchführen. Bei einem psychisch kranken Menschen findet die meiste Aktivität im Kopf statt. Er ist vollkommen mit seinen negativen Gedankenmustern beschäftigt. Der Körper und dessen Bedürfnisse werden oft nicht wahrgenommen. Die Massagen können den Menschen helfen, sich und ihren Körper wieder zu spüren. Von den meisten Menschen wird sanfte Berührung als angenehm empfunden und kann helfen, die Aufmerksamkeit wieder auf das Gegenwärtige zu lenken. Dadurch können Momente der Zuversicht entstehen.

Experte werden

Das Wissen über die eigene Erkrankung kann helfen, Behandlungsfallen zu umgehen. Je mehr man über sich und seine Krankheit weiß, desto mehr weicht das Gefühl des Ausgeliefertseins. Aus der Opferrolle wird ein Expertenstatus. Hierbei ist es nicht nur wichtig, allgemeine Informationen über Depressionen zu sammeln, sondern auch die eigenen Auslöser zu kennen. Eine Depression entsteht nicht von heute auf morgen. Vor jeder Krise gibt es zahlreiche Vorboten, die die Depression ankündigen. Das bietet die Möglichkeit, frühzeitig Gegenmaßnahmen zu ergreifen und damit eine Manifestation zu verhindern. Zum Thema Depression gibt es zahlreiche Veröffentlichungen. Besonders geschätzt werden die Erfahrungsberichte von anderen Betroffenen. In Selbsthilfegruppen erhält man Antworten zu Fragen über Medikamente, Wege aus der Krise und kann sich austauschen.

Der beste Experte für die Erkrankung Depression ist der Patient selber. Ohne es sich anmerken zu lassen, weiß der Arzt in der Regel nicht mehr als der belesene Patient, der sich und seine Krankheit gut kennt. Die Vorgänge um das Entstehen und Beenden einer Depression sind immer noch ungeklärt. Bei der Verordnung von Medikamenten bewegt sich jeder Psychiater auf dem dünnen Eis der Vermutungen. Aus diesem Grund werden klar formulierte Behandlungswünsche des Patienten in der Regel nicht abgelehnt.

Tagebuchschreiben

Bei der Bewältigung der Umstände, die in die Depression geführt haben, kann es helfen, Erfahrungen, Gedanken und Gefühle aufzuschreiben. So lassen sie sich besser ordnen und klären. Das Schreiben trägt dazu bei, den erlittenen Schmerz und Dinge, die sonst sorgsam unter Verschluss gehalten werden, zu verarbeiten. Mit der Zeit können dabei Muster zum Vorschein kommen, die immer wieder depressive Verstimmungen auslösen. Man lernt, diese zu vermeiden oder Vorsichtsmaßnahmen zu ergreifen. Tagebuchschreiben stärkt das Selbstbewusstsein und trägt zu einer bewussteren Lebensgestaltung bei.

Meditation

Die Professoren Williams, Teasdale und Segal kamen zunächst unabhängig voneinander dazu, den klinischen Nutzen von meditativen Praktiken auf Depressionen zu untersuchen. Gemeinsam mit dem Achtsamkeitslehrer Jon Kabat-Zinn entwickelten sie ein wirksames Programm, in der Meditation als Präventivmaßnahme gegen Depressionen eingesetzt wird. Es nennt sich »Der achtsame Weg durch die Depression«[339] und besteht aus einem Buch mit zwei CDs. Die achtsamkeitsbasierte Meditations-Methode soll helfen, negative Gedankenmuster zu erkennen und zu durchbrechen. Grundsätzlich ist jede Art von Meditationspraxis zur Vermeidung von depressiven Phasen von großem Nutzen. In der Meditation geht es darum, die eigenen Gedanken zu beobachten, wie sie ungefragt kommen und gehen. Es wird geübt, negative Gedanken nicht weiter zu verfolgen und wenn möglich durch angenehme zu ersetzen. Es ist möglich, durch die Meditation zu einer tieferen Quelle des Glücks zu gelangen, die unabhängig von äußeren Umständen in uns existiert. Diese Quelle steht dann auch in Zeiten der Niedergeschlagenheit zur Verfügung.

Glauben

Viele Menschen finden durch Krisen wieder zu ihrem Glauben und erleben dadurch Linderung von ihrem Leid. Es gelingt ihnen, sich in schweren Zeiten für das Erleben einer höheren Macht zu öffnen. Spiritualität kann Menschen helfen, Krisen zu bewältigen.[340] Im Jahr 2013 bestätigten Harvard Forscher die positive Wirkung eines Glaubens auf das Behandlungsergebnis von psychiatrischen Patienten.[341] Auch von Herzen gesprochene Gebete vom Betroffenen oder für den Betroffenen sind ein machtvolles Heilmittel.

Weitere Hilfen

Zur Unterstützung einer Psychotherapie können Bachblütenmischungen angewendet werden. Diese Therapie wurde von dem britischen Arzt Edward Bach entwickelt. Die individuellen Blütenmischungen können helfen, »negative Seelenzustände« zu beeinflussen. Ein ähnlicher Effekt kann auch mit Aromatherapie erreicht werden. Lavendel- und Melissenöl wirken beruhigend, während beispielsweise Grapefruitöl stimmungsaufhellend wirkt. Die ätherischen Öle können sowohl in eine Duftlampe oder ins Badewasser gegeben werden. Zusätzlich lassen sich Selbsthilfeprogramme auf CDs einsetzen. Meist müssen diese Programme kontinuierlich geübt werden, um davon profitieren zu können. Der Vorteil ist die leichte Anwendung zuhause. Bei manchen Menschen tritt durch die Einnahme von Omega-3-Fettsäuren oder dem regelmäßigem Verzehr von fettem Seefisch wie Lachs, Makrele oder Thunfisch eine nervliche Beruhigung ein.

Ein stabiler Lebenswandel wirkt sich positiv auf den Heilungsprozess aus. Strukturierte Tagesabläufe geben Halt in der Uferlosigkeit einer depressiven Erkrankung. Damit ist kein voller Terminkalender gemeint. Es reicht, Mahlzeiten regelmäßig einzunehmen, zu ähnlichen Zeiten aufzustehen und ins Bett zu gehen. Wohltuende kleine Rituale ergänzen die Tagesstruktur.

Ein Konzept für die Welt

Wenn das Telefon in der psychiatrischen Klinik Keropudas klingelt, wird sofort Hilfe organisiert. »*Das gehört zu unseren Grundregeln. Wenn das Telefon klingelt, musst du rangehen und Verantwortung übernehmen, für das, was der Anrufer benötigt. Ein Patient, der anruft braucht nicht erst in zwei Wochen*

Hilfe«[342], erklärt Paivi Vahtola, Krankenschwester und Familientherapeutin.

Was klingt wie eine Vision aus einem Science-Fiction Film, ist die tägliche Realität des psychiatrischen Gesundheitssystems in einer Region in Finnland. Wenn eine Krise auftritt, wird dort umgehend ein Team aus zwei bis drei Therapeuten gebildet, die den Patienten zuhause besuchen. Vor Ort beginnt der wichtigste Teil des therapeutischen Konzepts: der Offene Dialog, nach dem diese Methode benannt ist. Dabei werden nicht nur der Patient, sondern auch seine Angehörigen einbezogen. Gemeinsam mit den Therapeuten werden die Möglichkeiten besprochen, die vor Ort zur Verfügung stehen. Es gibt kein fertiges Therapiekonzept. Jeder Fall wird individuell behandelt. Alle Beteiligten sind gleichberechtigt an den Lösungsvorschlägen beteiligt. Das System ist hochflexibel und kann im Notfall eine Krankenschwester bereitstellen, die die gesamte Nacht bei der Familie bleibt. Es gibt keine Hierarchie. Jede Stimme zählt. Auf Diagnosen wird mindestens sechs Monate lang verzichtet, und Medikamente werden nur im Notfall eingesetzt. Dieses Behandlungskonzept wird seit über 40 Jahren in Westlappland bei sämtlichen psychiatrischen Patienten angewendet. Weltweit erzielt es die besten Behandlungsergebnisse.[343] In vielen Ländern wird versucht, den finnischen Ansatz länderspezifisch anzupassen. In Deutschland beschäftigt sich der Psychiater Volkmar Aderhold seit 1998 mit der Umsetzung des Offenen Dialogs. Bei seinen Trainings an psychiatrischen Kliniken beobachtet er, wie alte Strukturen langsam aufbrechen.

Das macht Hoffnung auf eine Veränderung der Psychiatrie von innen. Die Erfahrung, dass Medikamente ein Problem nicht lösen, sondern chronifizieren können, weist den Weg zu neuen Behandlungskonzepten. In diesen steht der Patient im Mittelpunkt. Anstelle von schnellen Standardlösungen erfährt er Zuwendung, Stärkung und individuelle Hilfe. Doch bis dahin ist es noch ein langer Weg.

JOHANNA nimmt noch immer täglich das Neuroleptikum Seroquel ein. Sie hatte das Medikament bei einem Klinikaufenthalt verschrieben bekommen. Dieser war durch ein schweres SSRI-Entzugssyndrom nötig geworden. Anfangs spürt Johanna eine entspannende Wirkung. Sie hat den Eindruck, das neue Medikament beruhigt sie und hilft ihr zu schlafen. Nach mehreren Monaten lässt die Wirkung nach. Weil sie schließlich gar keine Wirkung mehr spürt und das Mittel Verstopfung auslöst, spricht sie mit ihrer Psychiaterin. Diese ist bereit, sich alle drei Wochen mit ihr zu treffen und das Medikament schrittweise abzusetzen. Monat für Monat wird etwas reduziert. Johanna fühlt sich gut, und zunächst verläuft die langsame Reduzierung des Neuroleptikums ohne größere Schwierigkeiten. Diese beginnen erst bei den allerletzten Schritten. Johanna bekommt schwere Entzugssymptome, sie wird nervös, gereizt und ängstlich. Wieder reagiert ihr Körper mit anhaltender Schlaflosigkeit. Als sich ihr Denken zu verwirren beginnt, wartet sie nicht ab, ob der Zustand von alleine vorübergeht und entscheidet, das Medikament wieder einzunehmen. Es dauert einige Zeit, doch dann ist die Krise überstanden.

Johanna traut sich keine weiteren Entzüge mehr zu. Die Besuche bei der Psychiaterin hat sie aufgegeben. Der Hausarzt verschreibt nun die Medikamente. Sie hat erfahren, wie schwer es ist, von Psychopharmaka loszukommen und engagiert sich für psychisch kranke Menschen. Zusammen mit ihrem Mann hat sie das vorliegende Buch verfasst.

Danksagung

Wir danken dem Klett-Cotta Verlag und vor allem unserem Lektor Heinz Beyer für den Mut, auch gegen den Strom zu schwimmen.

Wir danken Rosel Müller für ihre einfühlsame Bearbeitung des Manuskripts.

Wir danken den unzähligen Menschen, die uns ihre Geschichte überlassen haben. Sie haben uns motiviert, dieses Buch zu schreiben. Wir bedauern, dass die meisten unveröffentlicht bleiben.

Wir danken Bruno Müller-Oerlinghausen für sein kritisches Engagement, die wertvollen Informationen und das Vorwort.

Wir danken David Healy und Peter Gøtzsche als Quelle der Inspiration.

Wir danken Saskia, Sabina und Markus, dass sie jederzeit neben ihren Berufen unser Manuskript mit ihrem Fachwissen begleitet haben, uns mit Rat und Tat zur Seite standen und wertvolle Änderungsvorschläge eingebracht haben.

Wir danken Michael Bader für seine Unterstützung beim Serotonin-Kapitel.

Wir danken dem ADFD-Forum für die engagierte Arbeit mit Menschen im Antidepressiva-Entzug.

Wir danken Frau Lenk für ihre schützende Hand.

Und natürlich danken wir unseren geliebten Eltern, Hermine und Rauf Ansari, Jutta und Joachim Klix, dafür, dass sie uns dieses Leben geschenkt haben.

Wir danken Fatima Ansari für ihre Hilfe bei Übersetzungen von Zitaten aus dem Englischen.

Allen drei Geschwistern, Fatima, Leila und Axel dafür, dass sie immer für uns da waren.

Und nicht zuletzt unseren wunderbaren Kindern Anna, Aaron, Amber und Arthur, die anderthalb Jahre auf leisen Sohlen durch das Haus gelaufen sind, damit wir in Ruhe dieses Buch schreiben konnten.

Anmerkungen

1 Fava, G. A.; Gatti, A.; Belaise, C.; Guidi, J. und Offidani, E. (2015): Withdrawal Symptoms after Selective Serotonin Reuptake Inhibitor Discontinuation: A Systematic Review, Psychotherapy and Psychosomatics (Band 84), Nr. 2, Seite 72–81. Anonymous (2015): Entzugserscheinungen beim Absetzen von Antidepressiva Typ SSRI und SNRI, Der Arzneimittelbrief, Nr. 49, Seite 65–67.

2 Lohse, Martin J. und Müller-Oerlinghausen, B (2015): Psychopharmaka, Schwabe, U. und Paffrath, D., Arzneiverordnungs-Report 2015. Seite 939–981, Springer Berlin Heidelberg, Heidelberg.

3 Ansari, P. (2014): Versagen in der Behandlung depressiver Patienten. Abgerufen am 14.04.2016 unter http://www.depressionheute.de/blog/versagen-in-der-behandlung-depressiver-patienten.

4 Hippius, H. und Angst, J. (1969): Pharmakotherapie depressiver Syndrome. In: Schulte, Walter und Mende, Werner, Melancholie in Forschung, Klinik und Behandlung. Seite 188–200, Thieme, Stuttgart.

5 Robert-Koch-Institut und Statistisches Bundesamt (2010): Depressive Erkrankungen, Gesundheitsberichtserstattung des Bundes, Nr. 51, abgerufen am 14.04.2016 unter http //www.rki.de/DE/Content/Gesundheitsmonitoring/Gesundheitsberichterstattung/Themenhefte/Depression_inhalt.html.

6 Busch, M.A.; Maske, U.E.; Ryl, L. et al. (2013): Prevalence of depressive symptoms and diagnosed depression among adults in Germany, Bundesgesundheitsblatt – Gesundheitsforschung – Gesundheitsschutz (Band 56), Nr. 5, Seite 733–739.

7 BMBF (2012): Medikamente im Alter, Gesundheitsberichterstattung des Bundes, Nr. 60, November 2012, Seite 21–22. Abgerufen am 10.04.2016 unter https://www.bmbf.de/pub/Medikamente_im_Alter.pdf.

8 Grünthal, E. (1958): Untersuchungen über die besondere psychologische Wirkung des Thymolepticums Tofranil, Pschiat. Neurol. (Band 136), Nr. 6, Seite 402–408.

9 Degkwitz, R. (1962): Über die Imipraminwirkung bei Depressionen, Nervenarzt (Band 33), Seite 450–7.

10 Lütz, Manfred (2014): Seelenqual, die keinen kümmert, Die Zeit (20. März 2014). Abgerufen am 25.05.2016 unter http://www.zeit.de/2014/13/psychisch-krank-therapie-umfrage/komplettansicht.

11 UK, NICE (2013): NICE guideline CG90, abgerufen am 14.04.2016 unter https://www.nice.org.uk/guidance/cg90.

12 Nationale VersorgungsLeitlinie Unipolare Depression-Langfassung, Version 3.0 Abgerufen am 11.05.2016 unter http://www.leitlinien.de/nvl/depression. Seite 66.

13 Harris, G. (2004): Student, 19, in Trial of New Antidepressant Commits Suicide, New York Times vom 12. Feb 2004. Abgerufen am 29.04.2016 unter http://www.nytimes.com/2004/02/12/us/student-19-in-trial-of-new-antidepressant-commits-suicide.html.

14 Bschor, T. und Müller-Oerlinghausen, B (2014): Antidepressiva verringern nicht das Risiko von Suiziden oder Suizidversuchen bei depressiven Patienten – Eine Entgegnung zur Presseerklärung der Deutschen Gesellschaft für Psychiatrie, Psychotherapie, Psychosomatik und Nervenheilkunde (DGPPN), Arzneiverordnung in der Praxis (Band 41), Nr. 2, Seite 2–4. Abgerufen am 29.04.2016 unter http://www.akdae.de/Arzneimitteltherapie/AVP/Ausgaben/2003-2014/20142.pdf.

15 Der Abschlussbericht der französischen Flugaufsichtsbehörde BEA (deutsche Version)
Bureau d'Enquêtes et d'Analyses (2016): Accident to the Airbus A320–211, registered D-AIPX and operated by Germanwings, flight GWI18G, on 03/24/15 at Prads-Haute-Bléone, BEA, erstellt am 13.03.2016, Abgerufen am 05.05.2016 unter https://www.bea.aero/uploads/tx_elydbrapports/BEA2015-0125.de-LR.pdf.

16 Moore, T. J.; Glenmullen, J. und Furberg, C. D. (2010): Prescription drugs associated with reports of violence towards others, PLoS One (Band 5), Nr. 12, Seite e15337.

17 Sen, A.; Akin, A.; Canfield, D. V. und Chaturvedi, A. K. (2007): Medical histories of 61 aviation accident pilots with postmortem SSRI antidepressant residues, Aviat Space Environ Med (Band 78), Nr. 11, Seite 1055–9.

18 Carmichael, David (2012): Prescription-drug-induced violence medicine's best kept secret?, Rxisk.org, erstellt im November 2012, Abgerufen am 05.05.2016 unter http://rxisk.org/prescription-drug-induced-violence-medicines-best-kept-secret/ [Ü. d. A.]

19 Healy, David (2004): Let them eat Prozac: the unhealthy relationship between the pharmaceutical industry and depression, New York Univ. Press, New York. Seite 219 f.

20 Goetz, John und Fuchs, Christian (2013): Die Pille zum Glück – Wie die Pharmaindustrie trickste, um die Zulassung für ge-

fährliche Antidepressiva zu erhalten, Süddeutsche Zeitung vom 16./17. Februar 2013, Seite V2/3. Abgerufen am 29.04.2016 unter http://www.n-fuchs.de/artikel/Antidepressiva_Sueddeutsche.pdf.

21 Baum, M. und Hedlund, P. (2012): SSRI Documents. Abgerufen am 29.04.2016 unter http://www.baumhedlundlaw.com/safety-advocates/bhlaw-ssridocs.php.

22 Goetz, John und Fuchs, Christian (2013): Die Pille zum Glück – Wie die Pharmaindustrie trickste, um die Zulassung für gefährliche Antidepressiva zu erhalten, Süddeutsche Zeitung vom 16./17. Februar 2013, Seite V2/3. Abgerufen am 29.04.2016 unter http://www.n-fuchs.de/artikel/Antidepressiva_Sueddeutsche.pdf.

23 von Bardeleben, U.; Holsboer, F.; Gerken, A. und Benkert, O. (1989): Mood elevating effect of fluoxetine in a diagnostically homogeneous inpatient population with major depressive disorder, Int Clin Psychopharmacol (Band 4 Suppl 1), Seite 31–5.

24 Virapen, J. (2009): Nebenwirkung Tod: ein Ex-Manager der Pharmaindustrie packt aus, Familienverlag Buchner, Kleinsendelbach.

25 Der Name des gekauften Experten ist seit 2007 bekannt. Die schwedische Tageszeitung »Dagens Nyheter« enthüllte: Es handelte sich um den forensischer Psychiater Anders Forsman. Er war Mitglied des juristischen Rates beim schwedischen Zentralamt für Gesundheits- und Sozialwesen. Obwohl er später wegen Korruption angeklagt wurde, erfolgte keine Verurteilung. Begründung: Forsman war kein Mitarbeiter der Gesundheitsbehörde und konnte daher nicht juristisch belangt werden. Hedlund, Fredrik (2007): Statlig expert köptes av medicinjätte [National expert was bought by drug giant], Dagens Nyheter vom 30. Nov. 2007. Abgerufen am 05.05.2016 unter http://www.dn.se/nyheter/sverige/statlig-expert-koptes-av-medicinjatte/

26 Goetz, John und Fuchs, Christian (2013): Die Pille zum Glück – Wie die Pharmaindustrie trickste, um die Zulassung für gefährliche Antidepressiva zu erhalten, Süddeutsche Zeitung vom 16./17. Februar 2013, Seite V2/3. Abgerufen am 29.04.2016 unter http://www.n-fuchs.de/artikel/Antidepressiva_Sueddeutsche.pdf.

27 Teicher, M. H.; Glod, C. und Cole, J. O. (1990): Emergence of intense suicidal preoccupation during fluoxetine treatment, Am J Psychiatry (Band 147), Nr. 2, Seite 207–10.

28 Healy, David (1997): The antidepressant era, Harvard University Press. Breggin, P. R. (1995): Talking Back To Prozac. St. Martin's Press.

29 Healy, David (2006): »Let them Eat Prozac« Website, Healy, David. Abgerufen am 29.04.2016 unter http://www.healyprozac.com/default.htm.

30 Esser, Christian und Randerath, Astrid (2008): Das Pharmakartell, ZDF Frontal 21. Ausstrahlung am 9. Dezember 2008. Weitere Informationen abgerufen am 05.05.2016 unter https://de.wikipedia.org/wiki/Das_Pharmakartell.
31 Mayer, Kurt-Martin (2008): Psycho-Medikamente: Die Unglückspillen, Focus-online, Abgerufen am 05.05.2016 unter http://www.focus.de/gesundheit/news/psycho-medikamente-die-unglueckspillen_aid_261754.html.
32 Department of Justice (2012): GlaxoSmithKline to Plead Guilty and Pay $3 Billion to Resolve Fraud Allegations and Failure to Report Safety Data, vom 2. Juli 2012. Abgerufen am 05.05.2016 unter http://www.fda.gov/iceci/criminalinvestigations/ucm311065.htm.
33 Jureidini, J. N. und McHenry, L. B. (2011): Conflicted medical journals and the failure of trust, Account Res (Band 18), Nr. 1, Seite 45–54. [Ü. d. A.]
34 Trotz nachgewiesenem wissenschaftlichem Fehlverhalten haben die Herausgeber des Journals die Studie nicht zurückgezogen: Keller, M. B. et al. (2001): Efficacy of paroxetine in the treatment of adolescent major depression: a randomized, controlled trial, J Am Acad Child Adolesc Psychiatry (Band 40), Nr. 7, Seite 762–72. Abgerufen am 29.04.2016 unter http://www.jaacap.com/article/S0890-8567(09)60309-9/abstract. [Ü. d. A.]
35 West, Tony und Ortiz, Carmen M. (2011): United States vs. GlaxoSmithKline – C. A. No. 11–10398-RWZ. Abgerufen am 29.04.2016 unter https://www.justice.gov/sites/default/files/opa/legacy/2012/07/02/us-complaint.pdf.
36 Department of Justice (2012): GlaxoSmithKline to Plead Guilty and Pay $3 Billion to Resolve Fraud Allegations and Failure to Report Safety Data, vom 2. Juli 2012. Abgerufen am 05.05.2016 unter http://www.fda.gov/iceci/criminalinvestigations/ucm311065.htm.
37 Kelvin, R. (2009): Review: antidepressants are of limited efficacy in juvenile depression, Evid Based Ment Health (Band 12), Nr. 1, Seite 11.
38 European Medicines Agency (2006): Prozac. Abgerufen am 29.04.2016 unter http://www.ema.europa.eu/ema/index.jsp?curl=pages/medicines/human/referrals/Prozac/human_referral_000136.jsp.
39 Treatment for Adolescents With Depression Study, Team (2004): Fluoxetine, cognitive-behavioral therapy, and their combination for adolescents with depression: Treatment for adolescents with depression study (tads) randomized controlled trial, JAMA (Band 292), Nr. 7, Seite 807–820.

40 Vitiello, B.; Silva, S. G.; Rohde, P. et al. (2009): Suicidal events in the Treatment for Adolescents With Depression Study (TADS), J Clin Psychiatry (Band 70), Nr. 5, Seite 741–7;
Högberg, Göran; Antonuccio, David O und Healy, David (2015): Suicidal risk from TADS study was higher than it first appeared, International Journal of Risk & Safety in Medicine (Band 27), Nr. 2, Seite 85–91.
41 Anonymous (2006): Historical Information on Duloxetine hydrochloride (marketed as Cymbalta). Abgerufen am 29.04.2016 unter http://www.fda.gov/Drugs/DrugSafety/PostmarketDrugSafetyInformationforPatientsandProviders/ucm114970.htm.
42 Schröder, Lothar (2014): Pfizer knickt wegen Antidepressivum Zoloft ein und zahlt erstmalig in Deutschland Schadenersatz. Abgerufen am 29.04.2016 unter http://gegen-pfizer.blogspot.de/2014/05/pfizer-knickt-wegen-antidepressivum.html [Der deutsche Handelsname des Medikaments ist Zoloft, der Name des Wirkstoffs ist Sertralin.]
43 Heath, Chris (2004): Feel Robbie Williams, Rowohlt, Reinbek bei Hamburg.
44 Robbie Willams Interview (2009): »Ich bin sehr glücklich«, Der Stern, 23.09.2009. Abgerufen am 05.05.2016 unter http://www.stern.de/kultur/musik/robbie-williams-im-stern-interview--ich-bin-sehr-gluecklich--3447792.html.
45 Gøtzsche, Peter C. (2016): Tödliche Psychopharmaka und organisiertes Leugnen – Wie Ärzte und Pharmaindustrie die Gesundheit der Patienten vorsätzlich aufs Spiel setzen, Riva, München. Seite 247.
46 Der »neue« Suchtbegriff wurde mit dem Erscheinen des DSM-IIIR im Jahr 1987 eingeführt. Vor 1987 galt jemand als süchtig, wenn er ständig seine Dosis steigern musste oder wenn bei ihm starke Entzugssymptome auftraten, sobald er die Substanz nicht mehr einnahm.
Nielsen, M.; Hansen, E. H. und Gøtzsche, P. C. (2012): What is the difference between dependence and withdrawal reactions? A comparison of benzodiazepines and selective serotonin re-uptake inhibitors, Addiction (Band 107), Nr. 5, Seite 900–8.; Gøtzsche, Peter C (2016): Antidepressants are addictive and increase the risk of relapse, BMJ (Band 352). Abgerufen am 05.05.2016 unter http://www.bmj.com/bmj/352/bmj.i574.full.pdf.
47 Kuhn, Roland (1957): Über die Behandlung mit einem Iminodibenzylderivat (G22355), Schweiz Med Wochenschr (Band 87), Nr. 35–36, Seite 1135–40.
48 Rosenbaum, J. F.; Fava, M.; Hoog, S. L.; Ascroft, R. C. und Krebs, W. B. (1998): Selective serotonin reuptake inhibitor discontinua-

tion syndrome: a randomized clinical trial, Biol Psychiatry (Band 44), Nr. 2, Seite 77–87.
49 Medawar, C. und Hardon, A. (2004): Medicines Out of Control? Antidepressants and the Conspiracy of Goodwill, Aksant; Boseley, Sarah (2003): Seroxat maker abandons ›no addiction‹ claim, The Guardian vom 03. Mai 2003. Abgerufen am 25.05.2016 unter http://www.theguardian.com/society/2003/may/03/medicineand health.lifeandhealth; Winnick, Zach (2012): Judge Asks GSK To Tweak Details In $10.4M Paxil Settlement, LAW360.com vom 25 April 2012. Abgerufen am 05.05.2016 unter http://www.law360.com/articles/334375/judge-asks-gsk-to-tweak-details-in-10-4m-paxil-settlement.
50 Pratt, Laura D.; Brody Debra J. and Gu, Qiuping (2011): Antidepressant Use in Persons Aged 12 and Over: United States, 2005–2008, NCHS Data Brief, Nr. 76, Seite 1–8. Abgerufen am 05.05.2016 unter http://www.cdc.gov/nchs/data/databriefs/db76.htm.
51 Coryell, W.; Endicott, J.; Winokur, G. et al. (1995): Characteristics and significance of untreated major depressive disorder, Am J Psychiatry (Band 152), Nr. 8, Seite 1124–9; Colman, I. et al (2011): Predictors of long-term prognosis of depression, CMAJ (Band 183), Nr. 17, Seite 1969–76;
Simon, G. E.; Goldberg, D.; Tiemens, B. G. und Ustun, T. B. (1999): Outcomes of recognized and unrecognized depression in an international primary care study, Gen Hosp Psychiatry (Band 21), Nr. 2, Seite 97–105.
52 Dobson, K. S. et al. (2008): Randomized trial of behavioral activation, cognitive therapy, and antidepressant medication in the prevention of relapse and recurrence in major depression, J Consult Clin Psychol (Band 76), Nr. 3, Seite 468–77.
53 Fava, G. A.; Gatti, A.; Belaise, C.; Guidi, J. und Offidani, E. (2015): Withdrawal Symptoms after Selective Serotonin Reuptake Inhibitor Discontinuation: A Systematic Review, Psychotherapy and Psychosomatics (Band 84), Nr. 2, Seite 72–81.
54 Potter, William Z. et al. (1985): Selective antidepressants and cerebrospinal fluid: lack of specificity on norepinephrine and serotonin metabolites, Archives of general psychiatry (Band 42), Nr. 12, Seite 1171–1177.
55 Bell, C.; Abrams, J. und Nutt, D. (2001): Tryptophan depletion and its implications for psychiatry, Br J Psychiatry (Band 178), Seite 399–405.
56 Scheuböck, A. (2014): Depressionen – Warum es im Sommer am schlimmsten ist – Interview Peter Falkai, Bunte, Nr. 35 vom 21.08.2014, Seite 72–75.

57 Gaebel, W. und Falkai, P. (1998): Zwischen Spezialisierung und Integration – Perspektiven der Psychiatrie und Psychotherapie, Springer Vienna.
58 Aldenhoff, J. (1998): Zukunftsperspektiven der Forschung in Psychiatrie und Psychotherapie. S. 127–138. In: Gaebel, W. und Falkai, P., Zwischen Spezialisierung und Integration – Perspektiven der Psychiatrie und Psychotherapie, Springer Wien. S. 129.
59 Gjerris, A. und Rafaelsen, O. J. (1984): Catecholamines and vasoactive intestinal polypeptide in cerebrospinal fluid in depression, Adv Biochem Psychopharmacol (Band 39), Seite 159–60.
60 Holsboer, Florian (2009): Biologie für die Seele: mein Weg zur personalisierten Medizin, Beck, München. Seite 51.
61 Zetterqvist, A. V. und Mulinari, S. (2013): Misleading advertising for antidepressants, PLoS One (Band 8), Nr. 5, Seite e62609.
62 van Weel-Baumgarten, E. M. et al. (2000): Treatment of depression related to recurrence: 10-year follow-up in general practice, J Clin Pharm Ther (Band 25), Nr. 1, Seite 61–6.
63 Holsboer, Florian (2009): Biologie für die Seele: mein Weg zur personalisierten Medizin, Beck, München. Seite 204.
64 Zobel, A. W. et al. (2000): Effects of the high-affinity corticotropin-releasing hormone receptor 1 antagonist R121919 in major depression: the first 20 patients treated, J Psychiatr Res (Band 34), Nr. 3, Seite 171–81.
65 Schule, C.; Baghai, T. C.; Eser, D.; Hafner, S.; Born, C.; Herrmann, S. und Rupprecht, R. (2009): The combined dexamethasone/CRH Test (DEX/CRH test) and prediction of acute treatment response in major depression, PLoS One (Band 4), Nr. 1, Seite e4324.
66 Reichelt, Anja (2015): Airbus-Absturz – »Er muss eine Psychose gehabt haben« Interview mit Florian Holsboer, Bunte Online (28. März 2015). URL: http://www.bunte.de/dossier/airbus-absturz/airbus-absturz-er-muss-eine-psychose-gehabt-haben-119010.html.
67 Iadarola, N. D. et al. (2015): Ketamine and other N-methyl-D-aspartate receptor antagonists in the treatment of depression: a perspective review, Ther Adv Chronic Dis (Band 6), Nr. 3, Seite 97–114.
68 Khan, A. et al. (2003): Frequency of positive studies among fixed and flexible dose antidepressant clinical trials: an analysis of the food and drug administration summary basis of approval reports, Neuropsychopharmacology (Band 28), Nr. 3, Seite 552–7.
69 Healy, David (2004): Let them eat Prozac: the unhealthy relationship between the pharmaceutical industry and depression, New York Univ. Press, New York. S. 69.
70 Lukesch, Barbara (2007): »Wie eine Kräuterhexe«, Die Weltwoche,

Nr. 45, vom 08. November 2007. Abgerufen am 23.05.2016 unter http://www.weltwoche.ch/ausgaben/2007-45/artikel-2007-45-wie-eine-kraeute.html.

71 Bschor, T.; Bauer, M. und Adli, M. (2014): Chronische und therapieresistente Depression – Diagnostik und Stufentherapie, Dtsch Arztebl Int (Band 111), Nr. 45, Seite 766–76. Abgerufen am 23.05.2016 unter http://www.aerzteblatt.de/archiv/163371/Chronische-und-therapieresistente-Depression-Diagnostik-und-Stufentherapie.

72 Andreasen, N. C.; Scheftner, W.; Reich, T. et al. (1986): The validation of the concept of endogenous depression. A family study approach, Arch Gen Psychiatry (Band 43), Nr. 3, Seite 246–51; Maier, W.; Hallmayer, J.; Lichtermann, D. et al. (1991): The impact of the endogenous subtype on the familial aggregation of unipolar depression, Eur Arch Psychiatry Clin Neurosci (Band 240), Nr. 6, Seite 355–62.

73 Der Hauptautor dieser genetischen Studie ist der deutsche Forscher Stephan Ripke. Im Interview mit Depression-Heute erklärte er, dass seine Gruppe auch im nächst größeren Bevölkerungssample keinen »Kandidaten-Genabschnitt« bei depressiven Patienten gefunden hat.
Major Depressive Disorder Working Group of the Psychiatric, Gwas Consortium; Ripke, S.; Wray, N. R.; Lewis, C. M. et al. (2013): A mega-analysis of genome-wide association studies for major depressive disorder, Mol Psychiatry (Band 18), Nr. 4, Seite 497–511. [Ü. d. A.]

74 Kendler, K. S.; Gatz, M.; Gardner, C. O. und Pedersen, N. L. (2006): A Swedish national twin study of lifetime major depression, Am J Psychiatry (Band 163), Nr. 1, Seite 109–14.

75 Federenko, I. S.; Schlotz, W.; Kirschbaum, C. et al. (2006): The heritability of perceived stress, Psychological Medicine (Band 36), Nr. 03, Seite 375–385.

76 Koch, Christof (2013): Bewusstsein: Bekenntnisse eines Hirnforschers, Springer Berlin Heidelberg. Seite 295.

77 Healy, David (2002): The creation of psychopharmacology, Harvard University Press, Cambridge, MA. S. 360.

78 Schmitt, Walter (1959): Die Pharmakotherapie depressiver Psychosen mit einem Imino-dibenzyl-Derivat, Nervenarzt (Band 30), Nr. 1, Seite 5–14.

79 Healy, David (2004): Let them eat Prozac: the unhealthy relationship between the pharmaceutical industry and depression, New York Univ. Press, New York. Seite 31.

80 Holsboer, Florian (2008): Zukunftsstrategien für die Entdeckung neuer Antidepressiva. In: Holsboer, Florian et al. Handbuch der

Psychopharmakotherapie. Seite 125–148, Springer Medizin, Heidelberg.
81 Kraepelin, Emil (1913): Klinische Psychiatrie: 2. Teil (Band 3), 8., vollst. umgearb. Aufl. Auflage, Psychiatrie: ein Lehrbuch für Studierende und Ärzte, Barth, Leipzig.
82 Wyrsch, J. (1955): Zur Differentialdiagnose und Therapie der Depressionen, Dtsch Med Wochenschr (Band 80), Nr. 20, Seite 775–7.
83 Roulet, N.; Alvarez, R. R.; Duffy, J. P.; Lenkoski, L. D. und Bidder, T. G. (1962): Imipramine in depression: a controlled study, Am J Psychiatry (Band 119), Seite 427–31.
84 Cole, J. O. (1964): Therapeutic Efficacy of Antidepressant Drugs. A Review, JAMA (Band 190), Seite 448–55. [Ü. d. A.]
85 Smith, A.; Traganza, E. und Harrison, G. (1969): Studies on the effectiveness of antidepressant drugs, Psychopharmacol Bull, Seite Suppl:1–53.
86 Porter, A. M. W. (1970): Depressive Illness in a General Practice. A Demographic Study and a Controlled Trial of Imipramine, BMJ, Nr. 5699, Seite 773–778.
87 Kirsch, Irving; Moore, Thomas J; Scoboria, Alan und Nicholls, Sarah S (2002): The emperor's new drugs: an analysis of antidepressant medication data submitted to the US Food and Drug Administration, Prevention & Treatment (Band 5), Nr. 1, Seite 23a. Abgerufen am 11.05.2016 unter http://psycnet.apa.org/journals/pre/5/1/23a/
88 Kirsch, I. (2009): The Emperor's New Drugs: Exploding the Antidepressant Myth, Random House Group. London. Seite 3. [Ü. d. A.]
89 Kirsch, I. und Sapirstein, G. (1998): Listening to Prozac but hearing placebo: A meta-analysis of antidepressant medication. Prevention & Treatment (Band 1), Nr. 2, Seite Specified Article 2a.
90 Vortrag von Ben Goldacre (2012): What doctor's don't know about the drugs they prescribe. Für die Sendung TED Talks vom 27.09.2012. Abgerufen am 11.05.2016 unter https://www.ted.com/talks/ben_goldacre_what_doctors_don_t_know_about_the_drugs_they_prescribe?language=de.
91 Hess, Rainer (2010): Übersicht der Verordnungseinschränkungen und -ausschlüsse Reboxetin, BAnz, Nr. 185, Seite 4059. Abgerufen am 11.05.2016 unter https://www.g-ba.de/downloads/39-261-1186/2010-09-16_AM-RL3_Reboxetin_BAnz.pdf.
92 Nationale VersorgungsLeitlinie Unipolare Depression-Langfassung, Version 3.0 Abgerufen am 11.05.2016 unter http://www.leitlinien.de/nvl/depression.de/nvl/depression. Seite 66.
93 Kirsch, I.; Deacon, B. J.; Huedo-Medina, T. B.; Scoboria, A.;

Moore, T. J. und Johnson, B. T. (2008): Initial severity and antidepressant benefits: a meta-analysis of data submitted to the Food and Drug Administration, PLoS Med (Band 5), Nr. 2, Seite e45.
94 Kirsch, I. (2009): The Emperor's New Drugs: Exploding the Antidepressant Myth, Random House Group. London.
95 Zittlau, Jörg (2015): So gefährlich sind die beliebtesten Medikamente, Die Welt vom 19.03.2015 Abgerufen am 11.05.2016 unter http://www.welt.de/gesundheit/article138568439/So-gefaehrlich-sind-die-beliebtesten-Medikamente.html.
96 Esser, Christian und Randerath, Astrid (2008): Das Pharmakartell, ZDF Frontal 21. Ausstrahlung am 9. Dezember 2008. Weitere Informationen abgerufen am 05.05.2016 unter https://de.wikipedia.org/wiki/Das_Pharmakartell.
97 Die Datenbank unerwünschte Nebenwirkungen (UAW) vom BfArM. Abgerufen am 11.05.2016 unter http://nebenwirkung.bfarm.de/apex/f?p=100:1:0.
98 Wille, H. und Schönhöfer, P. S. (2002): Arzneimittelsicherheit und Nachmarktkontrolle. Entwicklungen seit der Reform des Arzneimittelgesetzes im Jahr 1978, Der Internist (Band 43), Nr. 4, Seite 469–481.
99 Healy, David (2004): Let them eat Prozac: the unhealthy relationship between the pharmaceutical industry and depression, New York Univ. Press, New York. Seite 249.
100 Hogan, C.; Le Noury, J.; Healy, D. und Mangin, D. (2014): One hundred and twenty cases of enduring sexual dysfunction following treatment, Int J Risk Saf Med (Band 26), Nr. 2, Seite 109–16.
101 Montejo, A. L. et al. (2001): Incidence of sexual dysfunction associated with antidepressant agents: a prospective multicenter study of 1022 outpatients. Spanish Working Group for the Study of Psychotropic-Related Sexual Dysfunction, J Clin Psychiatry (Band 62 Suppl 3), Seite 10–21.
102 Gøtzsche, P.C. (2014): Tödliche Medizin und organisierte Kriminalität: Wie die Pharmaindustrie unser Gesundheitswesen korrumpiert, Riva, München. Seite 309.
103 Ashton, A. K. et al. (2005): Antidepressant-related adverse effects impacting treatment compliance: Results of a patient survey, Curr Ther Res Clin Exp (Band 66), Nr. 2, Seite 96–106.
104 Nationale VersorgungsLeitlinie Unipolare Depression-Langfassung, Version 3.0 Abgerufen am 11.05.2016 unter http://www.leitlinien.de/nvl/depression. Seite 46.
105 Vortrag von Kühn, K. U. (2014): »Sexuelle Funktionsstörungen bei Stress und Depressionen – Was steckt dahinter?« Am 20.12.2014 auf dem 12. Petersberg-Symposium im Steigenberger Grandhotel Petersberg. Weitere Informationen: Abgerufen am 11.05.2016 un-

ter http://psychiatrie.uni-bonn.de/e2995/e3172/flyer_petersberg.pdf.

106 Hamer, M.; David Batty, G.; Seldenrijk, A. und Kivimaki, M. (2011): Antidepressant medication use and future risk of cardiovascular disease: the Scottish Health Survey, Eur Heart J (Band 32), Nr. 4, Seite 437–442. Abgerufen am 30.05.2016 unter http://www.ncbi.nlm.nih.gov/pmc/articles/PMC3038336.

107 Kivimaki, M.; Hamer, M.; Batty, G. D.; Geddes, J. R.; Tabak, A. G.; Pentti, J.; Virtanen, M. und Vahtera, J. (2010): Antidepressant Medication Use, Weight Gain, and Risk of Type 2 Diabetes: A population-based study, Diabetes Care (Band 33), Nr. 12, Seite 2611–6.

108 Lee, S. H.; Paz-Filho, G.; Mastronardi, C.; Licinio, J. und Wong, M. L. (2016): Is increased antidepressant exposure a contributory factor to the obesity pandemic[quest], Transl Psychiatry (Band 6), Seite e759. [Ü. d. A.]

109 Reefhuis, J. et al. (2015): Specific SSRIs and birth defects: bayesian analysis to interpret new data in the context of previous reports, BMJ (Band 351). Abgerufen am 01.07.2016 unter http://www.bmj.com/content/351/bmj.h3190.

110 Pedersen, Lars Henning et al. (2009): Selective serotonin reuptake inhibitors in pregnancy and congenital malformations: population based cohort study, BMJ (Band 339). Abgerufen am 30.05.2016 unter http://http://www.bmj.com/content/339/bmj.b3569.

111 Byatt, N.; Deligiannidis, K. M. und Freeman, M. P. (2013): Antidepressant use in pregnancy: a critical review focused on risks and controversies, Acta Psychiatrica Scandinavica (Band 127), Nr. 2, Seite 94–114; Levinson-Castiel, R. et al. (2006): Neonatal abstinence syndrome after in utero exposure to selective serotonin reuptake inhibitors in term infants, Archives of Pediatrics & Adolescent Medicine (Band 160), Nr. 2, Seite 173–176.

112 Wu, Q.; Bencaz, A. F.; Hentz, J. G. und Crowell, M. D. (2012): Selective serotonin reuptake inhibitor treatment and risk of fractures: a meta-analysis of cohort and case-control studies, Osteoporos Int (Band 23), Nr. 1, Seite 365–75.

113 Chang, Chia-Ming et al. (2013): Psychotropic drugs and risk of motor vehicle accidents: a population-based case-control study, British Journal of Clinical Pharmacology (Band 75), Nr. 4, Seite 1125–1133.

114 Leverich, Gabriele S. et al. (2006): Risk of Switch in Mood Polarity to Hypomania or Mania in Patients With Bipolar Depression During Acute and Continuation Trials of Venlafaxine, Sertraline, and Bupropion as Adjuncts to Mood Stabilizers, American Journal of Psychiatry (Band 163), Nr. 2, Seite 232–239.

115 Cascade, E. F.; Reites, J.; Kalali, A. H. und Ghaemi, N. (2007): Antidepressants in bipolar disorder, Psychiatry (Edgmont) (Band 4), Nr. 3, Seite 56–8.
116 Andersohn, Frank und Willich, Stefan N (2010): Interaction of serotonin reuptake inhibitors with tamoxifen (Band 340); Mortensen, J. K.; Larsson, H.; Johnsen, S. P. und Andersen, G. (2014): Impact of prestroke selective serotonin reuptake inhibitor treatment on stroke severity and mortality, Stroke (Band 45), Nr. 7, Seite 2121–3; Cosgrove, L. et al. (2011): Antidepressants and breast and ovarian cancer risk: a review of the literature and researchers' financial associations with industry, PLoS One (Band 6), Nr. 4, Seite e18210.
117 Frank, C. (2008): Recognition and treatment of serotonin syndrome, Can Fam Physician (Band 54), Nr. 7, Seite 988–92.
118 Müller-Oerlinghausen, B.; Greil, W. und Berghöfer, A. (1997): Die Lithiumtherapie: Nutzen, Risiken, Alternativen, Springer, Heidelberg; Bschor, T.; Lewitzka, U.; Pfennig, A. und Bauer, M. (2007): Fünfundzwanzig Jahre Lithiumaugmentation, Nervenarzt (Band 78), Nr. 11, Seite 1237–47.
119 Aranda-Michel, J. et al. (1999): Nefazodone-induced liver failure: report of three cases, Ann Intern Med (Band 130), Nr. 4 Pt 1, Seite 285–8.
120 Ehrentraut, S. et al. (2002): Akutes Leberversagen unter Nefazodon-Therapie? Ein Fallbericht, Der Nervenarzt (Band 73), Nr. 7, Seite 686–689.
121 Newsletter 2003–011 der Arzneimittelkommission der Ärzteschaft vom 18.02.2003, Berlin, Arzneimittelkommission der Ärzteschaft. Abgerufen am 11.05.2016 unter http://www.akdae.de/Service/Newsletter/Archiv/News/Archiv/2003-011.html.
122 Stassen, H. H. (2009): Wirksamkeit der Antidepressiva: Mythen und Anekdotisches versus empirische Evidenz, Schweizer Archiv für Neurologie und Psychiatrie (Band 160), Nr. 5, Seite 208–212. Abgerufen am 11.05.2016 unter http://www.sanp.ch/docs/2009/2009-05/2009-05-022.pdf
Der Schweizer Mathematiker Hans Stassen berechnete bereits 1997 Besserungsraten von depressiven Patienten und bemerkte dabei ein gleichbleibendes zeitliches Muster. Im Jahr 2013 initiierten die Psychiater André Tadić und Klaus Lieb darauf basierend die Studie »EMC Trial«. Jedoch konnte die dabei untersuchte frühe pharmakologische Intervention keine Verbesserung des Behandlungsergebnisses erzielen.
123 Adams, C. und Young, A. (2003): ›Dangerous‹ sales – Marketing reps targeting doctors to prescribe drugs for off-label uses, Tallahassee Democrat vom 03. Nov 2003. Abgerufen am 13.05.2016

unter http://ssristories.org/man-given-prozac-for-chest-pain-kills-himself/
124 Berkrot, Bill (2009): Pfizer whistleblower's ordeal reaps big rewards, Reuters vom 02. Sept. 2009. Abgerufen am 30.05.2016 unter http://www.reuters.com/article/us-pfizer-whistleblower-idUSN02159292009o902 [Ü. d. A.]
125 Department of Justice (2012): Settlement Agreement, 2016, 20. Jan. 2016, US State against Pfizer. Abgerufen am 13.05.2016 unter http://www.justice.gov/sites/default/files/usao-ma/legacy/2012/10/09/Pfizer%20Settlement%20Agreement.pdf.
126 Department of Justice (2011): Forest Pharmaceuticals To Pay $164 Million For Criminal Violations, March 2, 2011: Forest Pharmaceuticals To Pay $164 Million For Criminal Violations. Abgerufen am 13.05.2016 unter www.fda.gov/iceci/criminalinvestigations/ucm245543.htm.
127 Radiointerview des dänischen Senders P1. Ausgestrahlt in »Business Hour« vom 12. Mai 2011. Peter Gøtzsche übersetzte das Interview auf Englisch. Depression-Heute übersetzte den Text auf deutsch. Abgerufen am 13.05.2016 unter http://www.depression-heute.de/blog/der-fisch-stinkt-vom-kopf-wie-denken-die-chefs.
128 Bernhard, Blythe (2014): Parents can get refunds for some anti-depressant drugs given to kids, St. Louis Post-Dispatch vom 05. Juli 2014. Abgerufen am 13.05.2016 unter http://www.stltoday.com/lifestyles/health-med-fit/health/parents-can-get-refunds-for-some-anti-depressant-drugs-given/article_92ec3823-f58f-5896-b516-8268b9fc7623.html.
129 Department of Justice (2012): Abbott Labs to Pay $1.5 Billion to Resolve Criminal & Civil Investigations of Off-label Promotion of Depakote, vom 07. Mai 2012. Abgerufen am 13.05.2016 unter http://www.justice.gov/opa/pr/abbott-labs-pay-15-billion-resolve-criminal-civil-investigations-label-promotion-depakote.
130 Department of Justice (2009): Eli Lilly and Company Agrees to Pay $1415 Billion to Resolve Allegationsof Off-label Promotion of Zyprexa, vom 15 Januar 2009. Abgerufen am 13.05.2016 unter http://www.justice.gov/opa/pr/eli-lilly-and-company-agrees-pay-1415-billion-resolve-allegations-label-promotion-zyprexa.
131 Department of Justice (2013): Johnson & Johnson to Pay More Than $2.2 Billion to Resolve Criminal and Civil Investigations, vom 04. November 2013. Abgerufen am 13.05.2016 unter http://www.justice.gov/opa/pr/johnson-johnson-pay-more-22-billion-resolve-criminal-and-civil-investigations.
132 Berndt, Christina et al. (2016): Geplantes Antikorruptionsgesetz: Pharma-Millionen fließen vorerst weiter, sz-online vom

12. März 2016). Abgerufen am 13.05.2016 unter http://www.sz.de/1.2904353.
133 Europäische Kommission (2013): Kartellrecht: Kommission belegt Lundbeck und andere Pharmaunternehmen mit Geldbußen wegen Verzögerung der Markteinführung von Generika, Pressemitteilung vom 19. Juni 2013, Abgerufen am 13.05.2016 unter http://europa.eu/rapid/press-release_IP-13-563_de.htm.
134 Spiegel-Online (2014): Korruption in China: Britischer Manager von Glaxo-Smith-Kline muss ins Gefängnis, vom 19.09.2014. Abgerufen am 13.05.2016 unter http://www.spiegel.de/wirtschaft/unternehmen/china-manager-von-glaxo-smith-kline-muss-ins-gefaengnis-a-992578.html.
135 Pelley, Scott (2010): Glaxo Whistle-Blower Lawsuit: Bad Medicine – Scott Pelley Reports Interviews Whistle-Blower Cheryl Eckard, CBS News 60 Minutes, vom 29. Dezember 2010. Abgerufen am 15.05.2016 unter http://www.cbsnews.com/news/glaxo-whistle-blower-lawsuit-bad-medicine/ [Ü. d. A.]
136 Lipman, F.D. (2011): Whistleblowers: Incentives, Disincentives, and Protection Strategies, Wiley. Seite 36.
137 Justice, Department of (2010): GlaxoSmithKline to Plead Guilty & Pay $750 Million to Resolve Criminal and Civil Liability Regarding Manufacturing Deficiencies at Puerto Rico Plant, URL: http://www.justice.gov/opa/pr/glaxosmithkline-plead-guilty-pay-750-million-resolve-criminal-and-civil-liability-regarding.
138 Pelley, Scott (2010): Glaxo Whistle-Blower Lawsuit: Bad Medicine, CBS News 60 Minutes. Abgerufen am 15.05.2016 unter http://www.cbsnews.com/news/glaxo-whistle-blower-lawsuit-bad-medicine/ [Ü. d. A.]
139 Borsch, Julia (2014): Paroxetin-Verunreinigungen waren seit Längerem bekannt, Deutsche Apotheker Zeitung vom 11.04.2014. Abgerufen am 13.05.2016 unter https://www.deutsche-apotheker-zeitung.de/news/artikel/2014/04/11/paroxetin-verunreinigungen-waren-seit-laengerem-bekannt.
140 FDA (2016): Warning Letters. Abgerufen am 13.05.2016 unter http://www.fda.gov/ICECI/EnforcementActions/WarningLetters/default.htm.
141 Schächtele, Simone; Tümena, Thomas; Gaßmann, Karl-Günter et al. (2014): Umsetzung von Rote-Hand-Briefen, Dtsch Arztebl International (Band 111), Nr. 15, Seite 255–63. Abgerufen am 23.05.2016 unter http://www.aerzteblatt.de/int/article.asp?id=158706.
142 Strom, B. L. (2006): How the US drug safety system should be changed, JAMA (Band 295), Nr. 17, Seite 2072–5.
143 Cosgrove, L. et al. (2016): Under the Influence: the Interplay

among Industry, Publishing, and Drug Regulation, Account Res. Abgerufen am 30.05.2016 unter http://www.tandfonline.com/doi/abs/10.1080/08989621.2016.1153971
144 Lundh, A. et al. (2012): Industry sponsorship and research outcome, Cochrane Database Syst Rev (Band 12), Seite MR000033.
145 Anonymous (2000): Run-In-Perioden Vor klinischen Studien, arznei-telegramm (Band 31), Nr. 42. Abgerufen am 23.05.2016 unter http://www.arznei-telegramm.de/html/2000_05/0005042_01.html.
146 Perahia, D. G. et al. (2005): Symptoms following abrupt discontinuation of duloxetine treatment in patients with major depressive disorder, J Affect Disord (Band 89), Nr. 1–3, Seite 207–12.
147 Gøtzsche, Peter C. (2016): Tödliche Psychopharmaka und organisiertes Leugnen – Wie Ärzte und Pharmaindustrie die Gesundheit der Patienten vorsätzlich aufs Spiel setzen Riva, München. Seite 59.
148 Takeda (2013): Efficacy and Safety Study of Vortioxetine (Lu AA21004) for Treatment of Major Depressive Disorder, Abgerufen am 23.05.2016 unter, https://www.smartpatients.com/trials/NCT01255787.
149 Kirsch, I. (2009): The Emperor's New Drugs: Exploding the Antidepressant Myth, Random House Group. London. Seite 145.
150 Gøtzsche, P.C. (2014): Tödliche Medizin und organisierte Kriminalität: Wie die Pharmaindustrie unser Gesundheitswesen korrumpiert, Riva, München. Seite 87.
151 Gøtzsche, P.C. (2014): Tödliche Medizin und organisierte Kriminalität: Wie die Pharmaindustrie unser Gesundheitswesen korrumpiert, Riva, München. Seite 104.
152 Moreno, Santiago G et al. (2009): Novel methods to deal with publication biases: secondary analysis of antidepressant trials in the FDA trial registry database and related journal publications, BMJ (Band 339).
153 Le Noury, Joanna et al. (2015): Restoring Study 329: efficacy and harms of paroxetine and imipramine in treatment of major depression in adolescence, BMJ (Band 351).
154 Healy, David (2004): Let them eat Prozac: the unhealthy relationship between the pharmaceutical industry and depression, New York Univ. Press, New York. Seite 134.
155 Breggin, P.R. und Breggin, G.R. (1995): Talking Back To Prozac: What Doctors Aren't Telling You About Today's Most Controversial Drug, St. Martin's Press. Seite 48f.
156 Gøtzsche, P.C. (2014): Tödliche Medizin und organisierte Kriminalität: Wie die Pharmaindustrie unser Gesundheitswesen korrumpiert, Riva, München. Seite 99.

157 arznei-telegramm (1994): Arzneimittelregulation in der EU: Patienten ohne Schutz, arznei-telegramm (Band 72), Nr. 8. Abgerufen am 23.05.2016 unter https://www.arznei-telegramm.de/html/1994_08/9408072_01.html.
158 Clough, Patricia (1993): Italy exposes health service web of bribes: Former minister's aide reveals how drug companies cashed in on Aids, The Independent vom 7. July 1993. Abgerufen am 23.05.2016 unter http://www.independent.co.uk/news/world/europe/italy-exposes-health-service-web-of-bribes-former-ministers-aide-reveals-how-drug-companies-cashed-1483416.html.
159 Zulassungsverfahren Sertralin. Brief vom Bundesinstitut für Arzneimittel und Medizinprodukte (1995): Mangelnde Harmonisierung der Zulassungsentscheidungspraxis am Beispiel der Antidepressiva Sertralin und ... Aktennotiz vom 14.11.1995.
160 Zulassungsverfahren Sertralin. Brief vom Bundesinstitut für Arzneimittel und Medizinprodukte (1995): Mangelnde Harmonisierung der Zulassungsentscheidungspraxis am Beispiel der Antidepressiva Sertralin und ... Aktennotiz vom 14.11.1995.
161 Zulassungsverfahren Sertralin. Gutachten des Sachverständigen. Möller, Hans-Jürgen (1995): Klinisches Gutachten zu Sertralin. Erstellt am 15.12.1995.
162 Kirsch, I. (2009): The Emperor's New Drugs: Exploding the Antidepressant Myth, Random House Group. London. Seite 51 [Ü. d. A.]
163 Auflistung der neuen antidepressiven Arzneistoffe. Abgerufen am 17.05.2016 unter http://www.pharmazeutische-zeitung.de/index.php?id=2672&Hauptgruppe=71.
164 Korzilius, Heike und Rieser, Sabine (2007): Pharmaberater: Für manche Fachmann, für andere Buhmann, Dtsch Arztebl International (Band 104), Nr. 4, Seite 156–160. Abgerufen am 30.05.2016 unter http://www.aerzteblatt.de/archiv/54218.
165 Lieb, Klaus und Brandtönies, Simone (2010): Eine Befragung niedergelassener Fachärzte zum Umgang mit Pharmavertretern, Dtsch Arztebl International (Band 107), Nr. 22, Seite 392–8. Abgerufen am 17.05.2016 unter http://www.aerzteblatt.de/int/article.asp?id=76324.
166 Gupta, S. (2014): Agomelatine – is it another reboxetine? Another case of publication bias, Psychiatr Bull (2014) (Band 38), Nr. 2, Seite 88; Melander, H.; Salmonson, T.; Abadie, E. und van Zwieten-Boot, B. (2008): A regulatory Apologia – a review of placebo-controlled studies in regulatory submissions of new-generation antidepressants, Eur Neuropsychopharmacol (Band 18), Nr. 9, Seite 623–7.
167 Grill, Markus und Wehrmeyer, Stephan (2016): Top 50 Präparate –

Anwendungsbeobachtungen werden vor allem für Analogpräparate gemacht, correctiv.org vom 09. März 2016. Abgerufen am 17.05.2016 unter https://correctiv.org/recherchen/euros-fuer-aerzte/artikel/2016/03/09/top-50-awb-praeparate/

168 Baars, Christian und Bolz, Ben (2016): Patientenstudien: Wie Ärzte doppelt kassieren, Panorama, ARD Sendung vom 10.03.2016, Abgerufen am 17.05.2016 unter https://daserste.ndr.de/panorama/archiv/2016/Patientenstudien-Wie-Aerzte-doppelt-kassieren-anwendungsbeobachtung104.html.

169 Bundesgerichtshof (2012): Keine Strafbarkeit von Kassenärzten wegen Bestechlichkeit, Pressemitteilung vom 22.06.2012, Nr. 97/2012 http://juris.bundesgerichtshof.de/cgi-bin/rechtsprechung/document.py?Gericht=bgh&Art=pm&Datum=2012&Sort=3&nr=60678&pos=0&anz=96.

170 Beerheide, Rebecca (2015): Korruption im Gesundheitswesen: Die Sorge vor dem Staatsanwalt bleibt, Dtsch Arztebl International (Band 14), Nr. 12, Seite 544–545. Abgerufen am 17.05.2016 unter http://www.aerzteblatt.de/int/article.asp?id=173240.

171 Kuhrt, Nicola (2013): Umstrittene Praxis: Ärzte fordern Ende des Pharmasponsorings, Spiegel Online, 19.12.2013. Abgerufen am 17.05.2016 unter http://www.spiegel.de/wissenschaft/medizin/aerzte-fordern-ende-des-sponsorings-durch-pharmahersteller-a-937400.html.

172 Wahl, Fabian (2015): Wie die Pharmaindustrie Ärzte umwirbt, WDR-Online vom 13.11.2015. Abgerufen am 17.05.2016 unter http://www1.wdr.de/nachrichten/antikorruptionsgesetz-aerzte-pharma-100.html.

173 Carlat, D. (2007): Dr. Drug Rep, New York Times Magazine vom 25. Nov 2007. Abgerufen am 17.05.2016 unter http://www.nytimes.com/2007/11/25/magazine/25memoir-t.html.

174 Lee, Christopher (2007): Doctors, Legislators Resist Drugmakers' Prying Eyes, The Washington Post vom 22. Mai 2007. Abgerufen am 17.05.2016 unter http://www.washingtonpost.com/wp-dyn/content/article/2007/05/21/AR2007052101701.html.

175 Die FDA verbietet Wyeth Werbung mit der Aussage einer überlegenen Therapie. FAX an die Firma Wyeth vom 18. März 2004. Abgerufen am 17.05.2016 unter http://www.fda.gov/downloads/Drugs/GuidanceComplianceRegulatoryInformation/EnforcementActivitiesbyFDA/WarningLettersandNoticeofViolationLetterstoPharmaceuticalCompanies/ucm055353.pdf.

176 Carlat, D. (2010): Unhinged: The Trouble with Psychiatry – A Doctor's Revelations about a Profession in Crisis, Simon and Schuster. New York.

177 Blech, Jörg (2011): Seelsorge für die Industrie, Der Spiegel, Nr. 20,

Seite 116–120. Abgerufen am 17.05.2016 unter http://www.spiegel.de/spiegel/print/d-78522323.html.
178 Blech, Jörg (2014): Die Psychofalle: Wie die Seelenindustrie uns zu Patienten macht, Fischer E-Books, Frankfurt. Seite 66.
179 Bartens, Werner (2015): Aus Rücksicht auf die Pharmakonzerne, Süddeutsche Zeitung vom 7. April 2015. Abgerufen am 17.05.2016 unter http://www.sz.de/1.2419538.
180 Kaiser, T.; Ewers, H.; Waltering, A. et al. (2004): Sind die Aussagen medizinischer Werbeprospekte korrekt?, arznei-telegramm (Band 35), Nr. 2, Seite 21–3. Abgerufen am 17.05.2016 unter http://www.arznei-telegramm.de/html/2004_02/0402021_01.html.
181 Zetterqvist, A. V. und Mulinari, S. (2013): Misleading advertising for antidepressants in Sweden: a failure of pharmaceutical industry self-regulation, PLoS One (Band 8), Nr. 5, Seite e62609.
182 Datenbank unerwünschte Nebenwirkungen (UAW) vom BfArM. Abgerufen am 17.05.2016 unter http://nebenwirkung.bfarm.de/apex/f?p=100:1:0.
183 Ansari, P. (2016): Interview: Prof. Bruno Müller-Oerlinghausen, vom 11. Januar 2016.
184 Müller-Oerlinghausen, B. und Roggenbach, J. (2002): Concretism in biological suicide research – are we eating the menu instead of the meal? Some thoughts on present research strategies, Pharmacopsychiatry (Band 35), Nr. 2, Seite 44–9.
185 Müller-Oerlinghausen, B (2005): Diskussion um Antidepressiva, arznei-telegramm (Band 36), Nr. 8, 19. August 2005, Seite 72–3. Abgerufen am 17.05.2016 unter http://www.arznei-telegramm.de/html/2005_08/0508072_02.html.
186 Ansari, P. (2016): Interview: Prof. Bruno Müller-Oerlinghausen, vom 11. Januar 2016.
187 Lieb, Klaus (2015): Regeln für unabhängige ärztliche AkdÄ-Fortbildungsveranstaltungen, Berlin vom 22. Oktober 2015, Abgerufen am 17.05.2016 unter http://www.akdae.de/Fortbildung/Regeln.pdf.
188 Vestergaard, P.; Sorensen, T.; Hoppe, E.; Rafaelsen, O. J.; Yates, C. M. und Nicolaou, N. (1978): Biogenic amine metabolites in cerebrospinal fluid of patients with affective disorders, Acta Psychiatr Scand (Band 58), Nr. 1, Seite 88–96.
189 Gjerris, A. et al. (1987): 5-HT and 5-HIAA in cerebrospinal fluid in depression, J Affect Disord (Band 12), Nr. 1, Seite 13–22.
190 Becker, U.; Laakmann, G.; Baghai, T. et al. (1996): Direktes Serotonin (5-HT) im Liquor psychiatrischer Patienten, S. 161–165, In: Möller, H. J.; Müller-Spahn, F. und Kurtz, G., Aktuelle Perspektiven der Biologischen Psychiatrie, Springer Wien. Abgerufen am

30.05.2016 unter http://link.springer.com/chapter/10.1007%2F978-3-7091-6889-9_33.

191 Coppen, A. (1967): The biochemistry of affective disorders, Br J Psychiatry (Band 113), Nr. 504, Seite 1237–64. Zum Zeitpunkt der Entstehung von Coppens Arbeit galt die Blut-Hirn-Schranke noch als unüberwindbare Barriere. Coppen schreibt deshalb auf Seite 1238, dass jede biochemische Annahme über den Gehirnstoffwechsel eine Spekulation ist. Die materielle Basis seiner Serotonin-Vermutung lieferte der Urin von 13 depressiven Patienten. In diesem maß er die Konzentration von Tryptamin und Indol-3-essigsäure. Die Messungen erfolgten während der Depression und ein zweites Mal nach der Gesundung. In theoretischer Hinsicht ging Coppen davon aus, Serotonin würde die allgemeine Erregbarkeit im Gehirn modulieren. Heute weiß man, dass Neurotransmitter nur sehr lokal ihre Wirkung entfalten und nach ihrer Freisetzung schnell eliminiert werden. Coppen beschreibt insgesamt drei biochemische Szenarien. Erst nachträglich wurde aus der Veröffentlichung die »entscheidende Serotonin-Arbeit«. In der Zusammenfassung findet sich der Satz: »Finally, we must face the very real possibility that we are far from the primary disturbance in depression.« (Seite 1258)

192 Schildkraut, J. J. (1965): The catecholamine hypothesis of affective disorders: a review of supporting evidence, Am J Psychiatry (Band 122), Nr. 5, Seite 509–22. Der Forscher David Healy wies später nach, dass zum Zeitpunkt der Entstehung dieser Hypothese viele depressive Patienten mit Reserpin behandelt wurden und gute Besserungen zeigten. Diese Daten hatte Schildkraut ignoriert.

193 Whitaker-Azmitia, Patricia Mack (1999): The Discovery of Serotonin and its Role in Neuroscience, Neuropsychopharmacology (Band 21), Nr. S1, Seite 2S-8S.

194 Woolley, D. W. und Shaw, E. (1954): A Biochemical and Pharmacological Suggestion About Certain Mental Disorders, Proc Natl Acad Sci U S A (Band 40), Nr. 4, Seite 228–32.

195 Woolley, D.W. (1962): The biochemical bases of psychoses: or, The serotonin hypothesis about mental diseases, Wiley.

196 Shore, P. A.; Pletscher, A.; Tomich, E. G.; Carlsson, A.; Kuntzman, R. und Brodie, B. B. (1957): Role of brain serotonin in reserpine action, Ann N Y Acad Sci (Band 66), Nr. 3, Seite 609–15; discussion, 615–7.

197 Page, Irvine H. (1968): Serotonin, Yearbook Medical Publishers, Inc, Chicago. Seite 9. [Ü. d. A.]

198 Müller, Christian, P. und Jacobs, B. (2010): Handbook of the Behavioral Neurobiology of Serotonin, Elsevier Science. Seite xii.

199 Nakakura, E. K.; Venook, A. P. und Bergsland, E. K. (2007): Systemic and regional nonsurgical therapy – what is the optimal strategy for metastatic neuroendocrine cancer?, Surg Oncol Clin N Am (Band 16), Nr. 3, Seite 639–51, x.

200 Die Wiener Professoren Nicole Praschak-Rieder und Matthäus Willeit entdeckten gemeinsam mit kanadischen Kollegen bei PET-Studien, dass eine starke Absenkung der extrazellulären Serotonin-Konzentration die Stimmung von depressiven Patienten nicht beeinflusst. Sie fordern in der Arbeit eine Abkehr von dem Glauben an einen wissenschaftlichen Aussagewert der extrazellulären Serotoninkonzentration. Praschak-Rieder, N. et al. (2004): Tryptophan depletion and serotonin loss in selective serotonin reuptake inhibitor-treated depression: an [(18)F] MPPF positron emission tomography study, Biol Psychiatry (Band 56), Nr. 8, Seite 587–91.

201 Gershon, M. D. (1999): Review article: roles played by 5-hydroxytryptamine in the physiology of the bowel, Aliment Pharmacol Ther (Band 13 Suppl 2), Seite 15–30.

202 Ansari, P. (2014): Serotonin im Darm. Abgerufen am 17.05.2015 unter http://www.depression-heute.de/serotonin/serotonin-im-darm.

203 Andrews, P. W. et al. (2015): Is serotonin an upper or a downer? The evolution of the serotonergic system and its role in depression and the antidepressant response, Neurosci Biobehav Rev (Band 51), Seite 164–188.

204 Diese PET-Studie zeigte, dass eine Blockierung der Serotonin-Transporter-Moleküle keine Veränderung der Depression bewirkte. Bhagwagar, Z. et al. (2007): 5-HTT binding in recovered depressed patients and healthy volunteers: a positron emission tomography study with [11C]DASB, Am J Psychiatry (Band 164), Nr. 12, Seite 1858–65.

205 Goldacre, B. (2013): Die Pharma-Lüge: Wie Arzneimittelkonzerne Ärzte irreführen und Patienten schädigen, eBook by Kiepenheuer&Witsch.

206 Alenina, Natalia; Bashammakh, Saleh und Bader, Michael (2006): Specification and differentiation of serotonergic neurons, Stem Cell Reviews (Band 2), Nr. 1, Seite 5–10.

207 Krishnan, V. und Nestler, E. J. (2010): Linking molecules to mood: new insight into the biology of depression, Am J Psychiatry (Band 167), Nr. 11, Seite 1305–20.

208 Wenn man sich vorstellen würde, dass auf einem Fußballplatz von 120 ml × 120 ml auf jedem Millimeter eine Gehirnzelle liegen würde, dann wäre der Bereich mit serotoninhaltigen Gehirnzellen 20 × 20 cm groß. Der Serotoninanteil in der Gehirnflüssigkeit

ist dann noch einmal 1000mal geringer Young, S. N. (2013): The effect of raising and lowering tryptophan levels on human mood and social behaviour, Philos Trans R Soc Lond B Biol Sci (Band 368), Nr. 1615.Abgerufen am 30.05.2016 unter http://rstb.royalsocietypublishing.org/content/368/1615/20110375.

209 Azmitia, Efrain C (2010): Evolution of Serotonin: Sunlight to Suicide. Müller, Christian, P. und Jacobs, B., Handbook of the Behavioral Neurobiology of Serotonin Seite 3–22, Elsevier Science.

210 Coppen, A.; Shaw, D. M.; Herzberg, B. und Maggs, R. (1967): Tryptophan in the treatment of depression, Lancet (Band 2), Nr. 7527, Seite 1178–80.

211 Bell, C.; Abrams, J. und Nutt, D. (2001): Tryptophan depletion and its implications for psychiatry, Br J Psychiatry (Band 178), Seite 399–405.

212 Walther, D. J. et al. (2003): Synthesis of serotonin by a second tryptophan hydroxylase isoform, Science (Band 299), Nr. 5603, Seite 76.

213 Alenina, N. et al. (2009): Growth retardation and altered autonomic control in mice lacking brain serotonin, Proc Natl Acad Sci USA (Band 106), Nr. 25, Seite 10332–7.

214 Mosienko, V. et al. (2015): Life without brain serotonin: reevaluation of serotonin function with mice deficient in brain serotonin synthesis, Behav Brain Res (Band 277), Seite 78–88.

215 Angoa-Perez, M. et al. (2014): Mice genetically depleted of brain serotonin do not display a depression-like behavioral phenotype, ACS Chem Neurosci (Band 5), Nr. 10, Seite 908–19.

216 Grohmann, Maik (2008): Die Rolle der Tryptophan-Hydroxylase 2 bei der Entstehung psychiatrischer Erkrankungen, Freie Universität Berlin, Dissertation. Abgerufen am 17.05.2015 unter http://www.diss.fu-berlin.de/diss/servlets/MCRFileNodeServlet/FUDISS_derivate_000000004645/Dissertation_Grohmann.pdf.

217 Gøtzsche, P.C. (2014): Tödliche Medizin und organisierte Kriminalität: Wie die Pharmaindustrie unser Gesundheitswesen korrumpiert, Riva, München. Seite 303.

218 Frances, Allen (2013): Normal – Gegen die Inflation psychiatrischer Diagnosen, DuMont, Köln. Seite 54.

219 Gøtzsche, P. (2014): Overprescribing antidepressants: where's the evidence?, BMJ. Abgerufen am 30.05.2016 unter http://www.bmj.com/content/348/bmj.g4218/rr/759524.

220 Healy, David (2004): Let them eat Prozac: the unhealthy relationship between the pharmaceutical industry and depression, New York Univ. Press, New York. Seite 122.

221 Savitz, Jonathan B. und Drevets, Wayne C. (2013): Neuroreceptor imaging in depression, Neurobiology of Disease (Band 52), Seite 49–65.
222 Rischer, A. und Wolfersdorf, M. (2010): Diagnostik der unipolaren Depression, Psychotherapie (Band 16), Nr. 2, Seite 238–244.
223 Rischer, A. und Wolfersdorf, M. (2010): Diagnostik der unipolaren Depression, Psychotherapie (Band 16), Nr. 2, Seite 238–244.
224 Frances, Allen (2013): Normal – Gegen die Inflation psychiatrischer Diagnosen, DuMont, Köln.
225 American Psychiatric Association. (1994). Diagnostic and statistical manual of mental disorders: DSM-IV. (4th ed). American Psychiatric Association, Washington, DC.
226 Frances, Allen (2013): Normal – Gegen die Inflation psychiatrischer Diagnosen, DuMont, Köln. Seite 17.
227 Lilienhain, Ludwig und Grimm, Johann Friedrich Karl (1837): Hippocrates Werke, Prausnitz, Glogau.
228 Kudlien, Fridolf (1964): Untersuchungen zu Aretaios von Kappadokien, Akad. d. Wiss. u. d. Lit., Mainz.
229 Frances, Allen (2013): Normal – Gegen die Inflation psychiatrischer Diagnosen, DuMont, Köln. Seite 36.
230 Strate, Gerhard (2015): Der Fall Mollath: Vom Versagen der Justiz und Psychiatrie, Orell Füssli Verlage.
231 Definition psychische Störung vom Gemeinsamen Bundesausschuss. Abgerufen am 17.05.2016 unter https://www.g-ba.de/institution/themenschwerpunkte/psychotherapie/
232 Nationale VersorgungsLeitlinie Unipolare Depression-Langfassung, Version 3.0 Abgerufen am 11.05.2016 unter http://www.leitlinien.de/nvl/depression.de/nvl/depression. Seite 72.
233 Bschor, T. und Baethge, C. (2010): No evidence for switching the antidepressant: systematic review and meta-analysis of RCTs of a common therapeutic strategy, Acta Psychiatr Scand (Band 121), Nr. 3, Seite 174–9.
234 Giger-Bütler, J. (2012): Depression ist keine Krankheit: Neue Wege, sich selbst zu befreien, Beltz, Weinheim.
235 Hoff, Paul (2012): Die Ideengeschichte psychiatrischer Krankheitsmodelle und ihre Bedeutung für die Identität der Psychiatrie im 21. Jahrhundert, Seite 259–263 In: Schneider, Frank. Positionen der Psychiatrie, Berlin, Heidelberg, Springer-Verlag GmbH Berlin.
236 Aderhold, V. und Greve, N. (2009): Bedürfnisangepasste Behandlung und offene Dialoge, Kontext (Band 40), Nr. 3, Seite 228–242.
237 Seikkula, Jaakko; Alakare, Birgitta und Aaltonen, Jukka (2011): The comprehensive open-dialogue approach in Western Lapland: II. Long-term stability of acute psychosis outcomes in advanced community care, Psychosis (Band 3), Nr. 3, Seite 192–204.

238 Timimi, Sami (2014): No more psychiatric labels: Why formal psychiatric diagnostic systems should be abolished, International Journal of Clinical and Health Psychology (Band 14), Nr. 3, Seite 208–215.
239 Lohse, Martin J. und Müller-Oerlinghausen, Bruno (2015): Psychopharmaka, Schwabe, U. und Paffrath, D., Arzneiverordnungs-Report 2015: Aktuelle Daten, Kosten, Trends und Kommentare Seite 939–981, Springer Berlin Heidelberg.
240 Die elf wichtigsten Neurotransmitter sind Azetylcholin, Dopamin, Noradrenalin, Serotonin, Histamin, GABA, Glycin, Glutamat, Beta Endorphine, Substanz P, Stickstoffmonoxid. Darüber hinaus gibt es über 100 weitere Stoffe, die an der Neurotransmission beteiligt sind. [P. A.]
241 Cipriani, A. et al. (2012): Duloxetine versus other anti-depressive agents for depression, Cochrane Database Syst Rev (Band 10), Seite CD006533.
242 Anonymous (1957): Drug of the year, Time Magazine vom 16.12.1957. Abgerufen am 18.05.2016 unter http://www.time.com/time/magazine/article/0,9171,893796.00.html.
243 Frances, Allen (2013): Normal – Gegen die Inflation psychiatrischer Diagnosen, DuMont, Köln. Seite 157.
244 EMA (2006): Questions and answers on recommendation for refusal of marketing authorisation for Valdoxan/Thymanax, vom 27 July 2006. Abgerufen am 18.05.2016 unter http://www.ema.europa.eu/docs/en_GB/document_library/Medicine_QA/2009/12/WC500017305.pdf.
245 Taylor, David et al. (2014): Antidepressant efficacy of agomelatine: meta-analysis of published and unpublished studies, BMJ (Band 348). Abgerufen am 18.05.2016 unter http://www.bmj.com/content/bmj/348/bmj.g1888.full.pdf.
246 Nationale VersorgungsLeitlinie Unipolare Depression-Langfassung, Version 3.0 Abgerufen am 11.05.2016 unter http://www.leitlinien.de/nvl/depression.de/nvl/depression. Seite 66.
247 Nationale VersorgungsLeitlinie Unipolare Depression-Langfassung, Version 3.0 Abgerufen am 11.05.2016 unter http://www.leitlinien.de/nvl/depression.de/nvl/depression. Seite 71.
248 Carlat, D. (2010): Unhinged: The Trouble with Psychiatry – A Doctor's Revelations about a Profession in Crisis, Simon and Schuster, New York. Seite 83 [Ü. d. A.]
249 Undurraga, J. und Baldessarini, R. J. (2012): Randomized, placebo-controlled trials of antidepressants for acute major depression: thirty-year meta-analytic review, Neuropsychopharmacology (Band 37), Nr. 4, Seite 851–64.

250 Pigott, H. Edmund (2011): STAR*D: A Tale and Trail of Bias, Ethical Human Psychology and Psychiatry (Band 13), Nr. 1, Seite 6–28.
251 Rush, A. J. et al. (2006): Acute and Longer-Term Outcomes in Depressed Outpatients Requiring One or Several Treatment Steps: A STAR*D Report, American Journal of Psychiatry (Band 163), Nr. 11, Seite 1905–1917. [Ü. d. A.]
252 Lewis, C. M. et al. (2010): Genome-wide association study of major recurrent depression in the U.K. population, Am J Psychiatry (Band 167), Nr. 8, Seite 949–57.
253 Ising, M. et al. (2009): A genomewide association study points to multiple loci that predict antidepressant drug treatment outcome in depression, Arch Gen Psychiatry (Band 66), Nr. 9, Seite 966–75.
254 Laje, G. und McMahon, F. J. (2011): Genome-wide association studies of antidepressant outcome: a brief review, Prog Neuropsychopharmacol Biol Psychiatry (Band 35), Nr. 7, Seite 1553–7.
255 Bleuler, E. (1919): Das autistisch-undisziplinierte Denken in der Medizin und seine Überwindung, 5ter Neudruck der fünften Auflage 1962. Auflage, Springer, Zürich. Seite 17.
256 Ansari, P. (2014): Die Therapiegeschichte der Depression und die Einführung der antidepressiven medikamentösen Therapie in der BRD im Zeitraum von 1945–1970, Institut für Geschichte, Ethik und Philosophie der Medizin, Medizinische Hochschule Hannover, Hannover.
257 Shorter, Edward (2003): Geschichte der Psychiatrie, Rowohlt-Taschenbuch-Verl., Reinbek bei Hamburg.
258 Kuhn, Roland (1957): Über die Behandlung mit einem Iminodibenzylderivat (G22355), Schweiz Med Wochenschr (Band 87), Nr. 35–36, Seite 1135–40.
259 Harrison, E. (1957): TB drug is tried in mental cases. Use of iproniazid at Rockland indicates energizing effect in case of depression, New York Times vom Sunday, April 7th 1957.
260 Die ersten psychiatrischen Versuche mit dem »richtigen« Tuberkulosemittel (Rimifon) wurden 1952 in Cincinnatti, USA durchgeführt, gerieten jedoch in Vergessenheit. Bereits 1960 schrieb Zetler, dass das andere Medikament (Marsilid) keinen Einfluss auf die MAO hat. Hätte sich diese Erkenntnis durchgesetzt, wäre vermutlich nie nach anderen »antidepressiven« Medikamenten gesucht worden, die einen Einfluss auf die MAO haben.
Zetler, Gerhard (1960): Pharmakologische Eigenschaften antidepressiv wirkender Pharmaka, Dtsch Med Wochenschr (Band 85), Nr. 52, Seite 2276–2281.

261 Shorter, Edward (2009): Before Prozac: the troubled history of mood disorders in psychiatry, Oxford University Press, Oxford; New York. Seite 57.
262 Wrobel, Sylvia (2007): Science, serotonin, and sadness: the biology of antidepressants: A series for the public, The FASEB Journal (Band 21), Nr. 13, Seite 3404–3417. [Ü. d. A.]
263 Healy, David (2000): The psychopharmacologists 3, Arnold, London.
264 Ayd, F.J. (1961): Recognizing the Depressed Patient: With Essentials of Management and Treatment, Grune & Stratton.
265 Barbara Gordon (1979) I am dancing as fast as I can. Harper & Row, New York.
266 Lader, M. (1978): Benzodiazepines – the opium of the masses?, Neuroscience (Band 3), Nr. 2, Seite 159–65.
267 Ustun, T. B. et al. (2004): Global burden of depressive disorders in the year 2000, Br J Psychiatry (Band 184), Seite 386–92; Lopez, A. D. und Murray, C. C. (1998): The global burden of disease, 1990–2020, Nat Med (Band 4), Nr. 11, Seite 1241–3.
268 Mathers, C.; Fat, D.M.; Boerma, J.T. und Organization, World Health (2008): The Global Burden of Disease: 2004 Update, World Health Organization.
269 Melander, H. et al. (2003): Evidence b(i)ased medicine – selective reporting from studies sponsored by pharmaceutical industry: review of studies in new drug applications BMJ (Band 326), Nr. 7400, Seite 1171–3; Turner, E. H.; Matthews, A. M.; Linardatos, E.; Tell, R. A. und Rosenthal, R. (2008): Selective publication of antidepressant trials and its influence on apparent efficacy, N Engl J Med (Band 358), Nr. 3, Seite 252–60.
270 Kramer, Peter D. (1993): Listening to Prozac, Viking, New York, N.Y., U.S.A.
271 Wurtzel, E. (1994): Prozac Nation, Riverhead Trade. New York.; Anonymous (1994): Jung und hoffnungslos, Der Spiegel, Nr. 38 vom 19.09.1994, Seite 146–148. Abgerufen am 21.05.2016 unter http://www.spiegel.de/spiegel/print/d-13686285.html.
272 Moore, Anna (2007): Eternal sunshine – Prozac's 20th birthday, The Guardian vom 13. Mai 2007. Abgerufen am 21.05.2016 unter http://www.theguardian.com/society/2007/may/13/socialcare.medicineandhealth.
273 Der Spiegel (1994): Hauptstadt des Glücks, Der Spiegel, Nr. 37 vom 12.09.1994, Seite 192–193. Abgerufen am 21.05.2016 unter http://www.spiegel.de/spiegel/print/d-13685941.html.
274 Gardner, Fred (2004): Football, Pot and Pain, In Counterpunch.org vom 7. August 2004, Abgerufen am 21.05.2016 unter http://www.counterpunch.org/2004/08/07/football-pot-and-pain/

275 Pressemitteilung von GlaxoSmithKline (2003): America's Football Heroes Tackle Life off the Field, vom 01. Mai 2003. Abgerufen am 21.05.2016 unter http://www.evaluategroup.com/Universal/View.aspx?type=Story&id=39349 [Ü. d. A.]

276 Kramer, Peter D. (2000): The way we live now – Female Troubles, The New York Times Magazine vom 01. Oktober 2000. Abgerufen am 21.05.2016 unter http://partners.nytimes.com/library/magazine/home/20001001mag-wwln.html.

277 Esser, Christian und Randerath, Astrid (2008): Das Pharmakartell. ZDF Frontal 21. Ausgestrahlt am 9. Dezember 2008 im ZDF. Weitere Informationen: abgerufen am 21.05.2016 unter https://de.wikipedia.org/wiki/Das_Pharmakartell.

278 Virapen, J. (2009): Nebenwirkung Tod: ein Ex-Manager der Pharmaindustrie packt aus, Familienverlag Buchner, Kleinsendelbach.

279 Virapen, J. (2009): Nebenwirkung Tod: ein Ex-Manager der Pharmaindustrie packt aus, Familienverlag Buchner, Kleinsendelbach.

280 Wittig, F. (2015): Test: Wie leichtfertig werden Antidepressiva verschrieben? Fernsehbeitrag im SWR. Wissenschaftsmagazin Odysso vom 17.12.2015. Abgerufen am 21.05.2016 unter http://www.swr.de/odysso/leichtfertige-verschreibungen-test-wie-leicht fertig-werden-antidepressiva-verschrieben/-/id=1046894/did=16667466/nid=1046894/plg773/index.html.

281 Dieses Kapitel basiert auf der Dissertation: Ansari, P. (2014): Die Therapiegeschichte der Depression und die Einführung der antidepressiven medikamentösen Therapie in der BRD im Zeitraum von 1945–1970, vorgelegt an der Medizinische Hochschule Hannover, Hannover. Abgerufen am 20.05.2016 unter http://edok.bib.mh-hannover.de/ediss/diss-ansari.pdf. Kursiv gedruckte Zitate sind Originalzitate.

282 Whalen, Jean (2010): Glaxo to Shift Away From Antidepressant Research, The Wall Street Journal vom 5. Feb. 2010. Abgerufen am 22.05.2016 unter http://online.wsj.com/article/SB10001424052748704041504575044901266169316.html. [Ü. d. A.]

283 Wegener, G. und Rujescu, D. (2013): The current development of CNS drug research, Int J Neuropsychopharmacol (Band 16), Nr. 7, Seite 1687–93.

284 O'Hara, Mary und Duncan, Pamela (2016): Why ›big pharma‹ stopped searching for the next Prozac, The guardian vom 27. Jan 2016. Abgerufen am 22.05.2016 unter http://www.theguardian.com/society/2016/jan/27/prozac-next-psychiatric-wonder-drug-research-medicine-mental-illness.

285 Müller, Thomas (2013): Gehen den Psychiatern bald die Pillen aus? ÄrzteZeitung online (Band 31). Abgerufen am 22.05.2016

unter http://www.aerztezeitung.de/medizin/krankheiten/neuro-psychiatrische_krankheiten/article/851843/huerden-forschung-gehen-psychiatern-bald-pillen.html.

286 Zur Behandlung von Trennungsängsten bei Hunden sind die Medikamente Reconcile (das ist das SSRI Prozac), und Clomicalm (das ist das TZA Clomipramin) zugelassen. Diese Medikamente werden auch Katzen verordnet. [P. A.]

287 Whalen, Jean (2010): Glaxo to Shift Away. The Wall Street Journal (5. Feb. 2010). Abgerufen am 22.05.2016 unter http://online.wsj.com/article/SB10001424052748704041504575044901266169316.html [Ü. d. A.]

288 Müller, Thomas (2013): Gehen den Psychiatern bald die Pillen aus? ÄrzteZeitung online vom 11.12.2013. Abgerufen am 22.05.2016 unter http://www.aerztezeitung.de/medizin/krankheiten/neuro-psychiatrische_krankheiten/article/851843/huerden-forschung-gehen-psychiatern-bald-pillen.html.

289 Hendrie, C.; Pickles, A.; Stanford, S. C. und Robinson, E. (2013): The failure of the antidepressant drug discovery process is systemic, J Psychopharmacol (Band 27), Nr. 5, Seite 407–13; discussion 413–6.

290 Ornstein, Charles; Groeger, Lena; Tigas, Mike und Jones, Ryann Grochowski (2016): Dollars for Docs – How Industry Dollars Reach Your Doctors. Abgerufen am 22.05.2016 unter https://projects.propublica.org/docdollars/

291 Shorter, Edward (2009): Before Prozac: the troubled history of mood disorders in psychiatry, Oxford University Press, Oxford; New York. S. 180. In Deutschland schrieb der Psychiater Wolfgang Maier vier Jahre später, dass die Wirkung sämtlicher antidepressiver Medikamente in wissenschaftlicher Hinsicht als unbestätigt gelten muss. Daran hat sich bis heute nichts geändert. Maier, W. und Benkert, O. (1987): Methodenkritik des Wirkungsnachweises antidepressiver Pharmakotherapie, Nervenarzt (Band 58), Nr. 10, Seite 595–602.

292 Mueller, T. I. et al. (1999): Recurrence after recovery from major depressive disorder during 15 years of observational follow-up, Am J Psychiatry (Band 156), Nr. 7, Seite 1000–6.

293 Ansari, P. (2014): Versagen in der Behandlung depressiver Patienten. Abgerufen am 14.04.2016 unter http://www.depression-heute.de/blog/versagen-in-der-behandlung-depressiver-patienten.

294 Viola, Sebastião und Moncrieff, Joanna (2016): Claims for sickness and disability benefits owing to mental disorders in the UK: trends from 1995 to 2014, British Journal of Psychiatry Open (Band 2), Nr. 1, Seite 18–24.

295 Pies, R. (2012): Are antidepressants effective in the acute and long-

term treatment of depression? Sic et Non, Innov Clin Neurosci (Band 9), Nr. 5–6, Seite 31–40.
296 Posternak, M. A. et al. (2006): The naturalistic course of unipolar major depression in the absence of somatic therapy, J Nerv Ment Dis (Band 194), Nr. 5, Seite 324–9; Tolin, David F. (2010): Is cognitive-behavioral therapy more effective than other therapies?: A meta-analytic review, Clinical Psychology Review (Band 30), Nr. 6, Seite 710–720.
297 Cuijpers, Pim; van Straten, Annemieke und Warmerdam, Lisanne (2007): Behavioral activation treatments of depression: A meta-analysis, Clinical Psychology Review (Band 27), Nr. 3, Seite 318–326.
298 Andrews, Paul et al. (2011): Blue again: Perturbational effects of antidepressants suggest monoaminergic homeostasis in major depression, Frontiers in Psychology (Band 2).
299 Bauer, Joachim (2013): Das Gedächtnis des Körpers: Wie Beziehungen und Lebensstile unsere Gene steuern, 4. Auflage. Auflage, Piper.
300 Babyak, M. et al. (2000): Exercise treatment for major depression: maintenance of therapeutic benefit at 10 months, Psychosom Med (Band 62), Nr. 5, Seite 633–8.
301 Dobbin, A.; Maxwell, M. und Elton, R. (2009): A benchmarked feasibility study of a self-hypnosis treatment for depression in primary care, Int J Clin Exp Hypn (Band 57), Nr. 3, Seite 293–318.
302 Schule, C. et al. (2009): The combined dexamethasone/CRH Test, PLoS One (Band 4), Nr. 1, Seite e4324.
303 Muller, N. et al. (2006): The cyclooxygenase-2 inhibitor celecoxib has therapeutic effects in major depression: results of a double-blind, randomized, placebo controlled, add-on pilot study to reboxetine, Mol Psychiatry (Band 11), Nr. 7, Seite 680–4.
304 Berk, Michael et al. (2013): So depression is an inflammatory disease, but where does the inflammation come from?, BMC Medicine (Band 11), Nr. 1, Seite 1–16.
305 Karege, F.; Schwald, M. und Cisse, M. (2002): Postnatal developmental profile of brain-derived neurotrophic factor in rat brain and platelets, Neurosci Lett (Band 328), Nr. 3, Seite 261–4.
306 Hashimoto, K. (2010): Brain-derived neurotrophic factor as a biomarker for mood disorders: an historical overview and future directions, Psychiatry Clin Neurosci (Band 64), Nr. 4, Seite 341–57.
307 Praschak-Rieder, N. et al. (2008): Seasonal variation in human brain serotonin transporter binding, Arch Gen Psychiatry (Band 65), Nr. 9, Seite 1072–8.
308 Kaminski-Hartenthaler, A. et al. (2015): Melatonin and agomela-

tine for preventing seasonal affective disorder, Cochrane Database Syst Rev (Band 11), Seite CD011271.
309 Schaefer, A. et al. (2014): Serotonergic modulation of intrinsic functional connectivity, Curr Biol (Band 24), Nr. 19, Seite 2314–8.
310 Melander, H.; Ahlqvist-Rastad, J.; Meijer, G. und Beermann, B. (2003): Evidence b(i)ased medicine – selective reporting from studies sponsored by pharmaceutical industry: review of studies in new drug applications, BMJ (Band 326), Nr. 7400, Seite 1171–3.
311 Turner, E. H.; Matthews, A. M.; Linardatos, E.; Tell, R. A. und Rosenthal, R. (2008): Selective publication of antidepressant trials and its influence on apparent efficacy, N Engl J Med (Band 358), Nr. 3, Seite 252–60.
312 Kirsch, I. (2009): The Emperor's New Drugs: Exploding the Antidepressant Myth, Random House Group, London.
313 Anonymous (2011): Depressionen werden Volkskrankheit Nummer Eins, Ärzte Zeitung vom 17.05.2011. Abgerufen am 24.05.2016 unter http://www.aerztezeitung.de/politik_gesellschaft/article/650287/depressionen-volkskrankheit-nummer-eins.html.
314 Jones, D. S.; Podolsky, S. H. und Greene, J. A. (2012): The burden of disease and the changing task of medicine, N Engl J Med (Band 366), Nr. 25, Seite 2333–8.
315 Kamat, M. A.; Edgar, L.; Niblock, P.; McDowell, C. und Kelly, C. B. (2014): Association between antidepressant prescribing and suicide rates in OECD countries: an ecological study, Pharmacopsychiatry (Band 47), Nr. 1, Seite 18–21.
316 Keitner, G. I.; Ryan, C. E. und Solomon, D. A. (2006): Realistic expectations and a disease management model for depressed patients with persistent symptoms, J Clin Psychiatry (Band 67), Nr. 9, Seite 1412–21.
317 El-Mallakh, R. S.; Gao, Y.; Briscoe, B. T. und Roberts, R. J. (2011): Antidepressant-induced tardive dysphoria, Psychother Psychosom (Band 80), Nr. 1, Seite 57–9; El-Mallakh, R. S.; Gao, Y. und Jeannie Roberts, R. (2011): Tardive dysphoria: the role of long term antidepressant use in-inducing chronic depression, Med Hypotheses (Band 76), Nr. 6, Seite 769–73.
318 Rush, A. J. et al. (2004): One-year clinical outcomes of depressed public sector outpatients: a benchmark for subsequent studies, Biol Psychiatry (Band 56), Nr. 1, Seite 46–53.
319 Breggin, P.R. (2006): Heart of Being Helpful: Empathy and the Creation of a Healing Presence, Springer Publishing Company.
320 Tatsumi, M.; Groshan, K.; Blakely, R. D. und Richelson, E. (1997): Pharmacological profile of antidepressants and related compounds at human monoamine transporters, Eur J Pharmacol (Band 340), Nr. 2–3, Seite 249–58.; Kramer, Mark S. et al. (1998): Distinct

Mechanism for Antidepressant Activity by Blockade of Central Substance P Receptors, Science (Band 281), Nr. 5383, Seite 1640–1645.; Taylor, C.; Fricker, A. D.; Devi, L. A. und Gomes, I. (2005): Mechanisms of action of antidepressants: from neurotransmitter systems to signaling pathways, Cell Signal (Band 17), Nr. 5, Seite 549–57.
321 Heil, Christiane (2015): Amokläufe unter Drogen – Nebenwirkung: Reizbarkeit, Frankfurter Allgemeine Zeitung vom 14. Juli 2015. Abgerufen am 24.05.2016 unter http://www.faz.net/aktuell/gesellschaft/kriminalitaet/amoklaeufe-unter-drogen-nebenwirkung-reizbarkeit-13700724.html.
322 Mojtabai, R. und Olfson, M. (2014): National trends in long-term use of antidepressant medications: results from the U.S. National Health and Nutrition Examination Survey, J Clin Psychiatry (Band 75), Nr. 2, Seite 169–77.
323 Gøtzsche, P.C. (2016): Tödliche Psychopharmaka und organisiertes Leugnen – Wie Ärzte und Pharmaindustrie die Gesundheit der Patienten vorsätzlich aufs Spiel setzen, Riva, München. Seite 263.
324 Mojtabai, R. und Olfson, M. (2014): National trends in long-term use of antidepressant medications: results from the U.S. National Health and Nutrition Examination Survey, J Clin Psychiatry (Band 75), Nr. 2, Seite 169–77.
325 Ansari, P. (2016): Antidepressiva senken die Suizidrate nicht. Abgerufen am 26.06.2016 unter http://www.depression-heute.de/blog/antidepressiva-senken-die-suizidrate-nicht.
326 Nationale VersorgungsLeitlinie Unipolare Depression-Langfassung, Version 3.0 Abgerufen am 11.05.2016 unter http://www.leitlinien.de/nvl/depression.de/nvl/depression. Seite 167.
327 Laughren, T. P. (2006): Overview for December 13 Meeting of Psychopharmacologic Drugs Advisory Committee (PDAC) November 16, 2006. Abgerufen am 21.04.2016 unter http://www.fda.gov/ohrms/dockets/ac/06/briefing/2006-4272b1-01-fda.pdf.
328 Sharma, Tarang; Guski, Louise Schow; Freund, Nanna und Gøtzsche, Peter C (2016): Suicidality and aggression during antidepressant treatment: systematic review and meta-analyses based on clinical study reports, BMJ (Band 352). Abgerufen am 25.06.2016 unter http://www.bmj.com/content/352/bmj.i65.
329 Konstantinidis, A.; Letmaier, M.; Grohmann, R.; Stephan, P.; Engel, R. und Kasper, S. (2011): P01–587 – Polypharmacy in psychiatric inpatients: Data from amsp (arzneimittelsicherheit in der psychiatrie), a european pharmacovigilance system, European Psychiatry (Band 26, Supplement 1), Seite 591.
330 Bschor, T. und Baethge, C. (2010): No evidence for switching. Acta Psychiatr Scand (Band 121), Nr. 3, Seite 174–9.

331 Andrews, Paul; Kornstein, Susan; Halberstadt, Lisa; Gardner, Charles und Neale, Michael C (2011): Blue again – die dritte, Frontiers in Psychology (Band 2).
332 Gøtzsche, Peter C. (2016): Tödliche Psychopharmaka und organisiertes Leugnen – Wie Ärzte und Pharmaindustrie die Gesundheit der Patienten vorsätzlich aufs Spiel setzen, Riva, München. Seite 265.
333 Williams, M.; Teasdale, J.; Segal, Z. und Kabat-Zinn, J. (2009): Der achtsame Weg durch die Depression, Arbor-Verlag.
334 Lütz, Manfred (2014): Seelenqual, die keinen kümmert, Die Zeit vom 20. März 2014. Abgerufen am 25.05.2016 unter http://www.zeit.de/2014/13/psychisch-krank-therapie-umfrage/komplettansicht.
335 Wegner, M. et al. (2014): Effects of exercise on anxiety and depression disorders: review of meta-analyses and neurobiological mechanisms, CNS Neurol Disord Drug Targets (Band 13), Nr. 6, Seite 1002–14; Doose, M.; Ziegenbein, M. et al. (2015): Self-selected intensity exercise in the treatment of major depression: A pragmatic RCT, Int J Psychiatry Clin Pract (Band 19), Nr. 4, Seite 266–75; Cooney, G. M.; Dwan, K.; et al. (2013): Exercise for depression, Cochrane Database Syst Rev (Band 9), Seite CD004366.
336 Delini-Stula, A.; Lorenz, J. und Holsboer-Trachsler, E. (2002): Pflanzliche Antidepressiva, Schweiz Med Forum, Nr. 48. Abgerufen am 25.05.2016 unter http://www.medicalforum.ch/docs/smf/archiv/de/2002/2002-48/2002-48-147.PDF.
337 Müller-Oerlinghausen, B. et al. (2004): Wirkungen einer »Slow Stroke«-Massage als komplementäre Therapie bei stationären depressiven Patienten, Dtsch Med Wochenschr (Band 129), Nr. 24, Seite 1363–8.
338 Müller-Oerlinghausen, B (2007): Slow Stroke® Massage – ein körpertherapeutischer Ansatz bei Depressionen, Pressemitteilung vom 26. September 2007. Abgerufen am 25.05.2016 unter http://www.european-depression-day.de/uploads/media/PM_SlowStrokeMassage.pdf
339 Williams, M.; Teasdale, J.; Segal, Z. und Kabat-Zinn, J. (2009): Der achtsame Weg durch die Depression. Arbor-Verlag.
340 Weber, S. R. und Pargament, K. I. (2014): The role of religion and spirituality in mental health, Curr Opin Psychiatry (Band 27), Nr. 5, Seite 358–63.
341 Rosmarin, David H. et al. (2013): A test of faith in God and treatment: The relationship of belief in God to psychiatric treatment outcomes, Journal of Affective Disorders (Band 146), Nr. 3, Seite 441–446.
342 Zitat aus der Dokumentation: Mackler, Daniel (2011): OPEN

DIALOGUE: an alternative Finnish approach to healing psychosis. Der Film ist in voller Länge auf Youtube verfügbar. Abgerufen am 25.05.2016 unter https://youtu.be/HDVhZHJagfQ. Die Verwendung des Zitats erfolgt mit freundlicher Genehmigung von Daniel Mackler.

343 Whitaker, R. (2010): Anatomy of an Epidemic: Magic Bullets, Psychiatric Drugs, and the Astonishing Rise of Mental Illness in America, Crown Publishing Group.